求醫不如求己

只要記住幾個重點穴位，學習經絡按摩，並勤練幾招簡易健身法，
搭配食療養生，就能幫你輕鬆找回健康的身體。

中里巴人（鄭幅中）著

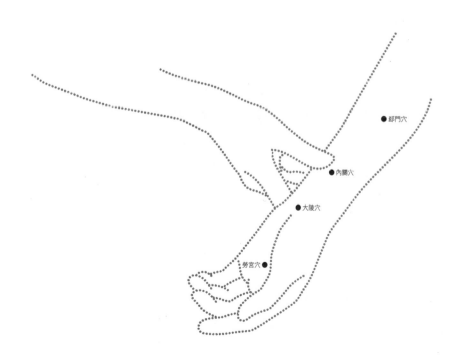

目 錄

第一章　對待身體要像對待自己的孩子一樣

身體是自己的，猶如孩子是自己的一樣，疾病就是孩子的惡作劇，是孩子野性的一種宣洩，它是一種巨大的能量，可以轉化為成長的動力。但我們往往敵視和恐懼這種能量，不惜耗費更多的能量來清除它，這無異是一種瘋狂的自相殘殺。

第二章　養生先從經絡開始

經絡是聯接五臟六腑和四肢百骸的網線和橋樑，也是我們通過體表來醫治內臟的長臂觸手。但是穴位眾多，如何選取？穴有五行，如何搭配？穴有補瀉，如何操作？最有效的方法，必須是最簡單的。因此削繁就簡，去精取粗，我們就容易掌握要旨了。

第三章 自己才是藥師佛

足底反射療法非常好學，它把人的腳當做一面鏡子，人體的五臟六腑便都在這面鏡子裡了。當身體裡臟腑器官發生問題時，這面鏡子就以痛感或其他的方式顯示出來，然後按摩這些敏感部位，疾病就解除了，就這麼簡單。

第四章　慢性病可以這樣去治

有人覺得中醫療效慢是中醫在治本，因此也就無怨無悔的去吃上一年甚至幾年的湯藥；儘管無效，也仍覺得是順理成章，治本嘛，哪有那麼快的！其實，很多時候如果能真正找到病本，中醫治療起來並不緩慢，而是非常迅速、立竿見影。

第五章　我們每個人身上本來就百藥齊全

學習中醫要從經絡開始，從穴位入手，因為經絡、穴位都在我們自己身上，隨時可學，處處可用。穴位不是因為你用針刺才起作用，而是時時都在對身體起著調控作用；穴位起不起作用不是因為你針刺夠不夠深，而是主要在於你的氣血流沒流到那裡。按摩、點穴、拔罐、意念守竅都有針灸的功效，沒有優劣之分。所以，你即使不會針灸，也可以是經絡專家，絲毫不影響療效。

第六章　思考疾病

其實疾病正是你成熟的契機，那是你內心與你的對話，如果你仔細傾聽，然後加以修正，人生就會因此而有一些感悟。頭痛有頭痛的深意，潰瘍有潰瘍的警示，這些症狀對生命來說並無敵意，它只是在告誡。所以從現在起，請大家小心的對待自己的疾病，用一種寬容平和的心來傾聽它。它既是問題，又是答案的指針，我們可以按照心靈的指引去走一條本能的自癒之路。

健康只能靠自己

認得中里巴人（老鄭）十多年，最早覺得他像個來自古代的武林高手，一身氣功的功夫了得，運氣時在幾米外都能聽到氣在體內竄來竄去的聲音，就像開水沸騰時的聲響。他出生在武術和醫術並傳的世家，父親是八卦門掌門，他又是楊氏太極拳的大弟子。這樣的身世，簡直是武俠小說裡的人物。

氣功是老鄭從小修練的功夫，但是他練氣功到了一定程度，發現氣總會從手指尖洩漏出去。父親告訴他，這是因緣，他想要在氣功上有大成就很難，但是非常適合從醫。他祖父在清朝是御醫，家中藏有大量醫書。因此，從小就浸淫在家裡各式各樣的醫書裡長大，腦子裡裝滿了古書裡的知識和詞句。和他談話及通信時，又覺得他像個活在現代的古代書生。

有一個同事，生了一種怪病，身上的皮膚經常剝落。找他看病，他想了想，就問同事，是不是蒙古人？那個同事真的是住在台灣的蒙古人。原來那是一種只有蒙古血統會得的一種特別的病。還有一次，他幫一個香港朋友把脈，把了一陣就探頭看看那個朋友的右腿，問他右腿是不是受過嚴重的傷。他診病和治病的奇妙事蹟一籮筐。

對於中醫，我一向都有很大的好奇，在大陸工作時，只要聽說哪裡有特別的醫生，我一定想辦法去看看。因此，認得老鄭之後，就像找到寶一樣，經常向他請益。

　　我的書出版之後，透過朋友轉送了一本給老鄭，並建議他也把自己的所學寫下來分享給大眾。開始時他在網上開了一個部落格，好朋友部落格開張，我就在自己的部落格中轉載介紹。很快的，他的網站瀏覽人數就破了百萬，人氣指數不斷上升。當時正逢我的書在大陸正紅，很快的出版商也看到他的部落格，於是這本書就出版了。

　　這本書是老鄭多年的心得，內容包括每一個人可以自己做的各種養生去病的方法，也有許多深入淺出解釋中醫深奧理論的文章。例如，「金雞獨立」和「推腹」動作簡單，每一個人都會做，功效卻很大。

　　現代眾多的慢性病都缺乏痊癒的醫療手段，主要是這些病涉及每一個人的生活作息和脾氣、性格。醫生能做的只有治病的手段，生活作息和脾氣、性格則是每一個人自己的事，得從修身養性做起。可以說慢性病不能「治」只能「養」。

　　既然慢性病只能養，那麼基本的中醫知識和概念，就非常重要了。我覺得《求醫不如求己》書名的真正涵義就是「健康只能靠自己」。

吳清忠，《人體使用手冊》作者

我與《人體使用手冊》作者吳清忠先生的不解之緣

在中國讓我最佩服的醫家一共只有三個人：您是第一個；再有是廣州的一位特異功能者，他行事比較低調，名字就暫且不說；還有一個是我書中所說的陳玉琴。

你們三個人的長處各有不同，您是養生治病和急救的高人；廣州的那位則能透視人體，也能看到人身上的經絡，直接處理阻塞之處；陳玉琴則對慢性病有許多獨到的見解，我書中大部分的概念來自於她。

——吳清忠先生與我的通信

吳清忠先生所著《人體使用手冊》以其對中醫理論的深入理解和雅俗共賞的寫作手法在華人讀者中享有盛譽，四十萬冊的發行量創造了大眾健康類圖書的發行紀錄，對中醫的普及起到了不可低估的作用。就是這樣一個老吳，在他的博客（註：中國大陸的部落格就叫博客）上說我是他的啟蒙老師，引得許多朋友不解：老吳在年齡上比我大近二十歲，那我怎麼成為他的啟

蒙老師了呢？其實老吳就是這樣的人，老頑童，就像金庸筆下的周伯通，從來沒有名分尊卑的概念。回想起來我和老吳認識也已經有十多年了，許多趣事往事仍然歷歷在目。

記得那是一九九三年，我隨一個企業家朋友到上海逗留，住在老吳公司的別墅裡。老吳當時也是個商場中人，或者用金融家、投資家來形容他更合適些，據說他掌管著幾億美元的項目基金。聽說我對中醫頗有研究，老吳每日下班便驅車前來接我去他家共進晚餐。老吳是個很注重生活品質的人，對時間的運用也是「公私分明」。比如他在家裡從來不談公司的事兒，飯桌上總能談些趣聞逸事，且胃口極好。

飯後，我和老吳經常在書房邊品茶聞香邊談醫論道，甚是投緣。老吳極為聰明，有過目不忘之能。記得我曾與他談論中醫的五運六氣之法，結果，不到一個時辰，他已熟記於心了。老吳當時就已對中醫養生有著很獨特的見解，並由此涉獵了現代生物學、心理學等許多領域。我們時常發生爭論，我較強調醫者的神能，他更重視患者的自癒。爭到最後，往往不了了之。我雖是執拗之人，他卻能寬容忍讓，所以從來沒有發生不歡而散的情況。

現在想來，老吳真是難得的良師益友，他的博古通今和中西合璧對我的中醫理論體系也有很好的啟迪，而他的包容精神至今讓我由衷的欽佩。

每到子時，我們便開始打坐誦經。老吳最喜《心經》，唱誦得動人心魄。我們一唱一和，甚有意趣。真是「頭上但有星照月，心下唯餘一點空」，雖難超凡入聖，卻也樂在其中。這樣閒逸的日子真讓人懷念啊。

後來，我的朋友送了老吳一套破損不堪的乾隆年間的《醫宗金鑒》，老

吳如獲至寶，時常拿出來研讀，我每每都會笑他不務正業，他總是神祕地說：「這裡面到處都是經商的高招。」看來老吳已經得道，一通百通了。

後來，我的那位企業家朋友出國發展了，老吳的投資生意也越做越大，我也忙於自己的事業，大家便無暇相聚，平日也甚少往來。有時老吳的朋友從上海來北京，只是相約喝茶或者打球，轉達一下彼此的問候，一晃很多年未曾謀面了。直到去年八月，老吳的一位朋友專程給我送來《人體使用手冊》。看過書後，我拍案叫絕，激動不已，連忙找出老吳的通訊位址，用剛學會的五筆輸入法打了一封簡短的信：

清忠兄：

　　你好，好久不見，甚為想念。拜讀大作《人體使用手冊》，令我瞠目結舌，拍案稱奇。

　　把簡單的問題複雜化，世人多有擅長；但能把紛繁玄奧的中醫理論說解得如此平易近人，兄真乃當世第一人也。

　　解讀古人亦不為難，兄多有石破天驚的高論奇想，獨出心裁。「人體電壓」、「功能系統」、「氣血水平」……真是妙語連珠，口吐蓮花，讓我讀罷，酣暢淋漓，獲益匪淺。

　　兄之高論，效法自然，中西合璧，若充之以更多簡易有效之方以養生療疾，防患未然，讓世人從此擺脫茫然無措，任人擺布的求醫之路，真是功德無量！

好友　鄭幅中

2005 年 8 月 28 日於北京

第二天一早，我便收到了老吳的回覆：

___

幅中老弟：

收到您的信，很意外也很高興。本應以兄互稱，但我倆年紀差了一大把，稱您為「兄」顯得有點假，直接稱您「老弟」反而自然些。

我們真的好久不見，我的老朋友阿棟蒙您照顧，身體確實進展不少，說真的，如果不是您的醫術，他可能早掛了，我們經常提起您。在中國讓我最佩服的醫家一共只有三個人：您是第一個；再有是廣州的一位特異功能者，他行事比較低調，名字就暫且不說；還有一個是我書中所說的陳玉琴。

你們三個人的長處各有不同，您是養生治病和急救的高人；廣州的那位則能透視人體，也能看到人身上的經絡，直接處理阻塞之處；陳玉琴則對慢性病有許多獨到的見解，我書中大部分的概念來自於她。

您的提議非常好，我知道您有許多簡易有效之方法可以養生療疾，我們可以合作將之出版問世，一方面讓世人真正了解中醫的神妙，使許多罹患絕症的人有一線生機，挽救許多家庭的悲劇；另一方面也可以為我們自己打出一條寬闊的人生道路。我相信我們倆合作的作品必定會比我的第一本書更實用而且精采，而這些書都不單適用中國人，也適合外國人，有機會在全世界發行。

吳清忠
2005 年 8 月 29 日

___

老吳的回信讓我很振奮，但我自感缺乏寫作的意識和感覺，恐寫出的東

西枯燥刻板，或因為我反而壞了老吳的英名，因此猶豫著遲遲沒有動筆。老吳來信詢問，我便說，乾脆我先辦個博客吧，看看人氣和讀者的反應情況如何。有了讀者的鼓勵，再言寫書也不遲。老吳對任何事情總是遵循順其自然的原則。他不僅贊成我的提議，還在我的博客推出之後在他自己的博客上進行了大力推舉。這樣的朋友讓你覺得沒有絲毫的壓力，因為他總會包容你的一切，然後全力支持你！老吳雖是台灣人，但他的口頭禪倒是一句地道的北京話：哥們之間，何必客氣呢？

　　認識老吳，真是我人生中的一大快事。

014
求醫不如求己

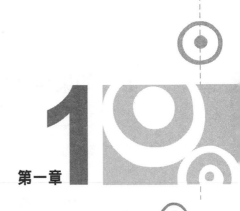

對待身體要像
對待自己的孩子一樣

身體是自己的，猶如孩子是自己的一樣，疾病就是
孩子的惡作劇，是孩子野性的一種宣洩，它是一種
巨大的能量，可以轉化為成長的動力。但我們往往
敵視和恐懼這種能量，不惜耗費更多的能量來清除
它，這無異是一種瘋狂的自相殘殺。

▶1.
如果疾病是魚，那麼身體應該如何養牠

　　一種疾病對應著一種思想，如果說一種水可以養一種魚，那麼思想就是水，而那疾病就是魚。如果魚死了，通常是水的問題，證明這種魚不適合在這種水裡生長。也就是說這種環境不適合這種疾病的生存。所以改變環境就等於消除了疾病，而且是從根本上消滅了疾病。

　　所幹的事和心中所想應該是相一致的，這樣心力協調，才能得心應手。如果心中是要隱藏的而行動是要彰顯的，心中是要抒發的而行動是要壓抑的，這樣力量還沒作用在外面，裡面已經內耗掉一大半了，是絕對不會有好的結果的。所以身心的協調才是治病之本。

　　一種疾病就是一種思想，是無形的思想以有形的病症表現出來。我們可以消掉有形的腫物，如果它不是靠內力，而是手術直接割取，那樣它還會以另外的形式再顯現出來。但如果我們靠藥物的幫忙，激活了我們自身的能量，而把瘀阻消除，那樣在腫物消失的同時，相應的思想也消失了，或受到了抑制。一個人身上有許多能量需要釋放出來，如果不讓它從正常的途徑出來，它就會另尋出路，總之它是一定要釋放的。我們無法阻止它（我們為什麼要阻止呢），但我們可以選擇釋放的途徑。途徑不同，思想就不同，所得的疾病也就各不相同。

　　一種疾病對應著一種思想，如果說一種水可以養一種魚，那麼思想就是水，而那疾病就是魚。如果魚死了，通常是水的問題，證明這種魚不適合在這種水裡生長。也就是說這種環境不適合這種疾病的生存。所以改變環境就等於消除了疾病，而且是從根本上消滅了疾病。所以水是關鍵，思想是關鍵、是源頭。只要有適合生長的水環境，那麼即使不是魚，而是蝦，或是泥鰍，都會繁殖起來。

▶2.送你輕鬆趕走「亞健康」蒼蠅的技巧

在我看病的過程中,很多人並沒有什麼大問題,但常被很多無法解釋的症狀困擾,這給他們的心理帶來的壓力遠大過身體的不適。因為我們不知道這顆地雷到底埋在哪裡,又會在何時爆炸。

現代人們對健康這個詞越來越敏感了,因為很多人平時常出現:渾身無力、容易疲倦、頭腦不清爽、思想渙散、頭痛、面部疼痛、眼睛疲勞、視力下降、鼻塞眩暈、胃悶不適、頸肩僵硬、早晨起床有不快感、睡眠不良、手足發涼、手掌發黏、便祕、心悸氣短、手足麻木感、坐立不安、心煩意亂等……去醫院檢查也查不出「病」來,各種檢查卻顯示一切正常,最後給出了一個含糊其辭的結論──亞健康。

雖然查不出「病」,可亞健康帶給身體的各種不舒服就像整個客廳雖然只有幾隻蒼蠅,要不了命,但是牠們總是到處亂飛,在你眼前繞來繞去,搞得你心煩意亂。蒼蠅雖小,但如果你手中沒有類似一把蒼蠅拍那樣簡單易行的應對方法,你還真拿它沒辦法。有許多人每天都在被身體的各種不適折磨著,為自己的健康而擔憂。

在我看病的過程中,很多人並沒有什麼大問題,但常被很多無法解釋的症狀困擾,這給他們的心理帶來的壓力遠大過身體的不適。因為我們不知道這顆地雷到底埋在哪裡,又會在何時爆炸。這樣一來,我們整天都會生活在恐懼當中,最後變成

疑神疑鬼的妄想狂。

其實，亞健康在中醫看來就是「病」，可能是五臟六腑功能的不協調，或者是經絡不通暢，也許就是表淺的風寒，這些表現比較初期和輕微，但帶來的症狀卻很明顯。它們都是疾病的萌芽，是禍根。如果任其發展，家裡便會蒼蠅成群。如果機器診斷不出來的疾病就是亞健康，那它比能診斷出的疾病更可怕，因為它是那些可怕疾病的溫床。

其實，沒有什麼可怕的，所有的這些症狀就是幾隻蒼蠅搞的鬼。我們只要搞好家裡清潔，關好門窗，使其沒有侵入與滋生的空間，同時擁有一把小小的蒼蠅拍，在牠麻痹打盹的時候，拍一下，那我們永遠都會勝利在握，從此自由的享受健康的生活。

我們應該怎麼做呢？

一、搞好體內的清潔：

亞健康狀態都是不良地使用身體造成的。該吃飯的時候不吃飯，該睡覺的時間加班、看電視、上網、泡吧，或整天對著電腦目不轉睛，身體動也不動，吃飯的時候胡亂對付或者胡吃海塞等等，好好檢討一下自己的大腦意志是如何虐待自己的肉體的吧。

二、打蒼蠅的技巧：

當然，由很多不良習慣造成的亞健康，單單靠打掃衛生可能不會很快見效，如果大家願意為自己的健康付出點時間的話，我倒是很樂意告訴大家一些打蒼蠅的技巧。這些簡單易行的方法可以有力地協助身體趕走不適，加速回歸健康。

為了健康，我們要掌握的一些必要知識：

1. 經絡和穴位知識。（只要大家手裡有一張經絡圖，或一個塑膠的針灸小人即可，在任何一個稍大點的藥房可以諮詢在哪裡買得到，或向工作人員預訂。）
2. 常用的中成藥知識。
3. 簡單的健身法知識。
4. 正確的健康理念。（這個非常重要，推薦吳清忠老師的《人體使用手冊》讀一讀。）

　　以上四條就是我們要學習的全部內容，我會繼續向大家分別講解，歡迎大家共同學習和討論，分享各自的健身感受。

{ **讀者文摘** }

　　提起那些使人絕望的疾病，誰該得，誰又不該得呢？恐怕很多人會有這樣的宿命觀：今天是自己的朋友、親人、同事，也許某一天會是自己也說不定呢？很多的成年人沒有健康的自信。讀了鄭老師的文章，我想很多人會和我一樣對他心存感激，這樣的無私分享使我們漸漸地有了健康的底氣。我們健康地生活著，開心地迎接每一個日出日落是多麼幸福的事情！

月兒

▶3.要堅信人體有不可思議的自癒能力

如果用蛇來比喻西醫的方法，雖略顯刻毒，卻也還算形象；用狗來形容中醫的方法，多少有些偏愛的成分。當然，最好還是讓貓做警醒者，畢竟牠是老鼠的天敵。

人體有很強的自癒能力，這一點很多人都非常清楚，但當疾病真正光臨我們的時候，我們又有誰會堅信它真能戰勝敵人呢？其實你不相信它是明智的，因為它確實幫不了你，它就像是家裡養的貓，本想用牠來威懾老鼠，可牠卻趴在那裡睡大覺；當老鼠光臨的時候，牠常常睡意正濃，通常都是老鼠把東西咬壞，最後竟去放膽扯牠的鬍鬚時，牠老人家才會「喵」的大叫一聲，將老鼠嚇跑，可此時屋裡已是滿目瘡痍，家什已被咬得殘缺不全了。這樣的貓，我們怎能信任牠呢？但是不管怎樣，貓是為老鼠而降生的，不用牠，我們還能用誰呢？對，蛇是捕鼠高手，但往往沒捕到老鼠卻先把我們咬傷了；狗也可捕鼠，雖然偶爾也會瘋狂咬人，但通常還很安全。

如果用蛇來比喻西醫的方法，雖略顯刻毒，卻也還算形象；用狗來形容中醫的方法，多少有些偏愛的成分。當然，最好還是讓貓做警醒者，畢竟牠是老鼠的天敵。

〔**讀者文摘**〕

人體有很強的自癒力。我本人就有這樣深刻的體會。在五月，我的皮膚上出現了紅點，剛剛開始是手上、背上，最後蔓延到整個全身，真的可以用體無

完膚來形容。我自己也知道這是因為疲勞過度引起的。剛開始在醫院看，西醫把這當成是皮膚病來治療，就是打營養針。過了一個月根本沒有效果，反而更加嚴重了：吃什麼都過敏，除了米飯與很少的鹽水煮的蔬菜，別的基本沒什麼可以入口的，當時真有生不如死的感覺。那個時候我自己也感覺到不是皮膚的問題那麼簡單，根源在身體裡。我費了好多周折找到了一直為我看病的中醫，當他看到我的時候，第一句話說：「你的病在血液裡。」他給我配了七服藥，還告訴我一些要注意的事項。吃了三服以後明顯就好轉了。

林真子

自我調節比什麼都重要。感冒了按一按穴位，督脈暖一暖就好了，讓自身的免疫功能也練練兵，不用則廢呀。西醫的感冒藥是把雙刃劍，對造血系統有損害。如果我們都用中國傳統的方法，便不會有那麼多副作用。

卡桑

明白了，把自家的貓（自癒）養好養壯，結合狗（中醫）來看家護院，不到迫不得已的時候不用蛇（西醫）。

路過蜻蜓

▶4.對待身體要像對待自己的孩子一樣

身體是自己的，猶如孩子是自己的一樣，疾病就是孩子的惡作劇，是孩子野性的一種宣洩，它是一種巨大的能量，可以轉化為成長的動力。但我們往往敵視和恐懼這種能量，不惜耗費更多的能量來清除它。

對待自己的身體就要像對待自己的孩子一樣，可以關心它、幫助它、引導它、鍛鍊它，不可以漠視它、壓抑它、強制它、仇視它。如果孩子犯了錯誤，我們更要去傾聽他的訴說，而不要一棒打死，或者交給員警、送進監獄，當然也不可放任自流。身體是自己的，猶如孩子是自己的一樣，疾病就是孩子的惡作劇，是孩子野性的一種宣洩，它是一種巨大的能量，可以轉化為成長的動力。但我們往往敵視和恐懼這種能量，不惜耗費更多的能量來清除它。這無異是一種瘋狂的自相殘殺。當淘氣的孩子被打折了一條腿，他還會坐在輪椅上大聲哭嚎，惹得你還想揍他，可他已經殘廢了。

〔讀者文摘〕

我們要的是健康，而不是疾病！但是好多人都是關注疾病，而不關注健康。為了追求一個心儀的人兒，我們可以追過幾條馬路，可以站在風雨中默默等待，可以為了她不吃飯不喝水；為了完成工作，我們熬夜，我們喝酒，我們吃那些沒有營養的盒飯，我們睡辦公室；我們為健康投資了什麼？

為了買一棟漂亮的房子，為了買一台漂亮的車子，為了娶一個漂亮的妻子，為了孩子的前途，我們一直都在透支我們的身體，而身體一直默默地支撐著我們，偶爾身體實在支撐不住的時候，用咳嗽一次、發燒一次、流一些鼻涕

來警告我們，我們卻不允許它有這樣的反應，就給我們的身體吃抗生素、喝藥水……

我們拼命蹧蹋我們的身體，身體卻拼命地為我們辛苦工作，而我們卻不讓我們的身體發出哪怕是一點點反抗的聲音。

如果世界上還有愛的話，那麼真正愛你的人就是你的身體！

我們的身體在我們吃下去的垃圾食物中找一點對你有用的東西，用來修復我們受損的細胞和組織，在我們有限的睡眠時間裡幫助我們製造血液、排除垃圾，一直全力以赴地為我們服務，希望你明天醒來的時候能夠精神一點，希望你能夠採購到一點身體需要的東西給它。可是終於有一天，身體頂不住了。我們生病了。

我們創造了所有生病的條件，我們不得病誰得病呢？怪誰呢？西醫把這些歸罪於細菌、病毒，卻不肯歸罪於最大的元兇──我們自己。

威爾修說：「細菌是在尋找牠們天然的棲息場所──病組織，而不是做為病組織的起因。就如蚊子只是尋找靜止的水面，卻沒有讓水靜止一樣！」細菌何罪？

好好愛那個世界上最愛你的人──你的身體吧！

希望我們都坐上《求醫不如求己》這趟開往健康的列車，永遠永遠都不要中途下車！

翻書等緣

▶5.任何醫療的最終目的都是為了激發患者天然的自癒潛能

一切醫療要達到的最終目的都應該是激發患者天然的自癒潛能，醫者一定要堅信，這種能量是無比巨大的，要幫助患者找到他的能量庫，然後把這種能量一點一點地釋放出來。

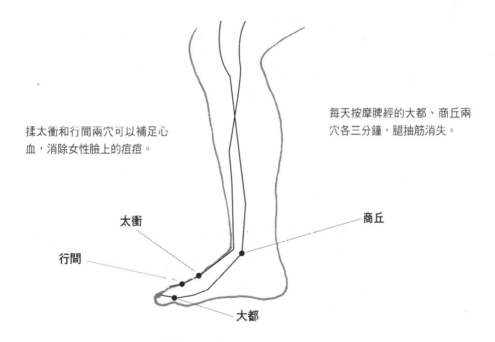

揉太衝和行間兩穴可以補足心血，消除女性臉上的痘痘。

每天按摩脾經的大都、商丘兩穴各三分鐘，腿抽筋消失。

太衝

行間

商丘

大都

有些人驚奇於我的治療效果和辨證的準確，想探究其中的奧祕和思考過程。其實，就是四個字——「身臨其境」。當我診治病人的時候，我就是病人，我會用身心去體會病人的感覺，我會站在病人的角度去思考，就像在和病人同唱一首歌。

其實治療的過程並不複雜，但是需要創造一個治療的環境，用現在時髦的話，就是要營造一個氛圍。當我按摩的時候，我的手就是我的語言，它要和病人身體發生對話，而不是毫無目的地我行我素。治療的過程就是一個身心交流的過程，我會傾聽病人急切要向我表達的，那通常就是問題的答案。而我們很多醫者往往覺得病人說的話沒用，他們寧願去相信他們的成見，他們寧願執著地去苦苦思索，從厚厚的醫書中去尋找答案，也不願意傾聽患者的一句陳述。他們認為患者是外行，說的淨是些沒用的東西；他們認為治病是醫生的事，患者不過是個破損的、需要修理的機器而已。

人們通常認為，看病的水平取決於經驗，看的病人多了，自然水平高。我不這麼認為，醫院裡看了一輩子的老庸醫比比皆是。如果看病的理念和方法一開始就錯了，那麼後面的一切操作都將是錯誤的累積。

我通常把病人比喻成暫時停走的掛鐘，而醫者就是撥動掛鐘的手指，只要掛鐘被撥動了醫者也就完成了他的使命，那個掛鐘就會按照自己的節律有條不紊地一直走下去。但如果這手指自命不凡，想替代鐘擺的作用，反覆地去撥動它，那麼這個掛鐘就會喪失其應有的節律，疾病將會遷延不癒。一切醫療要達到的最終目的都應該是激發患者天然的自癒潛能，醫者一定要堅信，這種能量是無比巨大的，要幫助患者找到他的能量庫，然後把這種能量一點一點地釋放出來。

一位朋友的母親每晚腿都會抽筋，醫院確診為缺鈣，可吃

了大量補鈣的藥品和食品都毫無效果。我診斷後說：「脾經堵塞，鈣無法吸收。」囑其每天按摩脾經大都、商丘兩穴各三分鐘。結果三天後腿抽筋消失。我們總寄望於外來的神力，其實，一切的奇蹟都是你自己創造的。

那天，在朋友家碰到一個二十幾歲的女孩，人長得很漂亮，就是臉上有許多痘痘，讓誰見到都會感到有幾分遺憾。我為她把脈，除心脈顯得虛弱之外，其他脈象都還正常。我只讓她揉太衝和行間兩穴，以補足心血，這樣新鮮血液才能上達頭面，才會把痘痘運走。一週後，她又碰到我，此時臉上的痘痘已經十去六七，臉也顯得白皙了許多。她對我感激不盡。其實我什麼也沒做，只是給她指出了她的能量庫而已。

南宋大學問家朱熹曾寫過一首詩：「昨夜江邊春水生，艨艟巨艦一毛輕。向來枉費推移力，此日中流自在行。」這也可算做是病理的最好注釋了。

▶6.要相信醫生，更要相信自己

不相信醫生，而相信自己，有些人連想都不敢想吧！我可以肯定地告訴你，只要你改變固有的觀念，再稍微懂得一點相關的知識，你完全可以輕裝上陣，不必再為身體而煩憂。也可能你會轉而憂慮醫生失業的問題了。

「有什麼別有病，沒什麼別沒錢」，這是人們常掛在嘴邊的一句老話。細想起來似乎後半句很容易解決，只要自己勤奮努力，錢是不愁掙不來的；而人吃五穀雜糧，哪有不生病的，恐怕是防不勝防，人們因此去健身、去吃各種營養食品和藥物，可得病的機率依然沒有減少。很多人在事業上雄心勃勃、是挑戰風險的勇士，但在疾病面前卻是六神無主、憂心忡忡的懦夫。於是人們紛紛把最寶貴的生命交給大夫去處理，交給醫療機器去決定，覺得這是順理成章的事情，也是無可奈何的事情。這樣看來，如果連自己的生命都不能由自己做主的話，那麼一切的奮鬥、一切的修練、一切的所謂成功不都是脆弱和可笑的嗎？人還有什麼自由可言？

其實，我們完全可以清清楚楚地知道自己的身體狀況，並懂得如何去完善它，只是我們自動放棄了老天賦予我們的這種能力，而更多地去依賴專家的判定，去相信機器的數據而不相信自己的感覺。我們都會去嘲笑「鄭人買履」中的主人公，但是我們哪一位又比他強多少呢？不相信醫生，而相信自己，有些人連想都不敢想吧！

　　我可以肯定地告訴你，只要你改變固有的觀念，再稍微懂得一點相關的知識，你完全可以輕裝上陣，不必再為身體而煩憂。也可能你會轉而憂慮醫生失業的問題了。總之，不要把問題想得很複雜，就這麼簡單，這是你本來就有的能力。

▶7. 必須學會與疾病切磋

　　疾病真的那麼可怕嗎？其實不然，疾病是可以預知並加以控制的。它是不速之客，但它是特殊的，你不可生硬地去推揉它，那樣它必和你頂起牛來，你可以摟著它的肩膀一起出門，在門口你還會對它的到來說聲謝謝。因為它是上天給你派來的陪練，通過切磋，你的身心會更加健康、充滿力量。

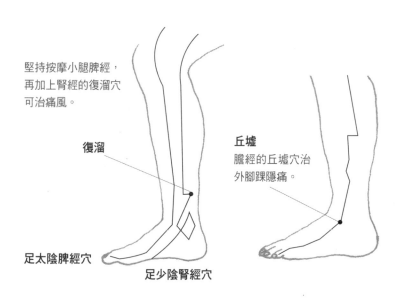

堅持按摩小腿脾經，
再加上腎經的復溜穴
可治痛風。

復溜

丘墟
膽經的丘墟穴治
外腳踝隱痛。

足太陰脾經穴

足少陰腎經穴

　　家裡有人得病，大家通常的反應是慌亂，然後是憂慮、恐懼。有一個三十歲患腎病的先生在網上的留言最能表達這種心情——「其實我自己對這個病並不怕，只是看到老婆每天擔心的樣子，還有一個一歲大的孩子，她就怕我出事！原來生病並不是一個人的病，而是全家人的病啊！」

　　得了病，通常我們會去聽聽周圍眾多人的意見，有人說看西醫好，有人說吃中藥好。看西醫時我們擔心有副作用，喝中藥時我們又懷疑其療效。好像一旦得病，就成了受人擺布的玩偶，就像是賭桌上的骰子，只有聽天由命的分了。此時什麼尊嚴、什麼智慧、什麼成就，一切都將在疾病面前俯首稱臣、不堪一擊，因為我們有勁也使不出來。還有的人怕家裡人知道自己有病而擔心，怕單位知道自己有病而通知下崗，怕上司知道而影響升遷，怕女友知道而分手，於是強力去掩飾、隱瞞，最後養為大患。疾病其實是每個人都要面對的一道必須解答的難題，如果你解答不出或想避而不答，那你也就別想快樂地往前走了，因為疾病就是人生必經的橋。

　　疾病真的那麼可怕嗎？當然，如果它是猝不及防的雪崩、地震、海嘯、那真是令人恐怖，但疾病是可以預知的，是可以觀察的，是可以被我們拒之門外的。它往往是不速之客，身分很特殊，你不可生硬地推揉它，那樣它必和你頂起牛來。你卻可以摟著它的肩膀一起出門，在門口你還會對它的到來說聲謝謝。因為它是上天給你派來的陪練，通過和它的切磋，你的拳技大長，身心更加健康，更加充滿力量。

　　由此看來，疾病一點也不可怕，尤其是現在，我已經給你提供了那麼多的工具和方法，你只需要先靜下心來，看看自己真正的問題到底在哪裡。有時，找到了問題的根源，治療起來就如滾湯潑雪一般迅捷，出乎你的想像。

　　前不久，一個朋友給我打來電話，說困擾他五年的痛風不經意間全好了。記得他半年前還擔心自己會被截肢呢。那時他的痛風非常厲害，經常大半夜就被急救車送進醫院。我只告訴他要經常按摩小腿脾經，再加上腎經的復溜穴，以緩解肝臟的負擔，達到補肝的目的。（肝不可直接補，一補就上

火，所以減少肝臟的負擔就是補了。）而痛風就是肝臟解毒的功能弱了。什麼尿酸、什麼嘌呤，不過是肝臟解毒不完全的產物。不要被這些名詞所迷惑，而不知真正的問題出在哪裡。他告訴我，他總共自己按摩也不過五次，突然有一天後背奇癢無比，他便找人刮了痧，出了滿背的黑紫痧，自那以後痛風再也沒犯過。

朋友小高告訴我一件喜出望外的事。她說兩週前我曾教她找膽經上的穴位，結果當時我隨便點了那兒幾下，就把她一直隱痛的外腳踝治好了。其實，我也不知道她的外腳踝有問題，只是摸脈覺得她的膽經有阻塞，便告訴她要多揉膽經。現在想起來也不奇怪，她痛的地方正是膽經的丘墟穴。很多人總愛崴腳，其實都是膽經阻塞鬧的。

舉這些不經意間治療成功的例子是想告訴你，不要把治病搞成很繁瑣的事。有的朋友每天要按摩很多穴位，還要刮痧、拔罐、練功，總覺得運用的方法越多，治療的效果越好。其實並非如此，我們的氣血就那麼多，我們需要集中力量，逐個解決身體的問題；切不可將氣血分散各處，無的放矢，這樣越治問題會越多，終將失去信心和耐心。記住：簡單才有效，順勢才迅捷。

▶8.中醫西醫應該是戰友，而不是夫妻

其實中醫西醫之爭真是無謂之爭，本來就沒有優劣，如同山水畫與油畫、佛教與天主教、咖啡與清茶、數學家與詩人之較。

信西醫者覺得西醫是科學的結晶，而中醫是玄學迷信。或說中藥或許有效，而醫理卻是杜撰牽強之辭，更有甚者言中藥也不過是安慰劑，真是把中醫幾千年的探索等同於原始部落的拜神禱祝了。現代社會有眾多疾病西醫是言明無法醫治的，而中醫卻有很明顯的療效，這也是不爭的事實。

其實中醫西醫之爭真是無謂之爭，本來就沒有優劣，如同山水畫與油畫、佛教與天主教、咖啡與清茶、數學家與詩人，只是標準不同而已，並無高下之分。但二者確實是不好融合在一起，咖啡和清茶混在一起就是污水，國畫和油畫同畫一處便為塗鴉，數學家和詩人也難有共同語言。好的東西合在一起有時候更加完美，有時卻反而相互破壞。像中醫西醫二者的關係應該是相互配合、各顯其能的戰友，而不是珠聯璧合、水乳交融的夫妻。

舉個實際的例子，如支氣管炎，西醫主張消炎止咳，中醫倡導宣肺化痰。先讓西醫治，症狀很快消除，但又隨即復發，不能去根；請中醫來調，體質確有增強，但是症狀卻難以消除，最後變成老慢支。中醫西醫都望而生畏，故而有「內科不治喘」的老話。

一間房子，堆滿垃圾，招來蒼蠅無數。西醫說，我有特效殺蟲劑，只要一噴，蒼蠅馬上被消滅。果不其然，西醫拿著噴槍，一會兒的工夫，蒼蠅便屍橫遍野，全部被殲，但屋裡的垃圾西醫卻不管清除；沒過多久蒼蠅們聞

著垃圾的味又來了，而且比第一次更多，因為屋裡更髒了。西醫再來噴藥，噴著噴著，蒼蠅們不再害怕這種味道了，西醫也就只好向蒼蠅們投降了。換來中醫，中醫說，為什麼會招來蒼蠅，那是因為屋裡垃圾太多，只有把垃圾清除，蒼蠅便自然不會再來了，所以要先打掃房間，清除垃圾；蒼蠅嘛，先不去管牠。經過中醫的清理，屋裡垃圾確實見少，可蒼蠅卻不見少，因為蒼蠅也在繁殖，儘管垃圾少了，但現有的垃圾也足夠牠享用一段時間的，中醫終於也有些累了、煩了，便歇下來，蒼蠅們便更猖狂了。這就是慢性炎症性疾病無法治癒的根源。

　　其實中醫西醫完全可以協同作戰，各顯優勢。西醫先噴藥把蒼蠅殺光，中醫馬上清理垃圾，讓蒼蠅沒有繁殖的環境和時間。一來一往，疾病很快就可以痊癒，不治之症竟變成易治之病。但是囿於門戶之見，中醫西醫往往互不相容，或陽奉陰違。寬容點的大夫也只是不反對，但彼此卻不合作，所以病人總是奔走於中醫西醫之間，不知所措，真是事障易解，理障難除。所以中醫西醫的矛盾是人的觀念問題，跟醫學本身無關。

▶9.身體的不適不一定是有病

其實醫生的職責就是協助和導引病人找「啟動」這個自我修復程序的開關，而不是在沒弄清前揣測身體的意思，胡亂地撥弄它們，干擾它們，擾亂其他正常程序的工作。通過仔細的檢查與詢問，醫生發現了開關所在，用針灸、按摩、藥物等方式，幫身體啟動這個程序，剩下的工作就是身體自己的事情了。

人活著誰沒生過病，不論大病小災，疾病的發生就好像被人觸動了某個開關，運行了某段程序；而疾病的癒合好轉則像身體內運行的另一套自救的程序。疾病的發生與痊癒，就在於這個程序能否正常啟動，像電源開關一樣簡單，因此古人形象地稱之為「病機」。疾病的發生與好轉就像有人在玩弄這個開關一樣。

可以把疾病發生的原因比做電腦感染的病毒，平時可能潛伏在體內任一地方，當環境條件成熟而觸發這個病毒的發作程序時，於是就體現出來各種症狀。而疾病的治療和康復則是另一套自我診斷和修復的程序。人體修復程序比電腦高明得多複雜得多。

醫生的職責就是協助和導引病人找「啟動」這個自我修復程序的開關，而个是在沒弄清前揣測身體的意思，胡亂地撥弄它們，干擾它們，擾亂其他正常程序的工作。通過仔細的檢查與詢問，醫生發現了開關所在，用針灸、按摩、藥物等方式，幫身體啟動這個程序，剩下的工作就是身體自己的事情了。

疾病好轉程序的啟動有時候並不直接體現為身體不適的減輕，身體可能為了徹底地解決疾病，某些時候的不適會比啟動前還劇烈，疾病的症狀反倒

可能更重，人們多半會不理解身體的行為，認為身體無法掌控疾病發展，而去採取中斷程序繼續運行的措施來減輕痛苦。

現代醫學就是這樣看待疾病帶來的痛苦：人體被看做天生就是軟弱無能的，沒有外力幫助，人體就會坐以待斃，身體自己對疾病沒有抵抗能力；因此多採用對抗的治療原則，而不是幫患者找到開關所在。這些理論認為只有人為地干涉消除身體不舒服的症狀，才能幫助患者恢復健康，把身體所有變化（包括好轉的變化）多當做敵意，於是發現病變就切除、手術、放療、化療，搞得體內本來就被病毒程序感染陷入混亂的身體再雪上加霜，用殺毒軟體不論好壞一律清除，這個過程可能幹掉了壞的程序，同時也把好的程序弄得支離破碎，無法復原，或者根本只是殺掉了部分壞蛋，還有一部分去擾亂其他正常運行程序的工作，疾病從此進入惡性循環；此時即使找到真正對病的修復程序的開關，也可能因為被前面一通亂殺，這個程序已經無法啟動了，甚至要患者付出生命的慘重代價。

學會聽聽身體的聲音吧，它有自己處理事情的程序，有些程序看似凶險，但運行的結果都是為身體好，人們要學會觀察身體的意思，幫助它盡早完成任務，而不是製造障礙。

▶10. 體質不重要，陰陽平衡才健康

我們的身體從一出生就是陰陽不平衡的，或偏陽盛，或偏陰盛，這兩種體質哪個更好呢？過猶不及，無所謂好壞。陽虛的人有陽虛的人愛得的疾病，陰虛的人有陰虛的人愛得的疾病，所以陽虛的人平日以助陽溫熱為保健，陰虛的人通常以滋陰祛火為養生。盡力達到陰陽平衡，才是健康的保證。

很多朋友急切盼望知道了解自己體質的方法，多次催我快寫這方面的文章。我本來想經過深思熟慮再動筆，因為關於體質的問題，其實是一個很複雜、不是三言兩語可以說得清楚的；但轉念一想，可能我說得越詳細，反而會令讀者越迷惑，這就好比是說1＋1＝2，誰都覺得簡單，但如果要問它為什麼等於2，那就成了「哥德巴赫猜想」，誰也搞不清楚了。所以我就先給大家提供一個簡單的框架，讓朋友們有個概念，畢竟學習中醫是需要逐漸浸潤、逐漸悟化的，學習的過程也必須是一個親身體驗的過程，否則學習的只是表面的知識，而不是實質的精華。很多朋友想知道自己屬於什麼類型的體質，我有個粗略的自測項目，當然我這裡是按中醫的理念來劃分的。人的體質類型很多，如果一一細說，反而顯得混亂，不如簡單地分為寒、熱兩類。（以下陰陽的劃分概念不夠嚴謹，望專業人士見諒。）

寒性體質（陽氣不足）：最明顯的症狀就是身體的火力不足，表現為畏寒怕冷、喜暖喜熱、不愛飲水或只愛喝熱水、腹瀉便溏、四肢不溫、早晨起來就犯睏、一到秋冬便咳嗽流清涕、愛吃蔥薑、不喜梨藕、舌淡苔白、津液較多、面色多青白或青黃、身體稍虛胖、喜安靜獨處、脈搏較緩慢（70次/分以下）。

熱性體質（陰虛火旺）：最明顯的症狀就是喜冷喜寒，多穿一件衣服便燥熱出汗、愛喝水、愛喝綠茶、愛吹風、喜空調、愛吃冷飲、口苦、尿黃赤、煩躁易怒、便祕、口咽乾燥、目赤、發熱、脅痛、失眠，脈搏多較快（80次／分以上），舌紅苔黃、面色發紅、不愛睡覺、體味較重。婦女月經多提前，量大色深。

其實嚴格屬於這兩類體質之一的人並不多，多是介於兩者之間的平常體質。或偏於熱，或偏於寒，或裡熱表寒，或上熱下寒，或忽冷忽熱。

基於不同的體質，在治療時就要充分考慮；對於症狀，倒可退而求其次了，舉一個例子，我曾治療過一個小女孩，十八歲，症狀為滿臉都是大紅疙瘩，還有經久不癒的咽喉疼痛。曾找過許多中醫看過，都說是上火了。開的方子全是苦寒祛火的藥，她先後吃過龍膽瀉肝丸（瀉肝火）、導赤丹（瀉心火）、西黃清醒丸（祛肺胃之火）、牛黃解毒丸（祛心胃之火）、知柏地黃丸（瀉胃腎之火）、連翹敗毒丸（清熱解毒）。而其脈搏每分鐘只有六十四次，且舌淡苔白，典型的虛寒體質，我問她平日的飲食偏好，她說最愛吃薑，不愛喝水，更不敢吃涼的，還很怕冷。我於是讓她服用較為溫熱的成藥——附子理中丸，是專治胃寒的，一次兩丸，一日三次，連服一週。小女孩告訴我說，附子理中丸很好吃，又甜又辣（其實這藥我覺得很難吃），嚥下喉嚨時咽部的疼痛就大為減輕了，然後覺得肚子裡暖暖的，很舒服，臉上的大紅包也明顯小下去了。治病的時候如果能了解到患者的體質，也就看到了疾病的根本。如果是寒性體

質，雖然患病有時也會發熱，但那通常是虛熱，不是真正的陽氣充足，治療的時候所開藥物絕對不可過於寒涼，涼藥要少用，甚至不用，然後馬上溫補才可。而熱性體質的人雖然也會偶感風寒，表現出畏寒怕冷的狀況，但一定不可投大劑溫藥，只借少許解表之藥，用內部的火力將肌表的積寒趕走即可。如果一見發熱就祛火，那虛寒體質的人僅有的一點陽氣也會戕伐殆盡；如果一見寒涼就溫補，那熱性體質的人便如添柴救火，永無平和之日了。

其實，體質就像人的性格一樣，是不容易改變的，陽虛多寒，陰虛多熱。陽虛的人雖然經過體育鍛鍊、後天培補，已經不畏寒涼了，但仍然保留著陽氣不足的原始機制，一旦放棄鍛鍊，或外感疾病時，先天的體質狀態就又會表現出來。所以後天不間斷的培補鍛鍊是必不可少的。陽旺（陰虛）的人，雖然因罹患疾病或不良環境導致身體陽氣不足、畏涼怕冷，一片虛寒景象，但其身體的原始機制仍是助陽的狀態，所以治療其寒症時不可久用溫熱，只是中病即止才好。

我們的身體從一出生就是陰陽不平衡的，或偏陽盛，或偏陰盛，這兩種體質哪個更好呢？過猶不及，無所謂好壞。陽虛的人有陽虛的人愛得的疾病，陰虛的人有陰虛的人愛得的疾病，所以陽虛的人平日以助陽溫熱為保健，陰虛的人通常以滋陰祛火為養生。盡力達到陰陽平衡，才是健康的保證。

說了一大通，你若聽懂了，或可有所啟發；若沒聽懂，也沒關係，來日方長，由了解——感知——體悟，這就是你學習中醫的過程，很多時候是這樣，不明白的東西不見得真不明白，明白的東西也不曉得是否真正明白。

﹝求醫錄﹞

heybill 問：本人體型偏瘦，自小就感冒不斷；初中時期暗瘡屬害；記得高中時期測的脈搏在八十左右。現在是有點畏寒怕冷，但又愛喝水；四肢不溫但又口咽乾燥，較容易口腔潰瘍。這些是裡熱表寒的體質特徵嗎？想早上用山藥打粉煮粥吃來調養，不知可行否？

中里巴人答：如果先天體質是那種寒熱錯雜，虛實更替的情況，您索性別去管它，從後天之本脾胃來重新培補。開始吃山藥粥是一個明智的選擇，而且，山藥薏米粥一定要選用藥店的淮山藥才有效果。

WYJJ 問：我兒子五歲，自出生起形體就特別瘦小，很挑食，極度不愛吃不愛睡，但平常精力還很旺盛，臉色蒼白，眼袋很明顯，特別晚才能兩腳交替下樓梯。喜歡咬手指或是其他一些不能吃的東西，小時睡覺經常流口水，現在很少流。怕熱，睡覺時會出很多汗，不肯蓋被子。長年多咳，但痰難咳出，家人為此很操心，請問先生這是什麼體質，該怎麼調養？

中里巴人答：您的小孩是典型的肝旺脾虛的體質，肝火盛，脾胃卻很虛弱。中醫五行當中，肝屬木，脾屬土，木剋土。肝火過旺就會影響脾胃正常的功能。而脾胃虛弱就會有流涎、消瘦、挑食、大眼袋等症狀。「脾為生痰之源」，脾胃功能不好，痰就會源源不斷的產生。而祛肝火的藥多為苦寒之劑，最傷脾胃，於小兒不宜。不如用健脾祛濕之法以扶助正氣。服山藥薏米粥最為妥貼。健脾祛濕，增長氣血，又是食品，服用也很方便。藥店買淮山藥、薏米等量打粉熬粥服用，每日一小碗，相信您的小孩很快就會有一個新的氣象。

養生先從經絡開始

經絡是聯接五臟六腑和四肢百骸的網線和橋樑，也是我們通過體表來醫治內臟的長臂觸手。但是穴位眾多，如何選取？穴有五行，如何搭配？穴有補瀉，如何操作？最有效的方法，必須是最簡單的。因此削繁就簡，去精取粗，我們就容易掌握要旨了。

▶1. 人體經絡是養生治病的最好捷徑

　　我們只要察看一下是哪條經的鈴鐺在響，就可以知道是哪個臟腑器官出了問題。這在中醫裡有句術語，叫「諸病於內，必形於外」。

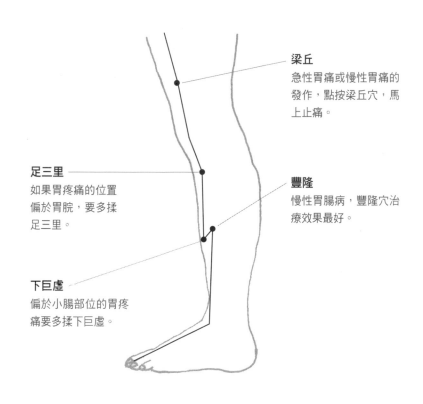

梁丘
急性胃痛或慢性胃痛的發作，點按梁丘穴，馬上止痛。

足三里
如果胃疼痛的位置偏於胃脘，要多揉足三里。

豐隆
慢性胃腸病，豐隆穴治療效果最好。

下巨虛
偏於小腸部位的胃疼痛要多揉下巨虛。

　　學習中醫有許多入門之徑，可以從中醫基礎理論開始，可以從中藥學開始，也可以直接來讀《黃帝內經》，但是，如果你想切身體會中醫的實質，想學而即用、用而即效，那學習經絡就是最好的捷徑。

　　經絡由經和絡組成，經就是幹線，絡就是旁支，人體有十二條主幹線，也叫做「十二正經」。還有無數條絡脈，經和絡縱橫交錯，在人體裡構成了一張大網。經絡內聯臟腑，外接四肢百骸，可以說身體的各個部位、臟腑器官、骨骼肌肉、皮膚毛髮，無不包括在這張大網之中。所以我們身體哪裡有病，這張網上就會有相應的鈴鐺響起來向我們報警求救。我們只要察看一下是哪條經的鈴鐺在響，就可以知道是哪個臟腑器官出了問題。這在中醫裡有句術語，叫「諸病於內，必形於外」。人體有六臟（心、肝、脾、肺、腎五臟，再加心包）六腑（胃、小腸、大腸、膀胱、膽、三焦），每個臟腑都聯接著一條經絡，一共十二條經絡。經絡的走向在四肢兩側是基本對稱相同的。

　　經絡穴位那麼多，哪些是要掌握的呢？

　　全身主要經絡十二條，再加上奇經八脈、三百六十多個穴位，聽起來就會讓人望而卻步、無從下手。其實，我們需要掌握的穴位總共也不過二十多個。每天記住兩個，十幾天也就爛熟於心了。而正是這二十多個穴位，在對付一般常見的疾病中卻顯示了出乎意料的神奇效果。我先說一卜胃經上的四個常用穴的用法，這四個穴就是梁丘、足三里、豐隆、下巨虛。

　　對於急性胃痛或慢性胃痛的發作，馬上點按梁丘穴有立時止痛的療效；如果疼痛的位置偏於胃脘，要再多揉足三里。偏於小腸部位則多揉下巨虛。若屬於慢性胃腸病的治療，豐隆穴則效果最好。

　　記住一點，按摩的穴位不敏感則無效。（可能有三個原因：1. 穴位的位置找得不準確。2. 病症與選穴不符。3. 氣血過於虛弱，無法傳導到腿部穴位。）

　　曉羽問：感覺麻、痠及痛各表示什麼樣的氣血狀況？如果麻是經絡還通，只是氣到血未到，那麼痠和痛又是代表什麼？經絡通否？

　　中里巴人答：痠和痛都表示經絡尚通暢，但在該處有狹窄或壅堵，流通不暢快。而痠多表示氣血虛弱，需要補，不可採用過強手法。而刺痛則表明那地方有氣血在，卻堵住了，氣血正在努力衝撞，此時則稍微用力度大的手法幫助疏通。

▶2.肺經──人體裡最容易受傷的經

如果你能從「在志為憂悲」想起林黛玉,從「在體合皮毛」想到青春痘,那真是一個很好的開始。學習總要從文字之外讀文章才行。

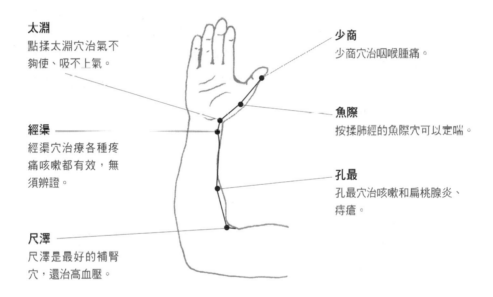

太淵
點揉太淵穴治氣不夠使、吸不上氣。

經渠
經渠穴治療各種疼痛咳嗽都有效,無須辨證。

尺澤
尺澤是最好的補腎穴,還治高血壓。

少商
少商穴治咽喉腫痛。

魚際
按揉肺經的魚際穴可以定喘。

孔最
孔最穴治咳嗽和扁桃腺炎、痔瘡。

學習中醫經絡,第一條要講的,總是手太陰肺經。人的氣血在夜裡三點到五點(也就是寅時)開始衝擊肺經,所以此時若出現症狀,我們通常要考慮到肺的問題。曾治過一個婦女,每到冬季總是在凌晨四點鐘左右,燥熱出汗,白天則畏寒怕冷。診斷她為風寒束表,心火內盛,典型的「冰包火」。但其發病的根源是肺氣不足,無力助心火以驅散風寒,必借寅時肺經氣盛才

能發汗解表，所以我用補中益氣湯補肺而助其宣發之力，順勢而為，一劑而癒。

《內經》上說肺為「相傅之官」，就是宰相大人，可見其地位之重要與尊貴。可是在實際治療應用方面，很少有人對肺經格外地重視，治療範圍通常局限在感冒、咳喘上面。如果初學者，都是這麼學習的話，恐怕終是管中窺豹，難見真貌了。

其實肺經的功效何其巨大，上可疏解肝經之鬱結，中可運化脘腹之濕濁，下可補腎中之虧虛。豈是一個咳喘可以涵蓋？即使是咳喘症，也很少由肺經直接引起，多是它臟波及。由肝火引起的叫「木火刑金」，祛肝火就好；由腎虛引起的叫「腎不納氣」，補腎氣輒效；由脾虛引起的叫「痰濕蘊肺」，健脾祛濕最佳。還有外感咳嗽，多由風寒引起，那就趕走膀胱經之風寒好了。通常咳喘的病總會遷延不癒，古時便有「內科不治喘」之說，其實多是因見肺治肺，有痰化痰，宣來降去，不治根本，才成痼疾。肺本嬌臟，最怕攻伐，所以「調諸臟即是治肺」實乃真知灼見。

「諸氣者，皆屬於肺。」《內經》的話句句都是金玉良言，須仔細體悟才行。所以，氣虛的培補、氣逆的順調、濁氣的排放、清氣的灌溉，都可以通過調節肺的功能來實現。這是多好的治病思路，怎麼可以輕易地一帶而過呢？很多人只喜歡從別人那裡求得個偏方祕招，並視如珍寶，可《內經》中的遍地黃金卻無人撿拾。

說到這裡，好學者會問，那該怎麼調呢？我們最關心這

個。其實，《內經》中也都說得非常具體了：「肺主宣發肅降，肺是水上之源，肺開竅於鼻，肺主皮毛，諸氣膹鬱，皆屬於肺，在志為憂悲，在液為涕，在體合皮毛，在竅為鼻。」在這裡，不但給我們講述了肺的功效，還告訴了我們具體的治療辦法。有人說：「在哪兒，我怎麼沒看到呢？」那就給你舉個例子。前面說「諸氣膹鬱，皆屬於肺」，倘若我憂鬱很久了，鬱結之氣難以排解，從哪裡宣發呀？曾治療過一個七十多歲的老翁，與老伴生氣吵嘴，又遭遇風寒，造成脅肋疼痛，醫院給他開的舒肝止痛丸，可吃完藥脅痛不但沒好，還咳嗽上了。我讓他用取嚏法，他連打了十來個噴嚏，頭也微微出了些汗，脅肋的疼痛當時減輕。我說，既然有了咳嗽症狀，就吃點通宣理肺丸將痰排出才好。於是他先後吃了四顆通宣理肺丸，咳嗽脅痛只一天的工夫就都治癒了。我這裡用的全是《內經》中的治療方法──肺主宣發，開竅於鼻，在液為涕。你若有心，這裡面的高招妙法隨處可見恐怕都撿不過來呢！

如果你能從「在志為憂悲」想起林黛玉，從「在體合皮毛」想到青春痘，那真是一個很好的開始。學習總要從文字之外讀文章才行，要知道好東西都在書中的空白處呢！

本應說肺經的，卻扯遠了，還好，帶來幾隻小魚也一併送給大家。

肺經的魚際穴定喘的效果很好，只需按揉即可。

有人總覺得氣不夠使，吸不上氣的感覺，就點揉太淵穴，此穴為肺經原穴，補氣效果極佳。

尺澤穴是最好的補腎穴，通過降肺氣而補腎，最適合上實下虛的人，高血壓患者多是這種體質。

經渠穴治療各種咳嗽都有效，使用方便，無須辨證。孔最穴對風寒感冒引起的咳嗽和扁桃腺炎效果不錯，還能治痔瘡。再有個特效穴——少商，是專治咽喉腫痛的，三稜針點刺出血馬上見效。

「吾生也有涯，而學也無涯」，學習不是積銖累寸，而是學一達百。飲半盞當知江河滋味，拾一葉盡曉人間秋涼。

〔求醫錄〕

Kyoru問：您一開始引用的「冰包火」病例中，有句話這樣說：「但其發病的根源是肺氣不足，無力助心火以驅散風寒。」肺屬金主收斂，心屬火主宣通。兩臟形成火剋金之局。為什麼補益肺氣之後能夠幫助痊癒？

中里巴人答：心為火臟，為「君主」，如遇寒氣轉責於肺（火剋金）。此時肺中儲滿寒氣，但肺氣不足，難以宣發，故須補肺。

Forchange：西醫承認初期肺癌是無症狀的，他們不懂中醫學。按照中醫的理論，當肺有問題時是有初期症狀的，只是他們不知道而已；現在由正統中醫說明給大家聽，外來的西醫也一起聽吧，多學些對你們也許是好的，可以幫助病人及早知道得到肺癌了。

首先大家要知道肺經的氣血流注時間是寅時，就是凌晨三點到五點，在肺出現問題最早期時，病人必然會在這段時間自然無由的醒過來，然後必須等到五點以後才能回睡，而且是每天都如此，這樣持續出現一年左右之後即出現咳嗽不止，而且痰為淡白

色，呈泡沫狀。這就已經是肺癌初期了，不需要等西醫檢查，因為此時西醫還是無法確定你得到肺癌了，他們只會給你吃抗生素，最多說是你有肺炎，必須要再一年左右才能偵測出你得到肺癌了。所以平均來說，中醫的判斷比西醫約早兩年。而民眾如果是一開始發現自己很奇怪不知為何每天都在半夜三點定時醒來，此時你找到真正的中醫時，他必定可以判斷得出你的肺將有問題了。如果於此時下手治療，制敵於機先，當然會贏，這就是「上工治未病」之時。西醫不懂中醫的十二經絡氣血流注計算法，再加上自以為是，不聽中醫的話，專門做些井底之蛙的研究，所以才造成許多人白白因為肺癌而死。其實這些人都可以不必死，只因為他們心中只有西醫，無視中醫的存在，才會造成這些悲劇。讀者看到這裡後，請靜靜地思考一下，中醫學有錯嗎？還是現代中醫師的素質出現問題了呢？還是西醫學實在太爛了，錯誤到離譜呢？甚至於在初期每天凌晨三點醒來時，中醫可以連藥都不必使用，直接利用針刺肺經的滎穴魚際就已經可以將之調整正常了。如此簡單的一針可能十之八九的中醫師還不知道呢？凡出現該症時，我們都可以針該經的滎穴，就是從指尖倒算過來的第二個穴位，一針可能就足夠立竿見影了。

福星照問：我兒子十二歲，皮膚不太好，小腿上有魚鱗斑，一到秋冬季節就很癢，孩子經常撓，然後就長痂，有時面積很大，痂很厚。以前夏天就沒了，現在夏天還有輕微的。現在又開始長了，孩子很痛苦，夏天都不願穿短褲。請問老師有沒有什麼辦法？另外，他經常頭疼，就是腦袋裡有大石頭那種，又比較容易感冒流鼻涕，愛出汗。一直有些乾咳，好像嗓子總有東西。感覺他非常容易著涼。我給他刮痧，他滿背都是痧。以前眼睛下面發藍，有人說是心臟缺血，現在每天讓他喝蜂蜜及螺旋藻，情況好多了。但其他沒什麼變化。我想請老師指點一下，我該如何調理他呢？

中里巴人答：從您說的情況大概可診為脾肺氣虛，有幾種藥可以參照試用——參苓白朮丸，健脾益肺；補中益氣丸，健脾止瀉；玉屏風散，防風止汗；若兼有口乾口渴，可用人參生脈飲，若畏寒怕冷則不用。中醫講肺主皮毛，皮膚有問題，多從肺經入手根治。

開心問：我的濕疹是全身性的，基本對稱，先發紅，再結痂，癢，一片片的。胃口沒有什麼特別，就是容易口渴想喝水，皮膚黃。睡眠不太好，不容易入睡，偶爾心悸。大便顏色一直很深，基本每天一次，但是經常溏或者祕，消化吸收不好，脾胃弱吧？偏瘦，吃得不少就是不胖，不到一百斤，一百六十五公分，女。我的正常體溫是三十六點五度，現在從中午到晚上一直都三十六點八至三十七點五度之間，已經持續近二個月。驗過血，血沉快，其他沒有異常，一九九六年得過肺結核，鈣化，現在有鈣化點，沒有重新發作跡象。以前在山東時，皮膚偶爾起小疙瘩，都是星星點點的；現在成片，很癢，經常半夜四、五點間醒來，癢。二〇〇二年來廣東，二〇〇五年十一月第一次全身突發大面積濕疹。現在在深圳。十一月開始吃中藥，提供給您其中一個方子，基本上沒有大的調整：麻黃五克、柴胡六克、防風五克、川芎三克、杏仁十克、獨活六克、荊芥十克、黨參四克、菊花六克、薏仁十五克、白蘚皮十克、桔梗六克、乾薑五克、銀花六克、白芷五克、連翹五克、蒼朮十克、蟬蛻六克、茯苓十克、黃連二克、甘草三克、烏棗十克。

中里巴人答：您的問題據我分析應該是結核雖癒，餘毒未清。肺部病灶儘管已經鈣化，但是肺臟已受損傷，肺經調節的功能也大為減弱。中醫講：肺主皮毛，皮膚的慢性疾患多與肺的功能有直接的關係。口渴、下午低熱也是肺陰不足的表現。凌晨四、五點鐘也是肺經流注的時間，所以您的這些症狀都與肺功能受損有關。但是，肺功能的修復主要靠脾胃的氣血供應，如果脾胃也不好，肺臟就無法得到及時修復，想徹底康復也就遙遙無期了。另外，心火旺影響睡眠，肝氣旺防礙月經，都是影響氣血增長的障礙，也須一併調理。

提供一個方子僅供參考。一、養陰清肺口服液，口乾時服，夜裡醒來時服。二、進口西洋參或花旗參，煮水代茶飲或切片含

服，量可稍大。（西洋參性寒涼，補氣養陰，最宜於肺。）三、淮山藥、薏仁米，兩藥等量打成細粉，熬粥。每日喝一小碗。健脾祛濕，功效顯著。四、加味逍遙丸，每日上下午各一袋，舒肝解鬱，健脾調經。五、每晚臨睡時吃一粒牛黃清心丸（最好是同仁堂的），清心安神，有利於睡眠，白天心煩躁熱時也可服用。如會刮痧，可在後背膀胱經、手臂肺經刮痧，有利於通調水道，使濕毒從尿而解。

▶3. 神祕的三焦經——人體健康的總指揮

　　三焦有什麼功能呢？它就像是一場婚禮的司儀、一場晚會的導演、一個協會的祕書長、一個工程的總指揮。它使得各個臟腑間能夠相互合作、步調一致，同心同德地去為身體服務。

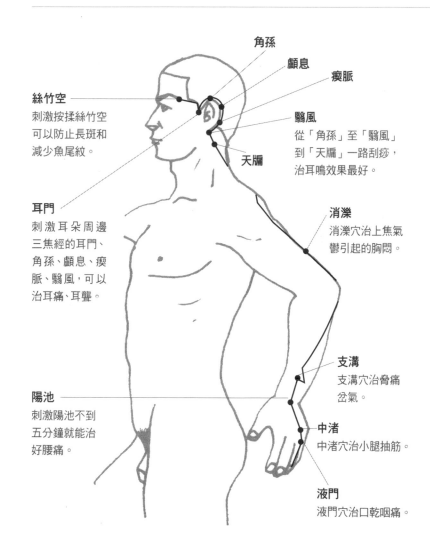

角孫

顱息

瘈脈

絲竹空
刺激按揉絲竹空
可以防止長斑和
減少魚尾紋。

翳風
從「角孫」至「翳風」
到「天牖」一路刮痧，
治耳鳴效果最好。

天牖

耳門
刺激耳朵周邊
三焦經的耳門、
角孫、顱息、瘈
脈、翳風，可以
治耳痛、耳聾。

消濼
消濼穴治上焦氣
鬱引起的胸悶。

支溝
支溝穴治脅痛
岔氣。

陽池
刺激陽池不到
五分鐘就能治
好腰痛。

中渚
中渚穴治小腿抽筋。

液門
液門穴治口乾咽痛。

我們通常說「五臟六腑」，那六腑是什麼，沒有學過一點中醫知識的人是說不清楚的。通常只能說全五腑——胃、大腸、小腸、膀胱、膽。還有一腑，就是三焦。我們的五腑都像一個容器，且時滿時空，就像我們的胃腸，被食物填滿又排空，周而復始。三焦就是裝載全部臟腑的大容器，也就是整個人的體腔。古人將三焦分為三部分——上焦、中焦、下焦。上焦心肺，中焦脾胃、肝膽，下焦腎、膀胱、大小腸。

三焦有什麼功能呢？它就像是一場婚禮的司儀、一場晚會的導演、一個協會的祕書長、一個工程的總指揮。它使得各個臟腑間能夠相互合作、步調一致，同心同德地去為身體服務。對於它的具體形狀，從古至今就爭論不休，現代有的醫家把它等同於淋巴系統、內分泌系統，以及組織間隙、微循環等，但都不能涵蓋三焦實際的功用。咱們也沒必要把三焦硬與西醫解剖意義下的器官進行類比。

按中醫經典《黃帝內經》的解釋，三焦是調動運化人體元氣的器官。這時它更像是一個財務總管，負責合理地分配使用全身的氣血和能量。

「三焦者，總領五臟、六腑、榮衛、經絡、內外左右上下之氣也，三焦通，則內外左右上下皆通也，其於周身灌體，和內調外、榮左養右、導上宣下，莫大於此者……三焦之氣和則內外和，逆則內外逆。」

上邊這段文言是漢代華佗所寫《中藏經》中的一段話，此書文字古奧，但對三焦的這段闡述倒是通俗易懂。先不說此語是不是真的出自華佗之口，但三焦在五臟六腑當中的重要地位，由此可見一斑。

簡而言之，三焦有兩大主要功用：

一、通調水道。《靈樞經》上說：「三焦病者，腹氣滿，小腹尤堅，不得小便，窘急，溢則水，留即為脹。」

二、運化水穀。正如明代醫家吳勉學在《醫學發明》中所說：「水穀往來，皆待此以通達。」「焦」字通「燋」乃引火之物，以火才可腐熟食物。古人遣詞命名皆有深意。

三焦之功能如此強大，理應在治療上屢見奇功，但實際遠非如此，因為大多數醫者對三焦概念、功用模糊不清，很少有人去探究它的真正奧妙，只是停留在對傳統注釋的一知半解上。機理不明，自然也就無法應用，以致有人根本想不起用三焦經來治療臟腑病這條思路。

這也難怪，古人在三焦治療上就沒留下很豐富的例證供我們參考，就是簡單的闡述都難得一見。明代醫家孫一奎有幾句話或許是其經驗之談：「上焦主納而不出，其治在膻中；中焦主腐熟水穀，其治在臍旁；下焦分清泌濁，其治在臍下。」古人說話都是如此簡約，按現代人的思想好像跟沒說一樣，其實古人只是給我們打開一扇窗，外面的風景還是要我們自己去看的。有心者便可以藉此通達深入，而更多的人還是指望別人——指點給他——青山在遠處，白雲在上邊，還有流水、小橋——否則即使再開兩扇窗，也是一無所見。

學習經絡可深可淺，雖不能登堂入室去探寶，咱們順藤摸瓜去摘些果子卻也是舉手之勞。請注意觀察一下你出現症狀的位置，看它是發生在哪條經絡循行的路線上，你只要刺激這條

經絡上的相關穴位，那麼症狀都會有些改善的。

還說三焦經吧，它的終止點叫絲竹空，正好在我們長魚尾紋的地方，而且這個地方很多女士最易長斑，所以刺激三焦經是可以防止長斑和減少魚尾紋的。這條經繞著耳朵轉了大半圈，所以耳朵的疾患可以說是通治了，耳聾、耳鳴、耳痛都可通過刺激本經穴位得到緩解。這條經從脖子側後方下行至肩膀小腸經的前面，所以和小腸經合治肩膀痛。還能治療頸部淋巴炎、甲狀腺腫等發生在頸部的疾病。由於順肩膀而下行到臂後側，所以又可治療肩周炎（註：肩關節周圍炎，俗稱五十肩、漏肩風），再下行通過肘臂、手腕，那麼網球肘、腱鞘炎也都是三焦經的適應症。

有一位中年女士，因丈夫有外遇，與其大吵後突然右耳轟鳴不止、晝夜不休，無法入睡。西藥治療三天毫無療效，朋友求我幫忙，病人此時頭痛欲裂，心煩氣躁。我本欲在太衝穴施針以瀉肝火，但此穴用手掐毫無痛覺，知其肝火已上巔頂，針「太衝」已鞭長莫及，便用三稜針在頭頂「百會」附近連刺三下，出血十毫升左右，患者頓覺頭目清爽，但耳鳴依舊。於是沿三焦經從「角孫」至「翳風」到「天牖」一路刮痧，出紫痧多而厚，刮至「天牖」時，耳鳴驟然停止。由此也可以看出，三焦經不正是肝火宣發的出氣筒嗎？曾接觸過許多更年期症候群的女士們，她們的三焦經各個痛不可摸。

此外，三焦經還有一些你意想不到的功效呢！例如掐中渚穴可以治小腿抽筋，支溝穴可以治脅痛岔氣，液門穴可以治口乾咽痛。

記得春天和十來個朋友去郊遊，都坐在一輛麵包車上，可能是山路不平，車顛簸得很厲害，同行的一位女士突然腰痛得坐不住了，我們趕緊把車停下。這位女士曾因腰椎三度滑脫，做過手術，今天突然舊病復發，又是

在荒郊野外，急得大家不知所措，紛紛把目光投向了我。可車上空間太擠，根本沒地方按摩，我飛快地思考著有何變通的方法。上身的什麼經絡穴位能通到腰椎去呢？突然，《難經》當中的一句話「三焦，元氣之別使」在腦中一閃，我似乎找到了答案。元氣乃命門所發，而命門穴正在腰椎位置。當下取三焦經的原穴「陽池」，並在其周圍尋找痛點，在兩個手背找最痛點進行按揉，只揉了不過五分鐘，她的腰就一點也不痛了。當然，這種手法只是應急，並不能除根。但那天，我們大家卻因為這小小的三焦經而能盡興遊玩卻無後顧之憂。

　　還有個一緊張就胸悶的朋友，看書、看報、看電視都會莫名的胸悶憋氣、上腹堵脹，胸口就像勒上了禁錮的外殼，不得喘息。經過西醫多少次體檢也沒查出一點毛病來，都認為他是神經緊張鬧的！一次朋友聚會，在打鬧嬉戲中，我無意間用拳頭捶了他的胳膊一下，原本是玩笑之舉，他卻痛苦不堪，捂著肩膀直叫疼：「老兄，輕點成嗎，又不是武俠片點穴！」我其實根本沒用力，大家也覺得他小題大作，不就敲了一下胳膊嗎，哪至如此？可看他又不像是故作姿態，我用手按了按他的傷處，他疼得直咧嘴。可馬上他又樂了：「老兄，你真神了？剛才還胸悶得緊，喘氣都憋，經你這一打，心裡倒痛快了。」邊說邊自己按摩起被我敲疼的那塊肌肉，胸悶很快就完全消失了。此時我才留心觀察他上臂被敲疼的地方，原來是三焦經的「消濼」穴，這樣看來，他的胸悶當是上焦氣鬱而成。想來好笑，我的「無心之過」卻解了他的「無名之苦」，還讓我更多地領悟了「三焦主氣」這句話的奧妙。真是「一捶兩得」！

　　我每天都在積累知識，但我發現學富五車的人很多都沒有思維。我每天都在參研事理，但我殫精竭慮仍沒有看到覺悟的靈光，倒是在半夢半醒之間，亦真亦幻之際，失神凝望之時，或許有些不期然的東西，那似乎才是我真正想要的。

［求醫錄］

　　求醫問：為什麼生氣會跑到三焦經，氣是怎麼走的啊？

　　Jnc 答：因為肝經和膽經之間有通路，而膽經和三焦經內部也有通路，三焦是全身氣的調度員，氣的問題都歸它管，就跟出了交通問題要找交警是同一個道理。

　　Xxsh 問：我自小坐車就暈，聞到汽油味就不舒服，會打嗝，只不過我可以控制住不吐。可現代社會想不坐車都難，有沒有什麼穴位可以治療暈車？

　　中里巴人答：這種問題多數是氣鬧的，下次坐車前你揉勞宮，或事先揉中脘取嗝看看。

▶4. 救命的心包經——人體自生自長的靈丹妙藥

＊右手大拇指點郄門穴（又稱救急穴），同時左手掌做順時針旋轉，對於防止心絞痛療效神奇。

＊掐按勞宮穴，就能補養心臟，且補養的速度極快。為什麼叫這個名字呢？就是勞累以後到宮殿裡去休息。

＊這些穴位如果對症使用的話，絕對就是靈丹妙藥，且沒有絲毫的副作用。

學習經絡穴位就要從實用出發，只學那些學會馬上就可使用且確有療效的方法。對於那些似是而非的東西，擁有一堆像付款時刷的信用卡，哪張都不能用，這樣的東西，不要也罷。

勞宮
勞宮穴治手心出汗、心跳過速、失眠，補養心臟且補養速度極快。
（手心正中，中指彎曲過來指尖所點處即是穴）

郄門
郄門穴防治心絞痛療效神奇，還可治彈弓手。
（由腕橫紋算起，一個手掌〔五指併攏〕的寬度即是穴）

　　我給大家談談心包經，這條經絡穴位很少，但寶貝很多，有些穴位是專病專穴，是其他的穴位無法取代的。至於經絡的循行路線，你只要自行看圖確認便可。比如說處於腕橫紋上十釐米處的郄門穴（胳膊長短不同，這是大概位置），這個穴位對於防治心絞痛療效神奇。

　　記得有年十月份的一天，天氣較冷，鄰居家的女孩急慌慌地來敲我家的大門，說她的爺爺突然坐在地上起不來了，我趕過去一看，只見八十多歲的劉大爺臉色煞白，頭上大汗淋漓，右手捂著胸口，斜靠在牆腳的地上，話都說不出來了。我見此情形，料定是他的心絞痛犯了，便向他孫女要硝酸甘油，可情急之下卻一時找不到，急得她直哭。這時我突然想起了一個穴位——郄門，便撸起老人左臂衣袖用我的左手大拇指點按住郄門穴，右手攥住老人的左手掌進行順時針旋轉，一分鐘的光景，老人長出一口氣，四肢也由冰涼逐漸轉暖；五分鐘以後我扶著老人上床休息，此時他已談笑風生，說當我按住他的穴位時，他感到有一股熱流由左臂湧入前胸，心裡立即不再發緊，一下子鬆綁了。郄門穴穴位較深，自己按摩時可用右手拇指用力按住此穴，同時左手腕做順時針旋轉。這時此穴就會有較為明顯的感覺。（不要等到發病時才想起去按摩，那時你定是心有餘而力不足了，還是平日就揉一揉，防患於未然吧。）

　　再說個心包經的寶貝穴位，這個穴用處極廣，太實用了，這就是位於手心的勞宮穴。勞宮穴，為什麼叫這個名字呢？就是勞累了以後到宮殿裡去休息。這是我的解釋，跟原注不相干，但卻能說明它的用途。這是一個補養心臟的穴位，且補養的速度極快。

　　通常在刮痧前讓患者自行準備中藥生脈飲，以防止有些人「暈刮」，往往是心臟功能較弱的人會有這種情況。一日為人刮痧，那人刮著刮著突感心

慌、噁心，隨即就進入了半休克狀態，她家裡的人慌作一團。我見狀連忙掐按她的勞宮穴，不到兩分鐘，她便醒過來，並對我說像是睡了兩個小時的舒服覺，一下子就又精神抖擻。

兩次意外的經歷讓我領略了人體穴位的神奇，只要對症使用，絕對就是靈丹妙藥，沒有絲毫的副作用。

勞宮穴的功效還遠遠不止這些。參加面試或者是在重要的場合，我們有時會緊張得手心出汗、心跳過速，這時你不妨按按勞宮穴（左手效果更好）。轉瞬間，你就會重新找回從容鎮定的感覺。

｛求醫錄｝

福星照問：前一陣子我在心包經上刮痧，輕輕一刮刮出很多小紅點。隔了幾週之後再刮就只變紅了，這樣是不是就不需要刮了？還是我刮得有問題？另外，在敲了一段吳老師建議的膽經之後，我最近一週以來，晚上十點躺在床上往往要到十二點才能睡著，不知道您有沒有什麼好的辦法？

中里巴人答：大多數人開始都會這樣的，我也是。不過你每晚睡覺之前，「推腹」會幫助你入睡的。

May問：如果是彈弓手（中指），用哪個穴位針灸？

中里巴人答：彈弓手（中指），可以用兩穴位，一個是郄門穴，一個是內關穴，此二穴都是心包經的，哪個穴敏感就多按哪個穴。

▶5.小腸經——人體健康的晴雨錶

　　「麻筋」就是小腸經的線路，你現在用拳頭打一下這「麻筋」，看看能不能麻到小手指去。如果一麻到底，證明你心臟供血的能力還是不錯的；如果只痛不麻，那你的心臟已經存在供血不足的情況了。另外還有一個更簡單的測試法，只要行個軍禮，看看上臂靠近腋下的肌肉會不會很鬆弛，鬆弛就是此處氣血供應不足了。這裡正是小腸經，而小腸經是靠心經供應氣血的。

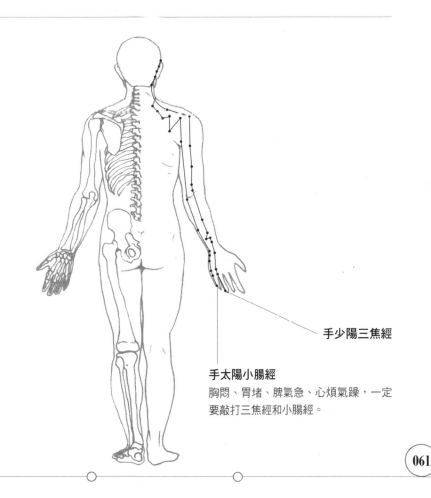

手少陽三焦經

手太陽小腸經
胸悶、胃堵、脾氣急、心煩氣躁，一定
要敲打三焦經和小腸經。

有的人總是愛胸悶、胃堵，還有些人脾氣很急，老是心煩氣躁，動輒就要與人嚷嚷。這時就一定要按摩三焦經和小腸經。

天天守在電腦旁的朋友們通常都會肩膀痠痛。有的人站起身活動一下，很快就恢復如常；而另一些人則會日漸加重，先後背痛，然後脖子也不能轉側，手還發麻。醫院通常診為頸椎病。其實多數是心臟供血不足，造成小腸經氣血也虛弱了。觀察一下小腸經的走向就會發現，從脖子到肩膀，再從胳膊到小手指，一路下來，正是你平常出現症狀的部位。

有人問，心臟供血不足，為何會影響小腸經呢？這其實是中醫特有的一個概念——表裡關係。心與小腸相表裡，這種關係通過經絡的通道聯繫起來。如果心臟有問題，在最初的時候，小腸經就先有徵兆了。有的中醫能夠預知你的疾病，那並不是捕風捉影，隨意揣測的（當然總會有這樣的人），而是你的身體已經先告訴他了。所以，他並沒有什麼高明的，更不是什麼巫術，只是你不知道內情罷了。

現在咱們就揭開謎底：肩膀在開始的時候只是痠，痠的意思是氣血不足了，然後是痠痛，痠痛是因血少，進而流動緩慢而瘀滯，不通則痛了。再後來就變得僵硬疼痛了，僵硬是因為血少，血流緩慢，再加上長期固定姿勢，血液就停滯在那裡；如果心臟持續的供血不足，那麼停滯的血液就會在原地形成瘀血，沒有新鮮血液的供應，肌肉、筋膜就會變得僵硬，缺乏氣血供養的肩膀就好像缺水少糧的邊關軍隊，抵禦不住外界風寒的侵襲。如果此時睡覺偶遇風寒，哪怕是一點點風，這不過是

誘因，你就會落枕。其實落枕哪是當天得的呀，早已醞釀多時了，風只不過是導火線罷了。

有的人不從事案頭的工作，肢體也總是在運動之中，那麼他們心臟供血不足的情況又怎麼考察呢？有一個很簡單的方法，我們知道在我們胳膊肘的略下方有一根「麻筋」，在小的時候打鬧玩耍經常會碰到它，總會過電般一麻到手。這條「麻筋」就是小腸經的線路。你現在用拳頭打一下這「麻筋」，看看能不能麻到小手指去。如果一麻到底，證明你心臟供血的能力還是不錯的；如果只痛不麻，那你的心臟已經存在供血不足的情況了。另外還有一個更簡單的測試法，只要行個軍禮，看看上臂靠近腋下的肌肉會不會很鬆弛，鬆弛就是此處氣血供應不足了。這裡正是小腸經，而小腸經是靠心經供應氣血的。

記得有個朋友，總是胸悶、胃堵，尤其是一緊張或看了點文章和電視新聞，就堵得像胸口壓了塊大石頭一樣，呼吸費力。說是精神因素，可實在憋悶得厲害。去醫院檢查，總以為他是胃炎，心臟也查不出任何毛病。於是吃了許多治療胃的藥物，可憋悶還是常常不請白來，去不了根。有一次聚會，他任何東西都沒吃就已經開始胸悶憋氣起來。我幫他按摩三焦經和小腸經，三焦經只有些痠，可當觸及小腸經上臂的部分時，發現他那裡的肉鬆弛若棉，裡面有許多網狀的黏連的東西，手還沒用多大力，他已經刺痛難當，直叫我輕點，我問：「胸還憋悶嗎？」他驚喜：「奇怪啊，不憋了！胸悶和胳膊還有關係啊！」「是啊，心血不足啊，當然憋悶了！」「可我沒心臟病啊！」我說：「這團肉再鬆下去，你離真正的心臟病也不遠了！」於是叫他回去好好修理小腸經，幾個月後，那團鬆鬆的棉花已經有彈性多了，按摩也不刺痛難忍了，當然最主要的是胸悶對他來說已經是稀客了。

有的人脾氣很急，總是心煩氣躁，動輒就要與人爭吵嚷嚷，中醫認為是心火亢盛。由於火氣太大，無處宣洩，就拿小腸經「撒氣」了。結果小腸經就會腫脹、硬痛。順著小腸經就會牽連到耳朵、喉嚨、脖子、肩膀、肘、臂、腕、小手指，造成這些地方或疼痛或麻木。

小腸經就好比一面反映心臟能力的鏡子，通過了解心臟和小腸經的表裡關係，我們不但能預測心臟的功能狀況，還能夠用調節小腸經的方法來治療心臟方面的疾患。所以很多時候，上臂內側鬆鬆垮垮的肉不是靠減肥和練習啞鈴彎舉就能夠解決問題的。好好關注你身體裡心臟的晴雨錶——小腸經吧！

〔求醫錄〕

失望問：我胸悶十幾年了，要是注意力放在別處，就沒感覺；但一注意到了，就悶。過去在胸部不固定，現在集中在右胸部。胃倒不疼，只是有時有腹滿的感覺。這個毛病十幾年了，也治療不好，真讓人對西醫失望！請問是什麼原因，如何施治？

中里巴人答：做做推腹或用手捏揉一下上臂的小腸經和三焦經行走的肌肉，若疼或刺痛就接著揉，多數胸悶會緩解（個人經驗僅供參考）。三焦是管氣的，胸悶多跟氣有關係，小腸經多和心臟供血有關。不過胸悶也可能是肝氣不舒造成的，此時推腹和敲膽經、胃經就會有效。

▶6.
肝經上的太衝穴——最值得人心生敬畏的穴位

　　肝血不足，眼睛就痠澀，視物不清；肝火太旺，眼睛就脹痛發紅，夜裡總做惡夢，兩三點鐘便會醒來，再難入睡。

　　太衝穴可以伸出援手，幫你解決這如此眾多的問題。還可以在你發燒的時候幫你發汗，可以在你緊張的時候幫你舒緩，可以在你昏厥的時候將你喚醒，可以在你抽搐的時候幫你解痙。

　　什麼人用太衝穴好呢？最適合那些愛生悶氣，有淚往肚子裡嚥的人，還有那些鬱悶、焦慮、憂愁難解的人。但如果你是那種隨時可以發火、不加壓抑、發完馬上又可談笑風生的人，那麼太衝穴對你就意義不大了。揉太衝穴，從太衝揉到行間，將痛點從太衝轉到行間，效果會更好一些。

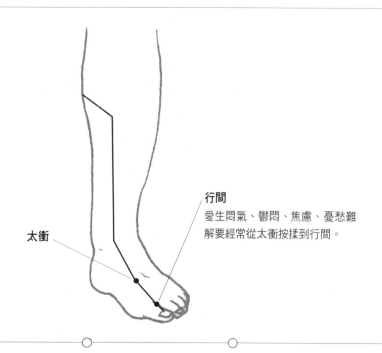

太衝

行間
愛生悶氣、鬱悶、焦慮、憂愁難解要經常從太衝按揉到行間。

一天去朋友家辦事，朋友請我順便幫他的太太號號脈，說她在國外讀的醫學博士，根本不信中醫，今天正好讓她見識見識。

　　他的太太立即向我伸出胳膊，雖是微笑著，目光裡卻露出些挑戰的意思。我覺得這種測試很無聊，本想拒絕，朋友卻摟住我的肩膀，說：「老鄭，你今天一定要幫我打消她的氣焰，不然她老說我信中醫是愚昧無知。」我說：「好吧，那就班門弄斧了。」我和她面對面坐著，我用三個手指，點在她手腕的寸關尺上，凝眉靜思，她卻始終微笑的看著我，不懷好意。號脈竟成了兩大門派的內力比拚，真有意思！

　　她的肝脈弦旺、心脈浮數，定是個火氣很盛、脾氣暴躁的人，而脾脈卻沉緊細澀，必有腸胃疾患，肺脈浮大而無力，時有頭痛而發。摸了大約三分鐘，已了然於心，我便起身坐在沙發上喝茶去了。他太太看我胸有成竹的樣子，倒有些不知所措，焦急地問：「怎麼樣？有什麼問題嗎？」「沒什麼問題，就是肝火太旺，脾氣大了點。」我略帶調侃的說。「對、對、對，她這脾氣，說翻臉就翻臉，整天都和我嚷嚷！」我的朋友忙在旁邊搭腔。「這算診的什麼病，脾氣大也是病嗎？」她歪著頭，略帶輕蔑的口氣說。我喝了口茶，慢條斯理的對她說：「脾氣大不是病，但容易引起頭痛、高血壓。」她揚了揚眉，微微點了點頭：「還有什麼問題嗎？」

　　「脾氣大，愛生氣，最易引起脾胃受傷，按西醫說就是胃或是十二指腸潰瘍。還有就是你夜裡兩點鐘左右經常醒來，再也睡不著，白天九點鐘到十一點鐘又睏得不行，並開始頭痛，但

十一點一過到晚上又會精神抖擻。」我娓娓道來，她目瞪口呆。「神了，神了，真神了……」她正沉浸在自言自語當中，我已經告辭出門了。

從某種角度來說，發脾氣並不是一件壞事，尤其是對於女性來說，每當男性朋友們向我抱怨太太會無緣無故地發脾氣，我總會勸他們當做一件值得慶幸的好事來坦然接受。因為我知道，很多時候發脾氣不是由於修養差、學問低，而是不由自主的，是體內的濁氣在作怪，它在你的胸腹中積聚、膨脹，最後爆發出來，控制不住。那麼這種氣又是如何產生的呢？從根源上來講是由情志誘發而起的。其實這種氣起初是人體的一股能量，在體內周而復始的運行，起到輸送血液周流全身的作用。肝功能越好的人，氣就越旺。肝幫助人體將能量以氣的形式推動全身物質的代謝和精神的調適。這種能量非常巨大，如果我們在它生成的時候壓抑了它，如在生氣的時候強壓下怒火，使它不能及時宣發，那麼這時它就成了體內一種多餘的能量，也就是我們俗話說的「上火了」，「氣有餘便是火」，這火因為沒有正常的通路可宣發，就變成了一匹脫韁的野馬，在體內橫衝直撞了，這種火上到頭就會頭痛，衝到四肢便成風濕，進入胃腸則成潰瘍。所以不如讓她河東獅吼，宣洩出來，豈不妙哉。

肝火旺是一種上天的稟賦，肝火旺的人有膽有識、精力充沛，常能做成大事，三國時的張飛就是這樣的人。還有的人肝火先天不旺，氣血不足，這樣的人一旦生氣，很容易被壓抑，無力宣發，只能停滯在臟腑之間，形成濁氣；這種氣停而不走，阻礙氣血正常運行，使血液循環減緩，很容易在體內鬱結成塊，甚至形成腫瘤。所以有濁氣要及時排出，放屁、打嗝便是法寶。

有一種人愛哭，你可別阻止他，有煩心委屈的事能夠隨感而發，將體內的鬱結及時疏解，真是痛快！「肝之液為淚」，這是上天賜予我們每個人的

自然解毒法。可以迅速化解肝毒，為何不用呢？有些人大哭了一場，將多年的積鬱一湧而出，頓時，無毒一身輕。所以這是最高明的治療方法。哭也會消耗大量的氣血，因為濁氣不會自行排出，需要調動大量氣血將它趕出來，所以大哭之後通常疲憊不堪，困倦思睡，這時就要及時補充氣血。另外，也不可總是哭哭啼啼，像林妹妹一樣，那就又會造成氣血兩傷了，所以凡事兒要恰到好處，過猶不及。

說到肝火，說到生氣，就不得不提到太衝這個奇妙的穴位。

太衝穴是肝經的原穴，原穴的涵義有發源、原動力的意思，也就是說，肝臟所表現的個性和功能都可以從太衝穴找到形質。我對太衝穴一直懷有一種敬畏的情感，因為它太像是一位不怒而威而又寬厚睿智的長者。它總能給你注入能量，總能為你排解鬱悶，總能讓你心平氣和，甚至在險象環生之時讓你臨危不亂、勇往直前。難怪吳清忠先生在《人體使用手冊》中對此穴推崇備至。

一個穴位竟有如此的功效，很多人覺得我是在誇大其辭。但我覺得因為自己的淺薄，還遠沒有真正了解它的博大。在中醫裡面，肝被比做是剛直不阿的將軍，「肝為剛臟，不受拂鬱」，是說這個臟器陽氣是很足的，火氣是很大的，是不能夠被壓抑的。「肝主筋，易生內風」，你看那些中風後遺症的患者，通常都是手腳拘攣，按照俗話說，就是筋抽在一起了，這就證明肝已受傷了。「肝開竅於目」，是說眼睛的問題，主要是由肝來決定的：肝血不足，眼睛就痠澀，視物不清了；肝火太旺，

眼睛就脹痛發紅。

「肝藏魂」，有一個成語叫「魂不守舍」，就是魂不能踏踏實實地在肝臟這個屋子裡待著，非要跑出來。有的人整天精神渙散，思想難以集中，就像丟了魂一樣，這就是肝氣虛弱造成的。還有人夜裡總做惡夢，兩三點鐘便會醒來，再難入睡，這都是肝臟鬱結的濁氣在作怪。太衝穴可以解決這如此眾多的問題，所以你一定要善加利用。太衝穴還可以在你發燒的時候幫你發汗，可以在你緊張的時候幫你舒緩，可以在你昏厥的時候將你喚醒，可以在你抽搐的時候幫你解痙。

太衝穴什麼人用好呢？最適合那些愛生悶氣、有淚往肚子裡嚥的人，還有那些鬱悶、焦慮、憂愁難解的人。但如果你是那種隨時可以發火，不加壓抑，發完馬上又可談笑風生的人，那麼太衝穴對你就意義不大了。揉太衝穴，從太衝揉到行間，將痛點從太衝轉到行間，效果會更好一些。

本想奉上一份正餐，卻擺上了一堆零食。有些可能不合你們的胃口，撿愛吃的吃一點吧！

〔求醫錄〕

阿蘭德虎問：我臉色很不好，經常長痘、出油，胃經常會痛、酸脹，有時候兩個肋骨下面也痛，我性格很急，會生悶氣，我的前額特別高，我想問一下，我這些症狀應該怎麼去用中醫來調理？調理好了，我的前額還能長出頭髮來嗎？

中里巴人答：肝火太旺吃龍膽瀉肝丸，肝火較旺又胃痛就吃舒肝止痛丸。

平日多揉肝經的太衝穴。請中醫大夫摸清脈象再開藥，陰陽平衡，氣血順暢，自然前額能長出頭髮來。

Saturnring 問：我媽媽就是那種愛生悶氣、有淚往肚子裡嚥的人，平時不把話說出來，憋在肚子裡。四、五年前從眼角到嘴角部分開始抽動，這個病是不是和性格有關？請問，按摩太衝穴是不是對治療此病有利，還有沒有其他相關的穴位？

Jnc 答：按摩太衝到行間穴位，常做推腹，遇到肚子上疼的穴位，一定要重點揉開，還可推揉肋骨兩緣的肝經穴位，若有疼的阿是穴，重點揉開。多敲膽經和大腿胃經的地方，可以幫助疏瀉瘀滯。

Zhanglp：我剛開始按摩太衝穴時很疼，按摩幾次後感到心情好像放鬆些了，我是二〇〇六年四月開始按摩心包經和敲膽經的，堅持到現在（當然，我根據自己的身體狀況增加了胃的按摩和食療、中藥調理），身體、脾氣有了很大的改善，不容易那麼急了，而且我現在對那些排擠我的人和事情能保持平靜的心情（偶爾想起來也只是有輕微程度的不愉快，但能不去理會）。我就是每天首先按摩太衝穴，而且這個穴位按摩的時間比別的穴位長。

Xixi 問：我敲膽經快兩個月了，這段時間總是凌晨兩三點左右會起夜，不管睡前喝沒喝水，總覺得頸後涼颼颼的，睡覺時只覺得肩頸很涼。不知為什麼？

中里巴人答：若是那種從裡往外透著的冷，多數是身體在排寒氣。若身體在調整肝經，很多時候會在一點到三點這個時間醒，調整過了就不這樣了。

Linlance 問：請教先生，我晚上睡覺的時候打呼嚕非常響，早上起來咳嗽、頭痛，好像有血絲的痰。請問如何減輕打呼嚕的症狀？

中里巴人答：帶血絲的痰，中醫通常認為是燥火傷肺引起，若您同時有口乾舌燥的症狀，就可以吃些養陰清肺的東西。打呼嚕多為肺氣不宣、痰阻氣道引起，氣道堵塞則咳嗽，氧氣不能上輸於頭，故頭痛。看來都是肺的功能不良引起，所以從肺論治。而肺氣受損通常是肝火過旺造成的，所以臨睡時多按摩大腳趾附近的太衝穴，去去肝火，會有很好療效。

堅持的力量問：調養身體開始修復，氣血升高，出現了肝血增多、肝熱、經血黯紅、晚上失眠多夢、頭腦發脹的現象，白天心浮氣躁，甚至出現耳鳴，而按摩肝經、太衝穴、腳泡熱水都挺難解決，之後也就不再敲膽經，睡不好，氣血更差了。這時能否服用中藥來解決問題？因為我和身邊一些朋友有時候會被這一現象折騰一、兩個月。

Jnc 答：徹底壓透大腿內側的肝經，加壓腎經復溜到太谿，心經從肘到腕的部分，特別是神門，肺經的尺澤、魚際，三焦經的支溝，敏感的多壓揉兩、三分鐘。五心煩熱、心悸、舌尖紅、疼，可用牛黃清心丸，睡前服用。心煩、渾身熱、出汗、口乾、抑鬱，可用加味逍遙丸。疲勞、眼睛疲、怕光、煩熱，可用石斛夜光丸或明目地黃丸。

▶7.膀胱經──人體最大的排毒通道

　　膀胱經為總的排毒通路，無時不在傳輸邪毒，而其他排毒通路，皆是局部分段進行，且最後也要併歸膀胱經。所以欲驅體內之毒，膀胱經必須暢通無阻。

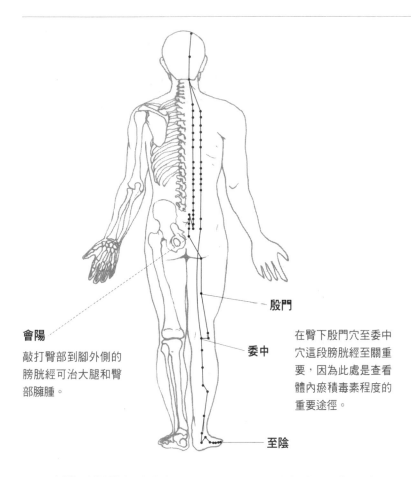

殷門

在臀下殷門穴至委中穴這段膀胱經至關重要，因為此處是查看體內瘀積毒素程度的重要途徑。

委中

會陽

敲打臀部到腳外側的膀胱經可治大腿和臀部臃腫。

至陰

　　在臀下殷門穴至委中穴這段膀胱經至關重要。因為此處是查看體內瘀積毒素程度的重要途徑，有兩條膀胱經通路在此經

過，此處聚毒最多。若聚毒難散，體內必生瘀積腫物；若此處常通，則癌症不生，惡疾難成。所以此處實安身立命之所，不可不知。

經絡是聯接五臟六腑和四肢百骸的網線和橋樑，也是我們通過體表來醫治內臟的長臂觸手。但是穴位眾多，如何選取？穴有五行，如何搭配？穴有補瀉，如何操作？這些皆是紛雜不清的事情。古人已眾說紛紜，今人又各抒己見。若要刻意求根尋源，幽門未入，已墮迷霧之中。所以不如削繁就簡，去精取粗，反而容易掌握其要旨。

治病無外兩條途徑：驅其宿毒，培其正氣。

一、驅其宿毒

膀胱經乃人體最大的排毒通道，病之輕重深淺，皆可在此經查找到端倪。也就是說，病之由淺入深，此為入徑之門戶；病之由內而發，此為出徑之通路，可謂邪毒出入之關隘。知此一經，則排毒之法思過半矣。

有人或問，大腸之排便、毛孔之發汗、腳氣之濕毒、氣管之痰濁，以及涕淚、痘疹、嘔噦，皆為排毒之法，為何略過不談，獨言膀胱經？是因膀胱經為總的排毒通路，無時不在傳輸邪毒，而其他排毒通路，皆是局部分段進行，且最後也要併歸膀胱經。所以欲驅體內之毒，膀胱經必須暢通無阻。

膀胱經有個要穴叫「委中」，可瀉而不可補，可針而不可灸，何故？此乃泄毒之出口。此穴通常為刺血首選，正是此因。

二、培其正氣

「上工治未病而不治已病」，是說好的醫生不等到疾病已經形成才去醫治，而是防病於未然。如何防患？須隨時培補正氣，正氣充沛則百脈俱通，

氣血旺盛則邪毒難以在經絡中停滯瘀積。「經穴本調何須刺，氣血充盈邪無蹤。」現在的人往往只知排毒而不知培補，或毒去而復生；或毒邪未去，身體已衰；或正邪僵持難下，曠日難癒。所以袪邪和扶正，須協同進行。人之內力須由臟腑而生，經絡而傳，故臟腑培補法，經絡鍛鍊法最為切要（此二法另章專述），而精通一經一穴之用法倒似是捨本逐末了。

﹝求醫錄﹞

慧心問：膀胱經就是管撒尿的經嗎？

Jnc答：膀胱經就好比一個城市形形色色的排污管道，集合各個企業、民宅的污水，最後匯集去膀胱（污水儲存站）排出。污水排出也要經過一定處理，這時候腎經及腎臟這個污水處理廠就該工作了。

好學問：臀下殷門穴至委中穴這段位置好像自己不太好操作，不知道老師有沒有什麼自我操作的妙招？另外，關於膀胱經的排毒，我的理解是，刮痧效果最佳，其次是拔火罐，對嗎？老師您能專門介紹一下拔火罐嗎？現在有很多那種真空式的火罐，與以前的明火火罐相比，不知道老師有什麼看法？

中里巴人答：膀胱經殷門穴至委中穴的位置自己確實不好按摩，我過去曾使用過一個小啞鈴來敲擊這一段，覺得效果不錯。但如果是女士，這樣敲打的力度可能顯得過大了，所以我一直也沒有提倡這種方法。至於膀胱經用什麼方法排毒最好，其實很不確定，刮痧若出痧很暢，則效果最佳。若不愛出痧，但按揉穴位卻很痛，則按摩效果最好。若不出痧，按摩穴位也不痛，則拔罐

效果好。拔火罐我比較喜歡真空式的，操作方便，避免燙傷，拔的力度也好調節，而且拔的力度也較傳統火罐大很多，走罐、刺血，也更為方便。

胖丫問：如果大腿和臀部這段特別臃腫，是不是代表這段膀胱經不通呢？不知有什麼簡單易行的方法可以幫助打通這段經絡？

中里巴人答：大腿和臀部這段由兩條經絡來管理——膀胱經和膽經，膀胱經主管代謝水分，膽經負責代謝油脂，如果這兩條經絡阻塞不通了，體內的水液和油脂代謝不出去，堆積此處，便形成贅肉，顯得臃腫。所以使這兩條經絡保持暢通，就是您要去做的。您可以經常按摩從臀部到腳後側這段膀胱經線路。從上到下，按摩時穴位有痛感效果好，通常是越接近足部時痛感越小，所以要反覆按摩這條經絡，當用指甲輕掐小腳趾外側的至陰穴，痛如針刺時，膀胱經就算是打通了。然後經常按摩，讓這條經常保通暢。

打通膽經的方法您可參照《人體使用手冊》中的敲打膽經法（網上可尋），不但可以使膽經暢通，還可以舒解鬱悶。中醫認為，身體臃腫肥胖與氣鬱不舒有密切關係。

金蓉問：我近兩年到十二月份後每到下午三、四點就很疲倦，幾乎合上眼睛就能睡著（晚上九點左右休息），這種情況會維持兩個月左右。不知道是什麼原因？

中里巴人答：冬令之時，寒氣最盛，毛孔閉塞，而您應是寒濕體質，外寒而內濕，體表畏寒怕冷，體內濕濁又盛。下午三、四點鐘乃膀胱經所主，膀胱經此時氣旺，外欲排體表之風寒，內欲通水道之濕濁，兩相用力，大耗氣血。故借調全身氣血相助，因而體倦思睡，以保養氣血。若果真如此，可在神氣充足之時在後背膀胱經刮痧，以趕走風寒，還可在睡足後用取嚏法驅散風寒，同時吃山藥薏米粥以健脾祛濕，很快可以痊癒。若與此分析有異，當有一些其他的身體指徵可供辨析。

▶8.腎經——生命的瑰寶

　　世人只知鹿茸、枸杞、蟲草、紫河車（胎盤）為補腎佳品，豈知太谿、復溜、湧泉才堪稱是生命至寶。只是穴位蠅頭之地，人皆不以為意，豈知小小孔竅，卻能通天徹地，盡藏玄機。有朋友可能會覺得我在虛言誇大，狐疑不信，那就只能是「如人飲水，冷暖自知」了。

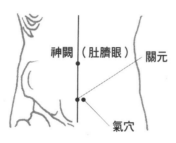

按摩腎俞、關元兩穴位，同時在腎俞、關元、氣穴等穴拔罐，就等於是一劑十全大補湯。

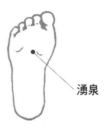

湧泉穴治療高血壓、鼻出血、頭目脹痛、哮喘敷藥效果最佳。

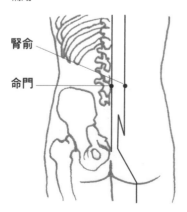

腎俞穴配太谿穴治療各種原因引起的腎虛最佳，治療腰痛馬上見效。

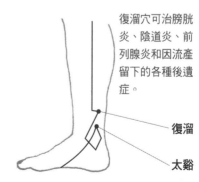

復溜穴可治膀胱炎、陰道炎、前列腺炎和因流產留下的各種後遺症。

太谿穴治腎病引起的腰痠、頭暈、掉髮、耳鳴、牙齒鬆動、哮喘、性功能減退、習慣性流產。

　　腎經，這真是一條關乎一個人一生幸福的經絡，誰若想提高生活質量，在身體上從溫飽進入小康，那就必須把腎經鍛鍊強壯。腎是先天之本，也就是一個人生命的本錢，大都來自父母的遺傳，也就是祖上的「遺產」。如果沒有先天的厚贈，那就真的太需要後天的培補了；否則，人過中年，便注定要每況愈下，衰老之態勢不可擋。身體需要運動，經絡更需要鍛鍊，經絡是修復身體器官損傷的無形觸手和忠實保鏢。我們人體的器官就像天天運轉的機器，是很容易磨損的；但是只要我們經常保養它，時時除垢潤滑，那麼我們仍然能夠日久彌新，甚至脫胎換骨。因為我們改變了遺傳留給我們身體發展的慣性軌道，激發了每個人身心固有的巨大潛能，大自然賜予了我們每個人強大的自癒能力，就看我們有沒有這個機緣去挖掘和把握了。

　　這裡主要講腎經的三個穴──太谿、復溜、湧泉。你可別小看這三個穴，它們個個都是身懷絕技。

　　先說太谿，位於腳內踝後三釐米凹陷中，這個穴說白了就是一個大補穴，凡是腎虛引起的各種症狀，如腰痠、頭暈、耳鳴、脫髮、牙齒鬆動、哮喘，還有就是男人們最擔心的性功能減退以及婦女們的習慣性流產，都可通過刺激這個穴看到明顯的效果。

　　我認識的一個女性朋友，才三十出頭，卻患了難言之隱，總是憋不住尿，不敢跑，不敢大笑，甚至不敢咳嗽，因為似乎只要稍有大的身體活動就會發生狀況。她是一家外企公司的職員，人也長得漂亮，但就是這個病患使她非常自卑，同事們的聚會她從不參加，甚至不敢交男朋友。人們覺得她性情孤傲，也都對她敬而遠之。她斷斷續續吃了三年的湯藥，竟無顯效。我看了這些方子，都對症，都是固澀縮尿補腎的方子，只是因為她脾胃虛寒，藥物在脾胃被阻隔，無法真正被吸收，所以不能收到補腎縮尿的功效。我讓

她在後背腎俞位置左右各拔一個真空罐，同時按揉左右的太谿穴十分鐘。每天如此，十天後她來電話說，腎俞穴在拔到第八天時出了大水泡，就沒敢再拔，而且太谿穴已經揉得痛不可摸了。我對她說，這一切證明她腎臟的功能已經得到了很大的加強，可以暫時休息，讓身體自己去調節。又過了一週，她興高采烈的來到我家，告訴我她的遺尿已經徹底好了。其實用腎俞配太谿來治療各種原因引起的腎虛都是最佳的配伍，尤其對於腎虛腰痛，馬上可以見效。用穴位補腎，躲過了胃腸吸收這道關，所以不會有虛不受補的情況，而且補得直接迅速。

再說說復溜穴，「復溜」就是讓血液重新流動起來的意思，在太谿穴直上二釐米處。這穴位治療瘀血和炎症效果最好，所以什麼膀胱炎、陰道炎、前列腺炎等，以及因流產留下的後遺症，都可以選擇此穴。有針灸專家稱針刺此穴滋腎陰的效果極好，相當於六味地黃丸的功效，所以有怕熱口乾、夜間煩躁難眠的患者，又多了件寶貝。

湧泉穴，相當於足底療法的腎上腺反射區，自古就有臨睡搓腳心百次可延年益壽的說法。其最實用的功效是在於此穴能引氣血下行，可以治療高血壓、鼻出血、頭目脹痛、哮喘等氣血上逆的症狀。此穴敷藥效果最好。比如高血壓患者，可取中藥吳茱萸二十五克研末，醋調成糊狀，睡前敷於兩腳心湧泉穴，用紗布包裹。通常二十小時左右血壓開始下降，且有持續效果。重症者可多用幾次（平日配合金雞獨立法效果更佳）。鼻出血則敷大蒜泥，左側流血敷左腳心，右側流血敷右腳心。兩鼻孔俱出血俱貼之，有立即止血之效。此法還可醒神通竅，以

治療慢性鼻炎。（有專家建議此穴不宜艾灸，可引為參考。）此穴若只想用按摩法則有個前提，就是稍用力此穴即痛感明顯者適宜。若使很大力而痛感不顯，或此穴處皮膚無彈性，一按便深陷不起的，不可用按摩法（會使腎氣更為虛弱），可選用敷藥法。

太谿、復溜兩穴用按摩法效果很好，也無禁忌，常相配而用，哪個穴位敏感就先揉哪個穴，然後再把不敏感的穴也揉敏感了，有病治病，無病強身。若同時在腎俞、關元、氣穴等穴拔罐，那就真成了一劑安全平和的十全大補湯了。世人只知鹿茸、枸杞、蟲草、紫河車（胎盤）為補腎佳品，豈知太谿、復溜、湧泉才堪稱是生命至寶。只是穴位蠅頭之地，人皆不以為意，豈知小小孔竅，卻能通天徹地，盡藏玄機。有朋友可能會覺得我在虛言誇大，狐疑不信，那就只能是「如人飲水，冷暖自知」了。

〔求醫錄〕

老小伙問：小便多和尿頻是不是一個概念？

中里巴人答：尿頻而少脾腎虛，當用芡實莫遲疑。若是尿少腿足腫，薏米山藥最相宜。山藥芡實皆兄弟，健脾祛濕可相替。若問共用功效何，一試便知莫遲疑。

愛中醫問：我丈夫（五十三歲）患有腎囊腫（大約有棗這樣大了，在右側）已有三、四年的時間了，我該怎樣給他治療？

中里巴人答：採用保守的方法治療腎囊腫，我覺得您最容易掌握的莫如足底按摩療法了，只要清楚腎臟反射區、淋巴反射區等幾個簡單的區域，然後一以貫之地去操作就行了。至於療效，因個人體質和操作水平而有差別，但確實

不失為一種簡單易行而又確有療效的方法。

gxhzzmh問：我給兒子在腎俞的地方拔了罐，我是這樣拔的：每邊大概拔半分鐘，然後鬆開，再拔，如此反覆五、六次。在拔第一個罐的時候，右邊馬上有一點黑，左邊不是很明顯；到全部拔完停止時，兩邊都黑了。請問這樣拔正確嗎？

中里巴人答：您給孩子拔罐拔出了黑印，已經初見成效了，下次拔時可時間略長，約三分鐘。拔的同時按摩復溜、太谿兩穴，哪個痛得明顯先按哪穴。還有，一定要練補腎功法（註：文中提及的補腎功法可詳見第三章的〈玫瑰的激情——補腎最強法〉一文），見效快。動作是兩臂交叉從腦後向兩側分開，兩手始終不交叉，用力點一定要在腰和腳掌。還有可以給孩子吃山藥芡實粥，也是打粉後熬粥，1：1的量。這個對遺尿效果很好。芡實也叫雞頭米，藥店都有。

愛子問：我兒子十一歲半了，從二歲開始一直遺尿，每天晚上要叫三到四次，很難叫醒；平時很容易感冒、咳嗽，如果一吃藥，尿得就更加厲害；這麼多年來一直都在治療，中藥吃了不少，專門的遺尿症專科也看了四個，但總不見好。腰板總直不起來，像個小老頭似的，穿著背背佳腰板還是不直；總是用手摁揉頭髮，摁的地方頭髮都沒了；挑食。看了您的文章說在腎俞拔罐有益，我想問，每一次拔罐要拔多久，要不要拔出紅印來？還有，我很用力地按他的湧泉穴也不痛，請問如果敷藥，是用什麼藥？老師，我兒子的遺尿有救嗎？

中里巴人答：有救，孩子有腎虛，就揉太谿，別揉湧泉，湧泉較為瀉，太谿則偏補。至於駝背，首先要糾正他的習慣，其次要查一下缺鈣、鋅否，還有就是每天用掌根將後脊從頭到尾按揉

一下。在腎俞拔罐效果很好，只是拔的時間太長會出水泡，要小心一些；其實拔出水泡效果最好，只是一般人都怕感染，所以也就不提倡了。還可在整個脊柱都拔上罐，對駝背的治療很有效。這是一個改善體質的過程，也不是一、兩天的事，但若按我的方法，三週可有顯效。

阿蘭德虎問：我媽今年五十多歲了，她小時候家庭條件不好，冬天不生爐子，我們這裡多數時候天氣又冷又潮，可能從小就受了太多的寒氣，現在一到冬天就特別怕冷，而且後背特別是兩肩後面特別痛，而且經常頭痛。試過很多的治療方法，好像作用都不太大。以前拔過罐，拔出好多小水泡，而且每次拔完都有紫色的瘀血。我給她按摩頭的時候注意到她的頭皮挺厚而且發軟，左後腦勺有個小疱，問過她，她說也感覺不到有什麼不適。我媽白頭髮在三十幾歲的時候就已經很多了。我想問一下您，我媽這是個什麼症狀，應該怎樣治療？

中里巴人答：您母親積寒過重，又腎氣不足，練習本文中的功法正是對症。但練習時一定注意不要用肩膀使力，否則練後會加重肩膀疼痛，要把意念更多地集中在腰和兩個腳掌上，還可配合金雞獨立一起練習，效果更佳。如能適應「取嚏法」，每日都打些噴嚏，將寒氣逐漸趕走當然最好。但很多人卻打不出噴嚏，只是鼻癢，也就只好作罷，不必勉強了。

llue問：我用手按三陰交有疼痛感是什麼原因？向裡折左手中指第二關節感覺出牽動心臟疼痛又是為何？為什麼手握拳頂腰眼處會有疼痛感？

中里巴人答：您有些輕微的氣血瘀滯。可揉揉心包經，點按三陰交活血化瘀效果也很好。腰眼痛可按摩復溜穴（腎經）。

▶9.天天敲打胃經和大腸經是預防衰老的祕方

* 脖子上的皮膚鬆弛了，影響美觀，只要堅持敲打大腸經和胃經，很快就有驚人的改觀。

* 敲頭與梳頭，經過這樣的「推敲」後，何愁頭髮不濃密烏黑呢？

* 照我這樣去做，臉上怎會還生「斑」和「痘」！

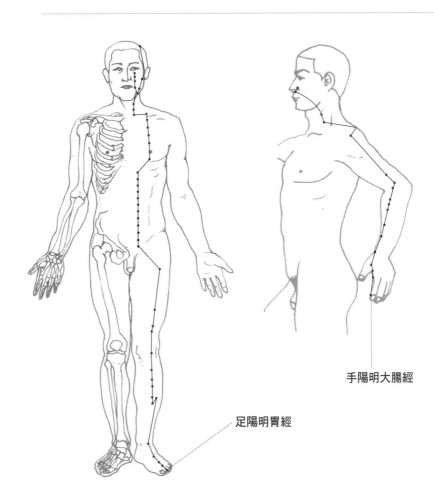

手陽明大腸經

足陽明胃經

　　前日與幾個作家朋友在一起小聚，這些墨客們都是李太白的後人，酒後妄語狂言，不醉不解春風。我有醫者身分擋駕，得以淺嘗小酌，獨醒旁觀。有位謝頂的兄台，酒已半酣，摟著我的肩膀向我邊敬酒邊說道：「鄭老師，您看我，比您還小兩歲，可人家說我像五十多歲的，老婆都快不要我了，您得救救兄弟呀！」說得大家哄堂而笑。這時，這裡最年輕的作家張女士向我問道：「鄭老師，我每天都熬夜趕稿子，人家說我最近老多了，您有沒有什麼美容祕法呀？」這是個眼睛大大的，很漂亮的女孩，只是面色有些灰暗。我隨口道：「我有什麼好方法，你們就少喝酒，多睡覺唄！」大家對我的回答都搖頭不滿：「鄭老師不實在，我看您天天半夜在博客上發表文章，可還是滿面紅光地坐在這兒，肯定有什麼妙方，卻讓我們早睡早起！」一句話說得我啞口無言。說實話，夜裡寫文章也是迫不得已，白天事務繁忙雜亂，也就晚上安靜閒暇，但正如吳清忠先生所說，夜裡是人體長氣血、積蓄能量的寶貴時間，什麼功法都無法替代正常的睡眠。我於是對大家說：「我現在也是在揮霍過去積蓄的儲備，哪天用光了，也會衰老得很快。」

　　他們都不信，一人還從皮包裡拿出了藿香正氣水和大山楂丸給我看：「鄭老師，這是您推薦我們用的解酒藥，還真管用，我們現在比原來更能喝了。」一句話說得我是哭笑不得，我脫口說道：「真是治得了病，治不了命呀！」這時，這裡最年長的羅大哥說話了：「鄭老師，您算說對了，醫者只管治病，至於命，那不是醫生所掌握的，而是老天所控制的。老天讓我們幾位成為文化人，我們要出好的作品，那就得有激情，那就得放浪形骸、無所顧忌。如果整天為了保持身體的健康，日出而作，日落而息，循規蹈矩平淡一生，只是生活了一天，重複了三萬次，儘管活過百歲，無疾而終，那又有什麼意思呢？我寧願大喜大悲的只活它一百天！」他說這話時神采飛揚，不愧是作家，謬論都能說得鏗鏘有力。我雖不贊同，卻也無話反駁。

他又說：「所以，鄭老師，您做為醫者，能讓大家的命運因您而更加精采，那就是功德無量了。」我這人禁不住別人忽悠，一聽「功德無量」，似乎很神聖，好像已經修成了正果。於是趕緊獻出預防衰老的祕方。其實只是兩個很簡單的小功法，我即使真告訴大家，也不見得能有幾個人堅持做，只是圖個心理安慰罷了。

這就是我的美容祕方：

敲頭與梳頭：用十根手指肚敲擊整個頭部，從前髮際到後髮際。反覆敲擊兩分鐘，然後用十根手指肚梳頭兩分鐘，也是從前髮際到後髮際（一定不能用指甲）。頭上的經絡眾多，有膀胱經、膽經、三焦經、胃經，穴位則有好幾十個。敲、梳以後，通常可以看到滿指油污，這是頭皮內的污濁從穴位和毛孔排出了。如果想加強療效，可以用手掌將兩耳堵住，用雙手食指和中指彈撥後腦，這在古書中叫做「鳴天鼓」，最能怡神健腦。經過這番「推敲」，經絡無阻，血管暢通，何愁頭髮不濃密烏黑呢？

面部皮膚的保養：用十根手指肚輕輕敲擊整個面部，額頭、眉骨、鼻子、顴骨、下巴要重點敲擊。再用左手掌輕輕拍打頸部右前方，右手掌拍打頸部左前方（手法一定要輕）。然後右手攢空拳敲打左臂大腸經。（大腸經很好找，只要把左手自然下垂，右手過來敲左臂，一敲就是大腸經。）最後換過來左手攢空拳再敲打右臂，每邊各敲打一分鐘。（從上臂到手腕，整條經都要敲。）敲打大腸經是因為這條經直通面部兩頰和鼻翼，

可以有效防止這些部位長斑生痘。

此外，還有一條更重要的經絡——胃經，也要敲打。從鎖骨下，順兩乳，過腹部，到兩腿正面，一直敲到腳踝，胃經敲打可稍用力。面部的供血主要靠胃經的供應，所以顏面的光澤、皮膚的彈性都由胃經供血是否充足所決定。有人脖子上的皮膚鬆皺了，影響美觀，其實這不過是胃經的氣血虧虛所造成。只要堅持敲打大腸經和胃經，很快就會有驚人的改觀。

我將這些功法給這些天天趴在電腦前的「靈魂的瘋子們」一一演示，他們都高興得手舞足蹈，尤其是兩位女作家更是歡天喜地。我也似乎被這種情境所感染，本來沒喝多少酒的，卻不知為何醉意朦朧了。

〔求醫錄〕

盼盼問：我三十八歲開始閉經，現四十歲。約三十二歲開始月經不調，可能是那幾年工作壓力大，經常加班加點，又得了一次急性腸胃炎，拉肚子二十多天，搞得身體很虛弱。幾年來我一直在中醫治療，可身體還是越來越差，三十七歲那年來月經大出血，來了近一個月，以後就三個月才來一次月經，這樣過了一年多就閉經了。在一個教授處看病，做了一個雌激素檢查，看了結果後教授說我不大可能再來月經了。聽說女人沒有了月經很快就會老，我不想這麼快老，中里巴人老師，您認為我還能恢復月經嗎？有什麼辦法可以治好？老中醫說我五臟俱虛，要大補，但一吃補藥我就上火，我吃紅棗、阿膠口服液等都會上火，一點煎炸食品都不能吃。我經常頭暈、失眠、氣促、臉色暗黃。看了老師這篇文章，我想我可能是腎虛，這兩天試了一下在腎俞拔空罐及按摩太谿穴，另外早晚吃補中益氣丸各十顆。老師我這樣做對不對？不知還有什麼治療方法？補充一下，我還有頸椎病、腰痛（隱隱疼的那種）、尿頻、眼睛脹疼乾澀、有時會耳鳴等毛病。

中里巴人答：聽您所說，氣血雙虧是肯定的，但吃補藥或食品會上火，火有虛火和實火之分，有的是氣足過多而生火，有的則因為陰虧而產生虛火。如果吃東西還生火，很可能是虛，還伴隨經絡有阻塞不通的地方，所以造成補不進去。您可以在飲食調節的同時，做一些拔罐與刮痧，主要針對膀胱經、心包經、膽經等，特別是脖子部分的經絡。如果刮不出來痧，說明您氣血太虧，還是先在膀胱經拔罐為主，拔到有瘀紫為好。可能開始拔不出來，不用管，和敲膽經一樣，一週拔二～三次，隔日做（如果有瘀紫要等消失後再做）。如果可以吃牛肉，就吃清燉牛肉，一頓一小碗，一天二次，吃一個月，再配上山楂丸。再常吃些山藥芡實粥。堅持早睡，有個停經的病歷是晚上七點就睡覺，一直堅持了兩、三個月，月經才恢復的。

您一定首先要放鬆心情，這比吃藥更重要。從您的症狀看，您是屬於脾腎兩虛、肝火又旺的人，如果經常口乾想喝水，可以吃點明目地黃丸、石斛夜光丸，若不愛喝水、小便又少則不能吃。若畏寒怕冷，不想喝水，可服用強腎片、桂附地黃丸。想通月經，必須先使氣血充足才行，紅糖山楂水活血通經效果很好，又很平和，若身體不是過於燥熱還可加上三七粉同服，療效更佳；若能再將腎經的太谿、復溜經常按摩，我想您一定會很快找回健康的感覺。

米堆問：我今年二十七歲，最近左腳腳底前部很疼，一般的走路都會疼，且蹲下後再站起來左膝蓋也會很疼且沒有力氣。不知道這是什麼原因？

中里巴人答：後腳跟痛多為腎虛，前腳掌痛通常為胃經氣血不足、血不下行所致。可在腿部整條胃經拔罐或刮痧，並練習跪著在稍硬的床上走，還可在左手中指根下一寸範圍內尋找痛點按摩。對腳上的痛點盡量不去按摩，在豐隆穴針灸也有特效。

▶10.按摩脾經治大病

我的這些朋友們都管我叫救火隊隊長，意思是能治急病，可這幫傢伙卻天天在放火。就像這位朋友，本來就有慢性胰臟炎，可還是每日應酬不斷，唉，醫治不死病，命該如此，自求多福吧！

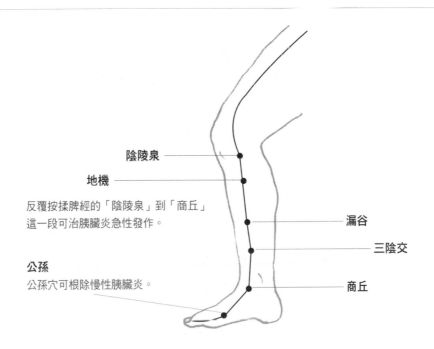

陰陵泉

地機

反覆按揉脾經的「陰陵泉」到「商丘」
這一段可治胰臟炎急性發作。

漏谷

三陰交

公孫
公孫穴可根除慢性胰臟炎。

商丘

難得週末閒暇，夫人非要我熬夜陪她看無聊的韓劇，唉，只要老婆高興，我也就以苦為樂了。老婆正看得動情，忽然家裡電話響了起來，誰半夜三更的還來電話，老婆頗為不滿。原來是我一位做生意的朋友，說自己的胰臟炎犯了，疼得要命，讓我趕快去一趟。急性胰臟炎？那可是能要命的，我讓他趕快上醫院。他卻說：「我明天一早的飛機，不能耽誤，幾百萬的生意呢。老兄，救命如救火！你在家等著，我的司機馬上就到你家。」

我的這些朋友們都管我叫救火隊隊長，意思是能治急病，可這幫傢伙卻天天在放火。就像這位朋友，本來就有慢性胰臟炎，可還是每日應酬不斷，唉，醫治不死病，命該如此，自求多福吧！

風風火火的來到他家，只見他弓著身子，跪臥在沙發上，用拳頭頂著腹部，已經是滿頭大汗了。大概摸了一下他的脈，浮大而不空，急滑而不亂。斷無出血的危險徵兆，我心裡才稍稍平靜了些。取出一寸毫針，在他按痛明顯的左脾俞（膀胱經穴）、右膽俞刺入捻轉。一分鐘後，他長出了口氣，直起腰，正坐在沙發上，仍然用拳頭頂著腹部，有氣無力的說了聲：「後背好點了。」我蹲下身，隔著他的睡褲，在他脾經的地機穴，用力點掐了一下，他疼得大叫：「輕點，哥們！」我微微一笑說：「這叫引血下行，你現在肚子還疼嗎？」他按按肚子，笑了，「唉，是好多了，你是把疼痛轉移了吧？」他說得也對，肚子裡的病灶和腿上的痛點都在脾經這條線上，只要拽動下面的線頭，上面的「風箏」也就隨我控制了。

我反覆按揉脾經「陰陵泉」到「商丘」這一段，將最痛點「地機」的痛，分散到其他幾個穴位，揉了足有二十分鐘，小腿上脾經的穴位都不痛了，這時這位老弟已經坐直了身子，和我開上了玩笑。「老兄，你這變戲法呢，我這疼都哪去了？」但他還有些擔心，「會不會明天還犯呀？」我說：「那可說不準。」他馬上又哭喪臉說：「別呀，老兄，您救人救到底呀！」我讓他伸出舌頭看看，只見他舌苔黃膩，舌質暗紫，且有些發藍。此乃痰瘀互結之象，病雖不危重卻也不是一日可除。於是在他

的左腿豐隆穴，直刺一針，以化痰散結，另外讓其自行按摩雙腳脾經的公孫穴。（公孫穴乃脾經絡穴，久病入絡，他的慢性胰臟炎要想除根，絡穴公孫必不可少。）我對他說，犯不犯病，就看你這個穴揉得認真不認真了。他向我舉手敬禮道：「保證完成任務。」

一小時後，他將我送出家門，摟著我的肩膀說：「兄弟這一百多斤以後可全交在老兄手裡了，等我回來請您喝酒。」唉，還是老一套。

這真是「醫病醫心難醫命，顧利顧名不顧身」。可這就是生活，古來如此，現在我們為什麼還不能改變呢？

〔求醫錄〕

英兒問：老師能解釋一下「袪病須脾胃先行」嗎？為什麼？怎麼做呢？

Jnc 答：脾胃是人體的能量之源頭，和用家電沒電啥都不幹了一樣！脾胃管著能量的吸收和分配，脾胃不好，人體電能就乏，電壓低，很多費電的器官都要省電、節省，導致代謝減慢，工作效率降低或乾脆臨時停工。五臟六腑都不能好好工作，短期還可以用蓄電池的能源，透支肝火，長期下去就不夠用了，疾病就出來了，由此看來，養好後天的脾胃發電廠有多麼重要！

sweet_windy 問：請問，我吃大棗是吃生的還是曬乾的？要連皮一起吃嗎？還有，我在按摩陰陵泉和三陰交穴位時都感覺很痛，是說明有什麼問題呢？

中里巴人答：生棗通氣通便，乾棗養血通便，您可根據個人喜好選擇。連皮吃通便力強，但有些人不喜歡皮，不吃也罷。陰陵泉和三陰交都很痛，表明您的脾經在積極工作。您吃大棗對它們可是有力的支持。

sweet_windy問：您的方法真靈，今早早餐後大棗我才剛吃一次，十顆，半個小時後，腹痛如絞，然後如廁了三趟，先硬後稀。想問您，為什麼會在便前腹痛那麼厲害呢？

中里巴人答：大便前腹痛，是氣血衝擊腸壁污濁的反應，痛得越厲害，衝擊的力度就越強，排出的宿便就越多，您也越會覺得大便順暢且排得有力。這證明您的脾的運化功能已經有所加強了。繼續吃棗按摩，保持住這種良好的勢頭。但氣血有個積聚的過程，不是總能這樣旺盛的。

如何養胃問：體檢沒有什麼大毛病，也比較能吃，但是胃不大好，冬天會有胃的反應，關鍵是人比較消瘦，怎麼吃都不能結實增重（和其他女孩子相反）。另外，因為公司上班緣故，經常午飯、晚飯都在外吃，油水肯定沒有家裡乾淨。請問如何保健自己，如何養胃，如何增強體質和重量？

中里巴人答：你一定脾胃不太好，可以從推腹法做起，每天敲胃經與膽經。先把這兩條重要經絡收拾俐落了，使脾胃氣血充盈，有能力吸收營養才可能身體好起來。此外每天練習一下〈激情的玫瑰〉裡的補腎法。若有月經問題，可以參考調理月經的文章。平時飲食常喝山藥粥，吃清燉牛肉配山楂丸，多吃桂圓、紅棗，早睡早起，過一段日子必定有收穫。

▶11.心經生死攸關

人的情志不可拂逆，而應抒其所欲發，這樣才能氣順痰消。

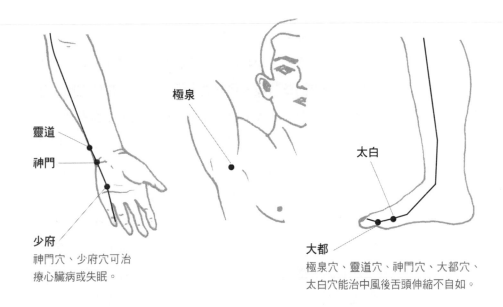

極泉

靈道

神門

太白

少府
神門穴、少府穴可治
療心臟病或失眠。

大都
極泉穴、靈道穴、神門穴、大都穴、
太白穴能治中風後舌頭伸縮不自如。

　　有位在中醫院針灸科當主任的網友來信與我交流，說臨床幾十年，對心經的功效仍然認識不足，除了常用神門、少府來治療心臟病或失眠等，不知還有什麼功效。他的問題使我想起了令我很得意的一件往事。

　　前年的春天，我去新加坡旅遊，暫住在好友傑森家裡，那天晚上正在喝茶聊天，傑森突然接到一個電話，說他的一個英國朋友突然病重，不能說話了，他得過去看看，並請我一起過去幫忙給診診。路上傑森對我說，這個

英國朋友很喜歡中國文化，經常和他一起聊天，已經七十五歲了，是個忘年交。

來到那個英國朋友的家，老人正斜靠在沙發上，兩目有神，看著並不像有病的樣子。他的私人醫生已經來了半天了，據說是當地最有名的西醫。那醫生說他是腦血管有問題，建議他回英國去治療並先馬上住院檢查。老人似乎不同意，連連搖頭。朋友向老人介紹，說我可以用中醫的方法幫他看看，老人睜大眼睛很驚奇的望著我。我讓老人伸出手來，幫他把脈，他的脈弦滑有力，弦為肝火，滑為痰盛。再讓他張開嘴看他的舌象，老人張嘴很費力，舌頭歪向一邊，捲曲著，舌頭一邊已被咬破，還在出血，裡面還淨是食物殘渣。他的侍者向我們介紹說，老人幾年前得過腦血栓，左手臂一直不是很靈活，但其他一切正常。昨天晚上喝了點酒，今天早上說話就有點不太清楚了，尤其吃飯時總咬舌頭，而且食物都糊在舌頭上無法下嚥，到晚上連張開嘴都吃力了。老人的問題在中醫看來屬於中風先期，肝風內動，痰蒙清竅，心脈瘀阻。舌通心脈，「舌乃心之苗」，故舌頭的症狀最多。

老人身體壯實，本可直接用安宮牛黃丸化痰熄風，但手邊無藥，我的針灸用具也沒帶在身邊，便提出用湯勺為老人刮痧。我把我的思路一說，傑森用英語一翻譯，那個西醫大夫連連說「No」，並顯出氣憤的樣子。而那個英國老人卻露出欣喜的表情，頻頻點頭。西醫大夫最終鐵青著臉，坐在旁邊的沙發上，不再說話了。我在老人家的廚房搜尋了一番，找到了一把做工精緻的、可能是盛飯用的小木鏟，又找來了一瓶橄欖油。

我讓老人脫掉外衣，露出左臂，老人的肌肉很結實，我順著左臂的心經刮了起來，從極泉穴開始。那個小木鏟很好使，比我在國內用的刮痧板還順手，邊刮我邊問：「感覺怎樣？」老人始終露出驚喜的表情，還時不時地點點頭，好像正在欣賞一首美妙的曲子。痧出得很暢，不一會兒心經已經變成了一條黑紫的線條，像是被人重重地打傷了一樣。那位西醫大夫惶恐得坐立不安，總讓我輕一點、輕一點。刮了大約十幾分鐘，當刮到手腕的靈道穴時，老人突然劇烈咳嗽了一陣，吐出了兩口暗黃色的濃痰，然後向我挑起大拇指，清晰的用英語說了句「太奇妙了」。我接著又在老人的神門穴點按一分鐘，以瀉心經之餘火，同時用另一手在脾經的大都穴按揉，以接引心經氣血，最後掐點太白穴一分鐘，把肝火之多餘能量盡轉於脾經儲存，不至白白瀉掉。治療共三十分鐘，再讓老人吐舌頭，已經伸縮自如、歸位如初了。

老人高興極了，大踏步地在屋裡走來走去，然後親自去他的儲藏室，拿來一瓶酒，據說是他家珍藏的法國香檳，已經有一百五十多年的歷史，非要大家同飲一杯。他的醫生又忙站起身勸阻，並也示意讓我阻攔，說他得這病就是因酒而起，怎能再喝酒呢？我卻欣然地對老人點點頭表示同意，因為我清楚，老人屬肝氣旺、痰火盛的體質，起先喝酒，酒性熱而升散，一時痰火阻滯心經造成中風，而此時痰結已開，肝火已散，心脈正盛，喝點酒正好能溫經通脈、去滯散瘀，且人的情志不可拂逆，而應抒其所欲發，這樣才能氣順痰消，尤其似老人這種剛直性格更是如此。

仔細品嘗著他的家傳寶貝，淡而悠香，但並未覺得有何特別之處，老人卻很得意地顯出酣暢的樣子。雖然這百年佳釀給我這不懂酒的人喝是浪費了，但我的心充滿了欣喜和自豪，我想這更是一種陶醉吧！

看來外國人的心經和我們的也毫無分別，真盼望我們的中醫國粹哪一天像法國的人頭馬一樣馳騁世界，香飄全球！

﹝求醫錄﹞

Deven問：有哪些穴位是給心臟供血的呢？

中里巴人答：穴位取太衝、勞宮、太白、足三里、厥陰俞、心俞、膻中。足底反射區有：腹部神經叢、肝區、心臟反射區、腎上腺。臨症隨意取，如穴位無痠無痛，則不採此穴。

▶12.膽經——排解積慮的通道

人似乎很難從憂慮、恐懼、猶豫不決的慣性中掙脫出來，很難讓身心經常保持一致。我們若能順隨肝膽的習性，該謀慮時謀慮，該決斷時決斷，那麼，我們的肝膽必定會日益強壯，而沒有無謂的損耗，身心也會健康快樂。但畢竟思想的障礙很難清除，非一日可以改變，不如我們就先來按摩太衝穴，然後敲膽經，通過改善身體來修正思想，然後慢慢地覺悟，一樣可以達到健康快樂的彼岸。我深知，最有效的方法，必須是最簡單的。

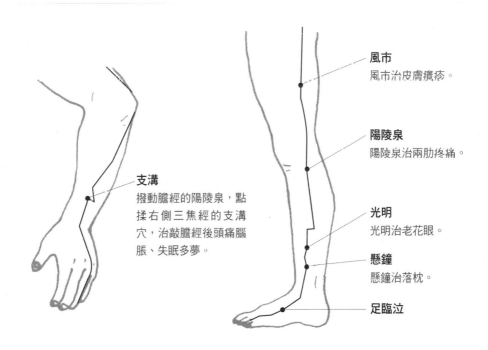

支溝
撥動膽經的陽陵泉，點揉右側三焦經的支溝穴，治敲膽經後頭痛腦脹、失眠多夢。

風市
風市治皮膚瘙疹。

陽陵泉
陽陵泉治兩肋疼痛。

光明
光明治老花眼。

懸鐘
懸鐘治落枕。

足臨泣

《黃帝內經》中說：「肝者，將軍之官，謀慮出焉，膽者，中正之官，決斷出焉。」這句是說，肝是個大將軍，每日運籌帷幄，制定周密的作戰計畫，膽則是一個剛直不阿的先鋒官，隨時準備採取行動。我們現代人的一

大特點就是用腦過度，思慮太多，精神負擔沉重，心理壓力超載。心理層面的東西似乎無法用生理的功能來調節，我們似乎只能求救於心理醫生。其實不然，身心本是一體，須臾不曾相離，有哪些心理問題必產生相應的生理病變，如經常生悶氣的女士就很容易發生子宮、卵巢和乳房的問題。恐懼和憂慮會造成男子長期的性功能障礙，脾氣急躁的人最愛患高血壓、心臟病，精神緊張的人常會得胃潰瘍。

競爭激烈的社會環境不會改變，每個人的精神壓力難以避免，為了生存我們必須去承受這一切重負，所以我們需要找到紓解壓力的方法。我們可以找些廢紙來撕，找些氣球來踩，找個沙袋來打，找來包裝用的塑料泡泡來捏，都可以紓解心中的鬱悶和壓力。這些方法還是屬於心理層面去治療。既然身心就像是手掌的正反面，那麼能不能用治療身體的方法來調節心理狀態呢？當然可以，古人早就懂得運用這種方法了。「肝主謀慮，膽主決斷」，這《內經》的名言就是一把解鎖的鑰匙，我們怎可熟視無睹呢？

為了生存，我們每天都會有很多的「謀慮」，為工作而謀，為前途而謀，為人際關係而謀，為生意而慮，為孩子而慮，為健康而慮，為情感的糾葛而慮。如果我們謀慮的事情能夠被「決斷」，並得以順利地貫徹執行，也就是心想事成，那自然會氣血通暢、肝膽條達了。但是，現實生活中的諸般事情難盡人意，多是壯志難酬，事與願違的，所以，我們會有很多謀慮積壓在肝而沒有讓膽去決斷執行，肝膽的通道便造成了阻塞。由於情志被壓抑，肝膽的消化功能、供血功能、解毒功

能，都受到嚴重影響，人體就會百病叢生，中醫講「百病從氣生」，而氣就是所願不遂、心裡矛盾衝突的直接原因。如我們不喜歡自己的工作但為了生存必須堅持；不喜歡自己的老闆卻要加班加點為他賣命；心裡是切齒咒罵表面卻笑臉逢迎；明明想拒絕他的無理而言詞卻縱容他的惡意，結果我們每天都會在謀慮、決斷中自相拚殺，大耗氣血。所以，那些多疑善慮、膽小易驚的人，以及那些情志異常、精神錯亂的病症，都應該好好的去調節肝膽的功能。

但如何去改善肝膽的功能呢？最簡單有效的方法就是吳清忠先生和陳玉琴老師提倡的敲膽經健身法，此法真可謂是造福大眾的妙法奇方。因肝膽是表裡相通的臟腑，肝經的濁氣毒素會排泄到膽經以緩解其自身的壓力。膽經因為承受了大量的肝毒，很容易瘀滯堵塞，進而影響到肝臟的毒素也無路可排，所以膽經需要經常加以疏通。敲膽經是增加了膽經的氣血流量，及時緩解了肝臟的壓力，從情志上講它也會大大提高人決斷的能力，讓人更加自信、更加果敢。

膽經為足少陽經，為半表半裡之經，與外界並無直接的通道，所以其濁氣須借腸道而出。有人敲膽經後排氣多了，大便也色深味重了，便是肝膽之毒素從腸道而出了。也有些人敲完膽經後，頭痛腦脹、失眠多夢，這多是因膽經之濁氣沒能從腸道及時排出，而循同名經手少陽三焦經上於頭面所致。這時只要撥動膽經的陽陵泉，讓電麻的感覺傳導到腳趾，同時點揉右側三焦經的支溝穴，不適症狀都會明顯改善。

說到膽經，還有許多特效的穴位：風市可治各種皮膚癢疹，陽陵泉治兩肋疼痛，光明可治老花眼，懸鐘治落枕，足臨泣治眩暈。膽經的穴位得氣感

明顯而強烈，如能善加利用，都有極為顯著的效果。

　　一般人似乎很難從憂慮、恐懼、猶豫不決的慣性中掙脫出來，很難讓身心經常保持一致。我們若能順隨肝膽的習性，該謀慮時謀慮，該決斷時決斷，那麼，我們的肝膽必定會日益強壯，而沒有無謂的損耗，身心也會健康快樂。但畢竟思想的障礙很難清除，非一日可以改變，不如我們就先來按摩太衝穴，然後敲膽經，通過改善身體來修正思想，然後慢慢地覺悟，一樣可以達到健康快樂的彼岸。我深知，最有效的方法，必須是最簡單的。

〔**求醫錄**〕

　　膽小問：做了膽囊切除手術的人敲膽經還有意義嗎？

　　Jnc 答：膽囊切除者敲膽經當然有意義，因為有這類問題的朋友，原先多是因為膽汁分泌通道不暢通或膽囊收縮乏力等原因造成膽汁瘀積，由此產生膽囊炎、膽結石。這些發病原因多數起源於膽經的瘀滯和不暢通。膽囊只是膽經管理的一個小小的囊性容器，它的工作狀態好壞受膽經的支配。若膽經瘀滯，氣血不足或不暢通，雖然膽囊切除了，可造成這一問題的體質內環境並沒有多大改觀，並且因為膽囊這個儲存膽汁的容器（西醫的概念）沒有了，肝臟分泌的膽汁沒地方存，更會造成消化不好。因為膽汁隨出隨流掉了，這也更容易加重脾胃虛弱。消化不良、腹脹腹瀉是常事。敲膽經可以疏通膽經的瘀滯，更可以調節肝經及肝臟的膽汁分泌，保持肝膽表裡經絡的暢通，避免氣血在此瘀滯而引發的臟器工作不良；預防手術後膽總管發炎及結石，整體調理消化吸收營養（脾胃）的功能。並通過推腹法、敲胃經等方法，協

助改善體質，擺脫再次出現結石的煩惱。

小星問：我前段時間開始敲膽經，剛開始覺得特別有效，我夜裡經常失眠，敲了以後馬上就睡得很好，但是過了段時間似乎作用不那麼明顯了，又開始失眠睡不著了，是怎麼回事呢？心態都跟以前差不多，且聽了老師的話，修養身心，很少生氣了，不知道是不是像減肥一樣，是什麼「平台期」？

Jnc答：一定要配合按心包經和肝經的太衝。敲膽經可以調理肝膽，但若路線有瘀滯，就會火旺，配合按摩那兩個經絡，可以保持經絡順接暢通。而且晚上十一點到凌晨一點不要敲膽經，容易導致肝火大而失眠。

Lucyxiaoyun問：我四十二歲，女性，一直以來有纖維瘤，吃中藥後纖維瘤基本不見，但體檢時還是說小葉增生較厲害，卻沒有讓我吃藥，我也沒感覺任何不適。現在我睡、吃都好，拉的問題不太順，身體中部較其他部位肥，最煩的是白天痰很多，吃完飯後更是覺得痰旺得厲害，不知是啥原因？

中里巴人答：中醫講「氣鬱生痰」、「脾虛生痰」、「治痰先治氣，氣順痰自消」，纖維瘤在中醫看來也是痰濁流注經絡造成，所以您的問題只在「痰」、「氣」二字上，應該是脾虛造成，可用啟脾丸、參苓白朮丸等健脾祛濕，平日少吃豬肉、肥雞、牛奶、甜食、茶飲、酒類等助濕生痰之物，不過多飲水。在吃完較多肉食後，可服用大山楂丸來避免肉食生痰。若平日再喝點山藥薏米粥，腹脹、大便不爽時吃點加味保和丸，定會有很大的改善。但從根源上看，還是要解散肝膽鬱結之氣，阻斷生痰之源。逍遙丸、越鞠丸等也可參酌應用。當然，精神狀態的調整更為重要。

難受問：我每天都會利用去洗手間的機會敲敲膽經、胃經，中午吃飯也常常吃些海魚、蝦、牛肉等，但是最近蔬菜吃得有點少。近一個月來，已經好幾次晚上睡覺熱醒，被子蓋不住，口渴，每次醒來都是一兩點鐘，而且醒後就睡得很淺了。白天還常感覺眼睛周圍很熱，看電腦很容易疲勞，心臟部位發緊。

使勁按摩勞宮和內關後，感覺稍微輕鬆一點。去看了中醫，開了杞菊地黃丸，吃了後覺得大便很黏膩，晚上睡眠還是很不好。今天凌晨一點醒來，白天精神還可以，但是胸前心臟部位很難受。我該怎麼辦呢？

　　Jnc答：這是有些肝腎陰虛火旺，睡前可按摩心包經以攻大腿內到腳的肝經疼的地方，一定要仔細壓透肝經、腎經的太谿、膽經的陽陵泉和三焦經的支溝穴。具體方法參見〈膽經——排解積慮的通道〉一文。眼睛不舒服，可改用石斛夜光丸。若心悸、心煩、口渴，也可服用些加味逍遙丸。這種現象是氣血上升階段，臨時造成體內臟腑不平衡，多數是肝血增多引起肝工作增多，是好現象。實在不行，也可以吃些西藥的安眠藥，臨時睡兩天好覺。

自己才是**藥師佛**

足底反射療法非常好學，它把人的腳當做一面鏡子，人體的五臟六腑便都在這面鏡子裡了。當身體裡臟腑器官發生問題時，這面鏡子就以痛感或其他的方式顯示出來，然後按摩這些敏感部位，疾病就解除了，就這麼簡單。

▶ 1.健康的真正殺手是「體內三濁」和「體外兩害」

　　有人向我討要治病的祕方，我指給他裝祕方的匣子，再把開鎖的鑰匙給他。他卻把鑰匙還給我，再向我討要治病的祕方。

　　我只好將他請進客廳，奉獻一杯香茶了！

　　所謂「三濁」是指：濁氣、濁水、宿便。所謂「兩害」：不良的生活習慣、不健康的心理狀態。（其治療原理後文詳述。）

　　雖然俗務繁多，但博客是每天必上的，我知道，那裡有許多等待我的朋友，他們都等著我一起結伴去看美麗的風景呢！似乎大家都把我當成了嚮導，這種被依託、被信任的感覺既讓我激動又令我惶恐。其實，在生命的叢林中，我也只是個充滿自信的探索者而已。即使撞了南牆，也覺得命該如此。但是，現在和大家一起攜手同行，其中還有幾位對我摯誠篤信的朋友，我真怕會令他們失望，空歡喜一場。

　　眼見博客上的留言越來越多，信箱裡也充滿了求救的信件，都是十萬火急，都是殷殷懇切，很多病都是疑難絕症，我也苦無良策，愛莫能助。真怕傷朋友們的心，但很多提問我是硬下心不回的。還有一些零零散散的問題，通常是一些很偶然隨機的東西，或是一些一次性的症狀，當我苦思冥想、斟酌揣測的時候，你的問題早已自行解決了。

　　一切只是個緣分，如果大家願意坐這趟列車，那就上車吧！或有沒趕來的，或有要等下班車的，一切只有順其自然了。

　　不管我們的道路是否能抵達健康的彼岸，但我們的心是要去那裡的。很明確，我們不要苟延殘喘地活著，我們不要小心翼翼的人生。如果你說，我只想掌握點知識，摘點野花小草，那麼在這裡你不會得到同氣相求的感覺。語言是有力量的，因為心靈是相通的。

　　我們想要健康，就要消除影響健康的障礙。如果北風呼嘯的時候才向隅蜷縮，暴雨傾盆的時候才抱頭躲避，那麼這種狼狽與無奈將永遠與你形影相隨。所以，我們必須要主動出擊，防患於未然。可我們大多數人卻不知患在何處，如何去防呢？

　　很多人備足了乾糧，束緊了腰帶，握緊了拳頭，卻不知該去攀登哪座山峰。如果沒有敵人，那我手中的屠龍刀又該揮向誰呢？

　　現在，健康的敵人就在我們的眼前。

　　有人向我討要治病的祕方，我指給他裝祕方的匣子，再把開鎖的鑰匙給他。他卻把鑰匙還給我，再向我討要治病的祕方。

　　我只好將他請進客廳，奉獻一杯香茶了！

▶2.
一切慢性病都可以用「推腹法」去解決

當慢性病老是不癒，但又不知病因何在、如何治療的時候，那你就去尋找這個腹部的阻滯點吧，只要把它推開揉散，就會發現你的慢性病也隨之消失了。

前兩天，和幾個較熟的朋友一起吃飯，一個朋友說：「你博客裡介紹的健身方法太複雜，全是經絡穴位，我看著就暈，而且也找不準，有沒有更簡單的方法，不學就會的？」我啞然失笑，打趣道：「你這傢伙也太挑剔了吧，把烙餅掛在脖子上你都不咬，就欠餓著你。」他笑了，把一塊牛肉送進我的嘴裡，說：「這樣才到位。」

我轉念一想，他說得也有道理，畢竟很多人對經絡可以說是一竅不通，連最基本的概念都沒有。我覺得通俗的東西吧，仍然會有很多人覺得複雜。沒關係，我這還有更簡單的方法，沒有人學不會，只是擔心其太簡單而被人忽略。人們有一種錯覺，認為越難學的東西價值越高，其實從平凡中蘊育的偉大、從腐朽中顯露的神奇才是無價之寶。

這裡介紹的這個健身法，就是「推腹法」。

推腹，顧名思義就是推肚子，用手指、手掌、拳頭皆可，由心窩向下推到小腹，簡單吧？但是我還要對你苦口婆心，反

覆強調，這可是最好的健身法。千萬不要因其簡單而忽略，那樣你真是把天上掉下的餡餅當牛糞了。

其實這個方法也不是我的新發現，古來就有。但是我要告訴你一個書上沒有的祕密，那就是一切慢性疾患都可以在腹部找到相應的阻滯點。也就是說，一切慢性病都可以在腹部找到其對應的蛛絲馬跡，由此，當慢性病老是不癒，但又不知病因何在、如何治療的時候，那你就去尋找這個腹部的阻滯點（也許是一個硬塊，也許是一個痛點，也許是一個「水槽」，也許是一個「氣團」）吧，只要把它推開揉散，就會發現你的慢性病也隨之消失了。

如果你沒有發現自己有什麼慢性病，但推腹時卻在某個部位有阻滯點，那一定要趕緊將它推散揉開，因為那將來必是個隱患。

每天早上要起床時推一次，晚上臨睡前推一次，平常無聊時也可推推，有人一推就會打嗝放屁，那是清氣上升、濁氣下降，效果最好；有人則會腹中水聲咕咕，這是在推動腹中沉積多日的濁水，這種濕濁如果不及早排出，循經上頭則頭痛眩暈，滯塞毛孔則皮炎濕疹，遇肝火則化痰，逢脾虛則腹瀉，遺患無窮，必須及早清除。

「胃不和則寢不安」，是說肚子不舒服就別想睡踏實覺。有人長期睡眠不好，或眠淺易醒，或輾轉難眠，或惡夢不斷，只能靠舒樂安定來麻醉神經，真是痛苦不堪。這種情況我建議你趕緊推推肚子，會很容易找到阻滯點，然後細心將它推散揉開，堅持下去，你就可以告別漫漫長夜憂愁枕，一覺睡過日三竿了。

{求醫錄}

想吃就吃問：老師，我推腹後吃得特別多，這是怎麼回事呢？

中里巴人答：脾胃調理需要氣血，推了後，瘀滯通了或改善了，胃想幹活了，當然能吃了。有胃口中醫叫有胃氣，說明氣血生化有源，是好事情！

果兒問：不知疝氣這個病可否通過推腹法治好？還是只能通過吃藥或手術治療？在很多中醫網站看到有人說通過中藥有治好的，但是老家的人都是通過做手術治療的，村裡又沒有真正的中醫，實在是很難說服他們不做手術。像家父這樣已經做了手術的，還能否運用這樣推腹按摩？因家父說動手術是把腸子漏氣的地方堵住就沒事了，我也不是太清楚是什麼意思，這樣按摩應該不會對腸子造成不良影響吧？

中里巴人答：難能可貴，你能為一方村民和父親來尋問袪病良方，真是菩薩心腸。我想村子裡很多人得此病，應該和你們當地的水土有關了。關於疝氣中醫分得最詳，不下七種，有的書上寫九種。要預防，只需從肝經做起，未病的按摩太衝穴、中都穴、曲泉穴，加敲膽經，常推腹，不讓其有鬱結；已病的按摩太衝穴、行間穴、中封穴、蠡溝穴和脾經的商丘穴，防止其再擴大病情。愛心感動世界，也會感動蒼天，祝你們村子因你而福澤綿長。

您的粉絲問：我痛經很厲害，每當我做推腹的時候總想睡（好像是眼乾的症狀，就是睜不開眼，但大腦不累），這是怎麼回事？是不是氣血下行後眼睛缺血呢？

中里巴人答：推腹推得想睡覺、眼睛痠，這是氣血通暢的大好現象，證明你的經絡是暢通的。再堅持推，會有更好的療效。

▶3.身無「三濁」一身輕

為什麼我把「推腹法」說成是最簡單、最有效的健康法？那是因為它就好比是身體之家裡的一把大掃帚，你每天用它來掃一掃，身體裡哪還會有那麼多的垃圾呢？那些可惡的小病小災還會來嗎？

治病無非就是兩點：一是治什麼，二是怎麼治。治什麼也就是病因，怎麼治就是治療的步驟。

人世間的疾病千奇百怪，常見病就有幾百種，而真正能說清病因的疾病卻寥寥無幾。怎麼辦呢？中醫裡有一句精華叫「治病但求其本」。只要找到了產生疾病的本源，那麼不管它如何變化多端，如何紛繁複雜，皆是萬變不離其宗，盡在掌控之中。

那麼我們要治什麼呢？其實，我們要治的不是外來之物，而是內生之物。內生之物就是「三濁」——濁氣、濁水、宿便。

如果你家裡到處是垃圾，那就難免會有各種臭味相投者前來分享美食，蒼蠅、蚊子、蟑螂、臭蟲、還有很多叫不上名字的傢伙等等都來了。這不能怪牠們，牠們也是老天的寵兒，和咱們一樣平等，只要有土壤，牠們就要繁殖。你別想能夠殺光牠們，牠們本與你無仇，只要你散發出牠們喜歡的信息，那牠們就必來光臨，就像銅臭會吸引人的感官一樣。肯定你不喜歡這些不速之客，那麼還是趕緊把家裡收拾乾淨吧！這時你請它們來做客，牠們都會逃之夭夭，唯恐避之不及呢！你家裡的垃圾就是「三濁」。

我們發現，表面的灰塵易掃，但還有些髒東西時間太長了，已經和地板黏在一起了，清理就沒那麼容易了。但如果你知道這些垃圾是產生蚊蠅的根源，時時都在考慮如何清除垃圾，而不是整日在分析蚊蠅到底從哪裡來、如何能將牠殺光的問題，那麼你就有救了，因為你一定會想出清理垃圾的妙招。

如何排「三濁」？為什麼我要把「推腹法」說成是最簡單、最有效的健康法？那是因為它就好比是身體之家裡的一把大掃帚，你每天用它來掃一掃，身體裡哪還會有那麼多的垃圾呢？沒垃圾了，那些可惡的小病小災還會來嗎？

具體應該怎麼做呢？

首先，應該開窗通風，把濁氣放出來；其次還要把下水道疏通；再者就是好好把犄角旮旯兒的髒東西清理出來。

對於濁氣來說，放屁是最好的對策。

有人每天都放屁，可放的是小屁、蔫屁、臭屁，這放的是腸胃產生的濁氣，也就是食物發酵的產物，是脾胃有食積不化、消化不良，需要吃些助消化的藥物，如加味保和丸、香砂枳朮丸等。

還有一種響而不臭的屁，放出後心裡很痛快，這放的是肝膽的濁氣。肝膽的濁氣多是由情志不舒造成的，但是肝膽與外界並無通道，須借腸胃之路得以宣發。每天能放些這樣的屁對緩解心理壓力幫助巨大。有人長期不知放屁為何事兒，那是很

危險的。生於斯世，誰又能日日舒心、無怨無悔，故必會有些鬱結之氣。我們不能保證不生氣，但是我們要力爭能放氣。因為氣滯必血瘀，血瘀的地方多了，必然會表現出各種症狀，也就是西醫所說的各種病，如肝膽病、腎臟病、高血壓、心臟病、月經病及腫瘤等，中醫言百病從氣生，正是此意。

提到排濁氣、濁水，不得不再提提「推腹法」。

推腹時發現有的人肚子鼓鼓的，按下去不痛，但是像個皮球，這怎麼辦呢？必須先放氣。放氣的方法很多，「蘿蔔能通氣」、「吃豆愛放屁」，這類民間療法都很好用。也可敲打胃經，針刺中脘、氣穴、足三里等穴。愛出現這種症狀的，多是有事兒總悶在心裡的人，這種人腸胃時常會出現問題，或痛、或脹、或腹瀉，他的痛點在較深層的地方。

有的人肚子痛點很多，能用「推腹法」推開的多是暫時的氣結，還有用此法推不開的，通常這是氣滯時間很長，已經有瘀血阻滯其中了。這時可察看痛點壓在哪條經的通路上，只要敲打和按摩大腿上這條經的穴位，就可幫助打通瘀滯。在敲打和按摩時，也可同時在腹上痛點針刺或拔罐。

還有的人肚子軟軟的，按壓哪裡都不痛，但是仍然會覺得腹中悶脹不舒，這通常是中氣不足、氣血過少造成，必須先補足中氣，或吃些如補中益氣之類的成藥，人參、黃耆類的草藥都可有效。

還有人胸窩下用手一推咕咕有水聲。開始時水聲很小，推的地方還有些痛，這是「濁氣裹水」；越推水聲越大，打了幾個嗝或放了屁以後，整個肚子就成了水聲一片，這是把死水給推活了，很快就可以從膀胱排出了。這種濁水你不將它排出，它可以長期停在胃腸之間影響臟腑的正常運行。為什麼

有些人不愛喝水呢？是因為本來就有水堵在胃腸之間下不去，如再要按西醫的倡導每天喝幾千毫升的水來排毒，那就先水中毒了。所以喝水能排毒也可中毒，還是要因人而異得好。

還有宿便，我為何沒放在前面說，一是因為大家一直認為排毒就是排大便，所以很重視，各種常識性的文章也解說得甚為詳盡；二是排大便相對於排濁氣、濁水來講容易一些，只要吃些纖維性較高的食物，氣血虛弱的再補些氣血，使其推動有力而不是強排硬通，不是一個很難解決的問題。

有人說，你道理說得似乎還過得去，可是排濁的方法太少了，還須細細說明。其實方法遍地都是，你只要發現了問題，那答案就在問題裡面了，只怕你還不知什麼是你的問題，總得給你留點空間找一找吧！如果大家都找不到答案，那我也是白說了。

〔求醫錄〕

很想學問：患胃潰瘍可以做推腹嗎？

Jnc答：當然可以做。這類人心窩和肋弓邊緣一定有很多阻滯點，多推推腹，尤其胃經沿線，再配合敲胃經、膽經大腿部分的經絡，對改善消化道疾患有很大幫助。

布穀鳥問：我也是有胃痛，推腹快一個星期了，每次推時都是咕咕地響，硬塊有三處（一塊在肚臍上方，即心窩那裡；肚臍左右各一塊，較硬，但不是很痛），用力大時會不會傷到內臟呀？一般推多久能推散呢？

Jnc 答：好轉的過程中，胃或肚子可能反而頻繁地疼，或隱痛或腹瀉，好多腸胃症狀都可能出現。每個人病的長短和瘀滯的程度不同，不好說多久可以好，但推上一～二週，疼痛的程度、深淺及位置就應該會有所改變，或減輕了，或層次深了，不用力都不痛了。當然力度要有限度，一般的瘀滯稍微用力按壓就會有反應，或痠，或痠痛，或硬結，或刺痛難當，用大力按的時候會下意識地繃緊腹肌，有肌肉的保護，就不怕傷到內臟了。堅持一段時間，定有效果，就好像陳玉琴老師報告裡講的推壓把胃癌都弄好了，只要努力堅持，一定會看到效果。

▶4. 一覺睡到自然醒——非常簡單的失眠調養絕招

睡眠質量不好的主要原因之一是在腸胃，這是我們一般人做夢也想不到的。

在臨睡時，找六個真空罐，一個拔在肚臍上七釐米的中脘穴，一個拔在肚臍下三釐米的氣海穴，剩下四個罐，都拔在任意一側大腿的正面（胃經），均勻排列。拔上十分鐘，然後再睡覺，便覺心裡分外的平和。

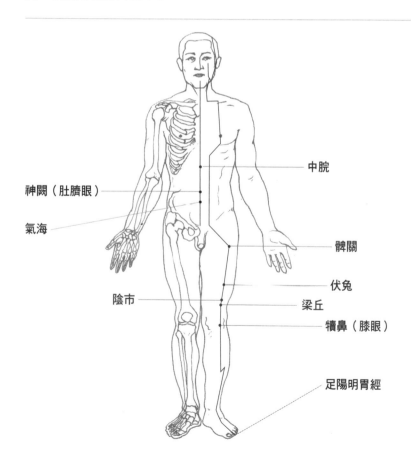

神闕（肚臍眼）

氣海

中脘

髀關

伏兔

梁丘

陰市

犢鼻（膝眼）

足陽明胃經

　　辛苦了五個工作日，在雙休日的早晨我們多麼渴望一覺睡到日三竿呀！可是很多人卻無緣享受這種生物本能，不是輾轉反側就是惡夢纏綿。有的人眠淺易醒，有的人睡得不解乏。無眠之煎熬是痛苦而可怕的，但往往又無應對之良策。西醫只有舒樂安定，中藥常用天王補心，都難除病根，最後只好默數綿羊，守星望月，好不淒苦。其實，我們有非常簡單的睡眠祕招，那就是在臨睡時找六個真空罐，一個拔在肚臍上七釐米的中脘穴，一個拔在肚臍下三釐米的氣海穴，剩下四個罐，都拔在任意一側大腿的正面（胃經），均勻排列。拔上十分鐘，然後再睡覺，便覺心裡分外的平和。因為這幾個拔罐起到的功效就是加強腸胃的供血量，使腸胃不再因消化無力而濁氣瘀積，令肝臟負擔加重，進而影響心腦供氧，造成「胃不和而寢不安」。所以大家這回清楚了，睡眠質量不好的主要原因之一是在腸胃，這是我們一般人做夢也想不到的。有人馬上會說，失眠有的是心理的問題，有的是神經衰弱，不光是胃腸問題。你說得沒錯！頸椎病也會造成失眠，冠心病也會半夜坐起，但這裡只是想告訴你一個治病求本的思考方法。只求能夠實用，不是為了專家的審評，邏輯混亂的地方，心裡有數就行了。

　　有一次碰到個腰椎間盤突出的人，針灸大夫剛在腰陽關、委中、承山、崑崙、絕骨（懸鐘別名）、大杼等穴扎過針，可病人還是腰痛得翻不了身。我看所刺位置，皆符針穴之理，可為何無效呢？便細按其脈，脈象上實下虛，寸強尺弱；辨證為氣壅於上，血不下行。於是針刺右側肺經尺澤穴，同時左側心包經刮痧。患者頓覺腹中腸鳴，有股暖流循大腿內側而下。留針十分鐘，令患者下地一試，覺腰痛大減，只微微有些痠脹。腰椎痛卻治心肺，這就是「捨症從脈、治病求本」的實例。

　　有朋友問，你上述幾症的病因，好像與你說的「三濁」沒什麼關係。

其實不然，「三濁」是內生疾病的總源頭，如果能及時排除它們，便無後面所論分支疾患，即使偶然產生，也會很快自癒，從而氣旺血足則百病不生。人體雖天然有強大的自癒能力，但往往是因為「三濁」作怪而難啟動自癒的程序，所以清除「三濁」是治病於未萌的根本。但事有先後，病有緩急，急就先治其標，救急要緊；緩當必求其本，長治久安。

〔求醫錄〕

愛妖問：我敲膽經已經半年多了，最近夜裡兩點和四點左右總是醒來（儘管我有按摩太衝和尺澤），而且睡覺總是不踏實，容易醒，中午的午休也是睡不長。口苦，半夜醒來感覺身體比較熱，似乎脾虛（舌頭有齒痕），而且最近舌頭總是起泡，還有點牙疼。另外，我很瘦，按摩穴位基本都不會疼的。不知道還應該按摩哪些穴位來解決睡眠不好的問題？

中里巴人答：您的問題似乎是肝脾不和、肝旺脾虛造成。最有效的穴位除了太衝穴外，陽陵泉（膽經）和支溝穴（三焦經）的效果也可。

盼望問：我以前每晚十一點半睡覺，每天睡五～六小時。自從看了《人體使用手冊》以後我開始每天敲膽經、早睡，每晚十點左右睡覺，但這樣反而睡不著了，經常兩、三點才能入睡，有時整晚都睡不著，失眠越來越嚴重。吃飯算正常，肉吃得少，蔬菜多一點。

我喜歡吃熱的東西，不喜歡吃冷的、冰的東西。大便一～二天一次，大便色偏黑，總有拉不淨的感覺。我性格內向，很少發脾氣；話不多，說話多了會感覺很累，氣接不上來；人比較膽

小，遇事容易緊張。還有就是喉嚨有點乾疼，舌頭厚重白膩，口腔有異味。上火時我喝淡鹽水、多吃水果一般就沒事了，平時舌頭有齒痕，經常牙齦出血。

按照老師書上介紹的，我平時是屬於畏寒怕冷怕風、冬天手腳冰涼、不太想喝水的人（上火的時候除外），我想吃強腎片、桂附地黃丸，是兩種藥一起吃還是單吃一種？紅糖山楂水加三七粉不知分量如何掌握？希望得到老師的指點。

Jnc 答：您的失眠是由於以往體質虛、長期透支肝火，致使到了晚上身體就習慣地把肝火燒得很旺，導致很晚就很精神、缺乏困倦感。你可以按《人體使用手冊》裡的方法，多按摩足部的太衝—行間穴，如壓著很疼，就從太衝向行間方向按壓，與敲膽經一樣，順序按，每晚按壓三～五分鐘，以疏導肝火。也建議您睡前熱水泡腳，協助疏導肝火。如果也有胸肋憋悶脹滿，可以買瓶逍遙丸吃吃。

您的其他症狀都是些脾虛、腎虛的表現。您先吃些補中益氣丸，看看大便有沒改變。桂附地黃丸也可以吃吃，可空腹吃，先補補氣再說。也可以吃些參苓白朮丸及柏子養心丸。（先吃補中益氣丸，觀察一下再說。）如果晚上心悸難入睡，可以喝點人參生脈飲以緩解心悸煩躁擾亂的睡眠。

三七粉買同仁堂管裝的最好，四塊多錢一支。每次加一支在山楂水裡和勻了吃就可以了。

調理很需時間的，要有耐心，看情況來變化吧。

►5.想吃什麼就吃什麼

濟公曾經是「酒肉穿腸過，佛祖心中留」。我們何不效其心法來一個「毒物穿腸過，營養腹中留」呢？那樣我們生活的每一天就再也不必去為吃什麼或不吃什麼來憂心忡忡了。

其實，人體的排毒功能相當齊備。我們可以把進入人體的毒素統統排出去，而不讓它在我們的血液和肝臟中堆積下來。但是為什麼大多數人體內的毒素會沉積下來呢？那是因為「三濁」在作怪，「三濁」就是濁氣、濁水、宿便。

現在我們吃的很多東西據專家考證都或多或少有了毒素，而且毒素涉及的範圍已經讓我們防不勝防。這邊這位高級專家剛剛說完這個食物很營養，我們正滿懷欣喜，話音未落，另一位權威人士馬上站起來說這東西有毒素，又令我們惶恐不安，而且他們都拿出了非常專業的統計數據。從肉、禽、蛋、奶到五穀果蔬，幾乎每一個都標上了毒素的標籤，昨天還是健康食品，今天卻變成了致病元兇。有化肥毒，有添加劑，有基因改造，還有工業污染等等，反正你若想不受其毒，除非絕食辟穀。其實，我們生活在這個從空氣到水源、從土壤到生物都廣受污染的環境裡，還能尋找一塊綠色的淨土嗎？

既然是天網難逃，那我們索性就「和於光而同於塵」好了。濟公曾經是「酒肉穿腸過，佛祖心中留」。我們何不效其心法來一個「毒物穿腸過，營養腹中留」呢？那樣我們生活的每

一天就再也不必去為吃什麼或不吃什麼來憂心忡忡了。

現在大家一說排毒，往往指的就是排大便，似乎腸一清我們便體內無毒了。其實，排大便只是把體內最淺層的毒素排出，深層的血液之毒必須從尿液才可排出。有的人十天不大便也無生命之虞，但是只要三天無小便那就必有性命之憂了。

有的人每天喝的水很多，而排出的尿卻很少，這樣血中的毒素就不可能被沖刷帶走。那麼，那些水都跑哪去了？除了有愛出汗的人從毛孔而解，大多數是滯留在胃腸間，形成積液了。這種積液就是中醫所說的濕毒，它若流注到四肢便為水腫，堵塞於毛孔便為疹癬，遇風寒化做痰飲，逢血瘀形成積塊，積於胃脘則嘔噁，上行於頭目則眩暈……諸症紛然，皆因濕濁而起，所以及早清除濕濁甚為切要。但為何積液會停於胃脘而不下行呢？最初的原因是有濁氣阻滯在水流的通道上了，這就像我們有時候樓房內的暖氣管不熱，水總不流通循環，此時只要把通氣閥打開放放氣，水流馬上就會重新循環起來。所以我們必須要把體內的濁氣隨時放出才行呀！人體排泄濁氣的方式主要是兩個──放屁和打嗝，一定要注意檢查你的「排氣閥」，看看是不是已經生鏽很久了。

▶6.自己打通小周天——一分鐘學會道家養生祕法

一、叩首法（小周天打通法之一）

叩首，顧名思義就是磕頭，有人問，磕頭也是鍛鍊嗎？那當然，磕頭還是道家修身祕法之一呢！

「學道本無門，叩首先有益」。但是，咱們練的叩首不是頭碰地，而是頭叩手背，就像是我們趴在桌上打盹時將額頭壓在手背上的感覺。也就是說，怕我們的額頭直接磕在地板上會疼痛受傷，就用手墊著。這樣額頭撞在手背上，既不會因接觸面太軟而無效，也不會覺太硬而受傷。

然後按拜佛叩頭的樣子，以額頭部分（鼻根至前髮際線）撞擊手背。幅度和力度因人而異，本著由輕而重的原則。抬頭再叩時要有一個頭後仰的動作，十五次為一小節。接著從鼻根到下巴輕輕「撞揉」手背，反覆十次為一小節，「撞揉」時面部始終與手背相貼進行。（「撞揉」時頻率要快，如震顫一般。）兩節為一組。

如此可使任督二脈在頭部順接，為打通小周天的第一步。（高血壓患者暫不練此功。）

二、震動尾閭法（小周天打通法之二）

先雙腿盤坐。有些人說我盤不上，咱們這個功盤不上正

好！雙腳微盤能交叉即可，然後用腳掌外緣骨用力往起站立。（站的過程中膝蓋不可觸地。）剛站一點有人說不行，站不起來也沒關係，這個功法本來就不需要完全站立起來，只要臀部離地十至三十釐米就行。由於重力作用，臀部落地時正好使尾骨撞擊地板，這個動作就完成了。這種撞擊面積較大，安全無痛。為保萬無一失，開始時臀部可墊棉墊，站起的幅度也宜由小到大，或面前有人幫忙拽起也可，主要目的就是要震動尾骨，使任脈會陰穴與督脈長強穴得以順接。這是打通任督二脈的關鍵一步。（有骨結核、骨質疏鬆及急性腰扭傷者，忌用此法。）

別小看這一站一坐，站時吸氣整個脊椎督脈氣沖灌頂，落下呼氣時自然氣沉任脈丹田（即關元穴），乃用意而不用力之妙法。對婦科病、肛腸病有立竿見影的效果，還可強壯肝腎功能，且能降壓安神，治療腰膝疼痛只要鍛鍊時從容和緩，不急不躁，鍛鍊後都會有氣力大增的感覺。

三、壁虎爬行法（小周天打通法之三）

我們都看過壁虎或諸如蜥蜴、鱷魚的爬行吧，咱們這個動作就完全依照它們來進行，爬行得越像越好。但是咱們在地板上練時不用真的往前爬，如果真的向前移動了，那就必然是四肢在用力，而這個鍛鍊法四肢是不用力的。所有動作的完成雖然主要是靠胸腹和腰的力量，但我們卻不可把意念集中在那裡，而應集中在「爬」上——此時你就是一隻壁虎，自然放鬆得像壁虎那樣去擺動肢體就可以了。

記住壁虎的所有動作都要有，因為你就是一隻壁虎。爬時大腿內側和上肢內側以及胸腹部都會直接接觸地板，所以要注意為防止地板過涼、皮膚擦

傷等問題，應先有些簡單的防護措施。此功法主要用來打通任脈，對增強五臟功能效果卓著，尤其對於肝臟有很好的養護作用，對於腸胃疾病、便祕、婦科病痛經、不孕等諸症都有很好的療效，減肥消脂的作用也非常明顯。任脈乃陰經之海，總調陰經各脈，對於更年期婦女尤為重要。

四、踏步搖頭法（小周天打通法之四）

放鬆仰臥於地板，兩手抱於頸，好像要做仰臥起坐，頭略微抬起，現在我們開始做原地踏步的動作。

你問了，原地踏步，腳心碰不到地面呢！對，不是讓你腳踏實地，而就是一種想像，你就躺在那裡，腳跟貼著地板，兩腳一收一伸踩著虛空，做原地踏步的動作就對了。動作不要大，同時頭隨著腳的伸縮而向左右擺動，收左腳時頭向右擺，收右腳時頭向左擺。意念想著：我站在一個空地上，抱著頭，悠然自得地做著原地踏步。動作和緩從容，用意不用力。

這個動作主要是鍛鍊整個脊椎，也就是督脈。督脈是陽經之海，總攝各條陽經，能夠升發人體陽氣。所以這個功法只要練上幾下，就會讓人渾身發熱、氣血旺盛，尤其對於腎臟有很好的強壯作用，且活血通絡作用很強，可治療虛寒症及腰腿病，對心臟及腦供血不足的人效果明顯，對於類風濕性關節炎也有很好的治療作用。

不過要注意的是，練此功時脊椎供血非常旺盛，正是要打

通督脈，但是有些人脊椎長期有瘀血阻滯，或側彎，或膨出，或鈣化，這時就會感到脊椎某些部位會產生一些較強烈痛感，也就是好血在衝擊這些病灶。不必擔心，這種痛感很快就會過去。為了使鍛鍊更加順暢安全，鍛鍊要循序漸進，時間寧少勿多，以不疲勞為準。另外，如在練完此功後取俯臥位，讓人用掌根從頸一直按摩到尾骨，常會發現有格外疼痛的點，須稍加仔細按摩，這樣可加速打通督脈。

▶7.美容的根本是保養身體內部

皮膚是你整個身體狀況好壞的鏡子。只用名貴的清潔劑、保養液護理清潔鏡子的表面，而不管它內部的功能維護保養，效果當然無法持久。有句廣告詞怎說來著：以內養外，才是真正的美！

人的「面子」問題何其重大，愛美之心何其尊貴！美容真是關乎一個人的生命，尤其是女性，這似乎是天性使然。如果美麗能夠成為大家追求健康的動力，我很樂意助你一臂之力。

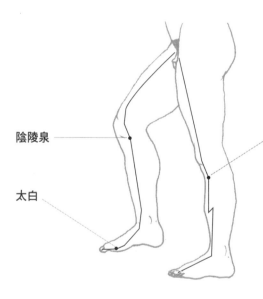

陰陵泉

太白

足三里
胃經的足三里穴和脾經的太白穴、陰陵泉穴治臉部老長痘、暗斑、起膿疱、浮腫、掉髮、失眠、皮膚粗糙。

前幾日和兩位中年女士聊天，她們說：「你的文章裡少有美容方面的題材，其實這才是我們女人最關心的事情。」我一向認為疾病是人們心目中的最大困擾，然而對於女性來講，可能美麗更是她們的生命。

現代人關注美容，多數只注重皮膚、毛髮表面的現象，很少顧及這些問題背後臟腑功能發出的警告。膚色不好有化妝品救駕，嘴唇顏色黯淡有口紅唇彩，皮膚有斑、痘用遮瑕筆。各種保養品暢銷，越貴越有人買，用了後就離不開，因為很多都是用的時候可以改善一點，停了以後很快就反彈，於是愛美人士都成了護膚、保養品「忠實」的顧客，無論心理還是生理都成癮了。為何用了就離不開，有誰想過這個問題？皮膚是你整個身體狀況好壞的鏡子。只用名貴的清潔劑、保養液護理清潔鏡子的表面，而不管它內部的功能維護保養，效果當然無法持久。

其實，人的皮膚、毛髮、氣色、體形等等種種外在表現，都是其自身臟腑、經絡功能好壞反映在體表的提示信號，身體的種種表現其實是在告訴人們哪裡工作正常、哪裡舉步維艱。

問：我的皮膚粗糙，愛起疙瘩，是何原因？
答：主要是肺的功能虛弱。
問：我的皮膚沒有光澤，臉色蒼白，是何原因？
答：主要是心的功能虛弱。
問：我的皮膚總像沒洗乾淨，蒙了一層灰塵一樣，還在太陽穴附近莫名其妙的長出暗斑來，是何原因？
答：是肝膽鬱結造成。
問：我的皮膚老起膿疱，用手一擠便成了麻坑，不擠就永不消失，是何原因？
答：是痰濕流注造成。
問：我頭髮一掉一大把，枯乾沒有光澤，是何原因？
答：那是腎氣虛弱造成的。

以上的界定是強調各臟腑與皮膚、毛髮的對應關係，切不要機械地去一一對應，因為沒有哪一個臟腑會獨強獨弱，它們都是互相牽制，相互協同合

作，一損俱損，一榮俱榮。

在中醫的理論中，肺與皮膚關係最為密切，「肺主皮毛，司毛孔之開合」。我們知道，皮膚每天代謝的廢物要經過毛孔排汗而出。如果毛孔開合的功能失調，廢物沉積在毛孔中，那麼皮膚就會粗糙沒有彈性，堵塞嚴重便會長出疹子疙瘩來，所以要想皮膚好，肺的功能一定要加強。

心臟功能不好，最主要的就是影響面部的氣色。心臟供血不足就會面色蒼白，心血管瘀阻就會使面部顏色不均且隱隱發黑。所以，想要面色紅潤有光澤，一定要改善心臟的功能。

肝膽鬱結，也叫肝鬱氣滯，通常是生氣、憂慮、恐懼等因素造成。其危害最大，是美容的大敵。它會令天生麗質的女士過早地長斑，而且來勢洶洶，同時伴隨著月經和乳腺等問題，有時還有劇烈的偏頭痛。「百病從氣生」，為了美麗，勸你一定要自娛自樂，遠離憂愁、恐懼與憤怒。

還有一個影響美容的因素，那就是腎氣的虛弱。腎乃先天之本，是人體能量的源泉。一旦虛損，好比房屋的根基動搖，將出現頭髮乾枯脫落、牙齒鬆動、牙齦腫脹、頭暈耳鳴、腰痠腿軟等一派衰老之象，美容便無從談起了。

有的人皮膚上總愛起膿疱，這是痰濕流注肌表所致，「脾是生痰之源，肺是儲痰之器」，痰濕產生的根源在於脾胃功能失調。

　　人的「面子」問題何其重大，愛美之心何其尊貴！美容真是關乎一個人的生命，尤其是女性，這似乎是天性使然。如果美麗能夠成為大家追求健康的動力，我很樂意助你一臂之力。

〔求醫錄〕

　　璇璇問：我的皮膚就是老長痘，而且有膿，從十三、四歲長到現在二十八歲了，還不停地長。中藥也吃了，皮膚科也看過了，護膚品也用了，就是不見好。皮膚總是油油的，毛孔也比較粗，臉色蒼白。若說毛孔粗是肺不好，可是我頭髮卻黑亮柔順，只是經常掉頭髮。另外我總覺得自己的臉有些浮腫，我並不胖，可是第一眼給人的感覺總是比較胖。我媽媽說我小時候經常流口水。還有，我經常失眠，白天沒精神。腸胃也不好，吃一碗飯就撐得半死，怎麼辦呢？

　　中里巴人答：您的所有問題都在脾胃虛弱上。只要脾胃調養好了，您的腫脹、掉髮、失眠、皮膚粗糙等問題都會迎刃而解。食療可吃山藥薏米粥（等量打粉熬粥），成藥參苓白朮丸、柏子養心丸（空腹吃）最佳。穴位取胃經的足三里和脾經的太白穴、陰陵泉。禁忌冰鎮食物、冷飲、油炸食品，少吃雞肉、河魚、豬肉。肚脹時，可吃加味保和丸。

　　福星照問：如果每天堅持敲打按摩經絡，身體會出現一些好轉反應嗎？我現在比以前愛出汗了，卻容易感冒了，比較怕涼了。以前我不愛感冒，不愛出汗，但怕涼。這是正常現象，還是我有其他的問題呢？

　　中里巴人答：原來您固守城池，城外周邊您的領地都被敵人占領，但您的城池暫時還穩固；現在您主動出擊去打擊周邊的敵人，敵人趕跑了不少，可您的城中也有點兵力不足，有些敵人便乘虛而入了。所以不要出兵太多、太勤，出兵後也要派人固守城池。敲打通經絡固然重要，但是培補正氣更為必要。現在您可在平日吃些玉屏風顆粒，給自己多加一層屏障以禦外敵。

▶8.美容從喝五色養顏粥開始

吃五色養顏粥（黃豆、綠豆、黑豆、紅豆、紫米），就是最簡單、最省時、最有效的美容方法。

禪經上說：無意之中是真意。看來，人只有率真了，才能得到天然美容的妙方。

近來總有女性朋友問我美容問題，我一時語塞，不知如何回答：我推薦的刮痧，有人覺得恐怖；點穴，說找不準穴位；做足底，有人覺得療效太慢。真讓我有點黔驢技窮的感覺。因為我對美容一向重視不夠，沒有把它放入研究範圍，所以缺乏經過實證的妙方。而每每碰到的十個女性朋友，差不多有九個有事沒事就是把美容放在嘴邊，所以說美容是女人的生命，實不為過。

不論什麼事情你一琢磨它，它還就來了。我突然想起一位很久沒有聯繫的女性朋友，她是一家電視台的節目主持人，已經四十多歲了，我前年剛認識她的時候，把她當成了二十幾歲的小姑娘，差點弄出笑話來，因為她的皮膚非常光滑細嫩，頭髮也烏黑發亮。我問她有沒有結婚，結果人家孩子都上高中了。當時我是瞠目結舌，本來她是請我把脈診病的，結果是我非常謙恭地向人家討教養生之道。她說，沒什麼啦，一是多睡覺，然後就是唱歌、吃肉，完了。我想肯定不會這麼簡單，便一再追問，最後，她說，好吧，看你這麼心誠，我就把我的獨家祕方傳給你吧。於是她一臉神祕地說出了自己的法寶——五

色養顏粥（黃豆、綠豆、黑豆、紅豆、紫米）。我一聽，皆是尋常之物，沒什麼稀奇，便把它當做一件趣事，沒再去探究其中的奧妙。現在突然想起女性美容，便對這個「豆米方」分析起來：

黃豆：味甘，性平。入脾、肺、大腸經。補氣健脾，行氣導滯，養血潤燥，利水消腫。

綠豆：味甘，性涼。入心、胃經。清熱解毒，利水消腫，開胃健脾。

黑豆：味甘，性平。入脾、胃經。滋陰養血，活血利水，補虛黑髮，祛風解毒。

赤豆：（紅小豆）味甘、酸、性平。入脾、肝、膀胱經。利水消腫，除脹消痞，健脾補血。《食性本草》認為其「下水腫，久食瘦人」，看來有減肥的功效。

紫米：味甘，性溫。入心、脾、腎經。養心安神、健脾補血，強腎益精。

綜合看來，這服「豆米方」對五臟六腑全都顧及，寒熱搭配，不涼不燥，瀉不傷脾胃，補不增瘀滯，真是一劑駐顏長壽的妙方。我曾問過那位女士這方子的由來，她說是無意之中搭配出來的。

另外向大家介紹一個來源於《奇效奇方》中的奇飲：買鮮薑五百克，大棗二百五十克，食鹽一百克，甘草一百五十克，丁香、沉香（中藥店都有賣的）各二十五克，茴香二百克（中藥店有售）。然後將它們搗碎、調勻，每天沖泡後當茶喝三杯。姊妹們試試便知其美容效果非凡。

﹝求醫錄﹞

貌美如花：五色豆洗淨後，用水浸泡一夜。（豆萌芽，生最盛，其酵素特多，少食後令人排出空的物，而且更容易煲軟。）把泡好的五色豆放入水中，加入適量的水煮至豆花即加入冰糖，溶解後即可飲用。

Ellie問：我很喜歡吃大棗的，只是怕熱量太高不敢多吃，看來以後可以隨意吃了。我最近把棗放在您上次推薦的五色養顏粥裡面，不知道煮熟了以後能不能還有同樣的效果？還有，這個粥可不可以當晚飯吃呢？我近兩個星期以來每天晚上喝一碗，身體熱乎乎的覺得挺舒服。

另外，我手腳一直容易冷，最近開始每天下午慢跑二十到三十分鐘，希望能夠改善自己的體質。我還在別的書上看到一個法子，就是用冷熱水交替沖腳，重複幾次後再用熱水泡。我想問一下老師，這個方法可以採用嗎？能夠從根本上幫助改善體質嗎？

中里巴人答：這個粥原本就是食品，一日三餐隨意服用。您增添了大棗，加強了養血的功效，創意不錯。慢跑和快走都是很好的健身法，但是需要在鍛鍊時將意念集中在腳掌上，仔細體會腳掌和地面接觸的感覺，這樣才能將氣血引到足底，腳底一熱，全身溫暖，四肢經脈頓時暢通。冷熱交替洗足，古來有之，常人可用此鍛鍊體質，虛寒體質者卻不適宜用此法，極易「引狼入室」、「關門留寇」，將寒氣引入經絡。不若每日臨睡時用大鹽（粗鹽）水泡腳，每次用鹽半斤（可反覆使用），確有溫經通絡之效。

▶9.一小時內解酒毒

解酒的法子有兩套：揉胃經的足三里、下巨虛和足底小腸的反射區，再使勁揉肝經的中封穴、太衝穴，再吃生蘿蔔、西瓜、蓮藕、梨、藿香正氣膠囊、大山楂丸，這樣可以增強肝的解酒毒功能。

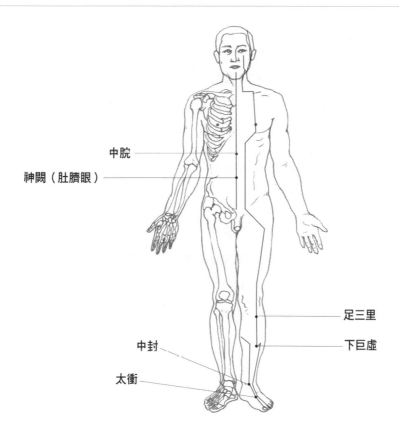

中脘

神闕（肚臍眼）

足三里

下巨虛

中封

太衝

我有很多做生意的朋友，每人的手包裡都隨身攜帶著藿香正氣膠囊和大山楂丸這兩種常用藥，且常常會在酒後按摩自己身上的穴位，他們覺得效果非常顯著。教了他們這幾招，我真不知是害他們還是救了他們。

中華的酒文化從古至今源遠流長，少量飲酒可以行氣活血，保護心血管功能，其中尤其以干紅（註：le vin roque，紅葡萄酒的分級）最佳，干紅在國外有「心血管保護神」的美譽。但不論何種美酒都有個量的限制，過猶不及。歷史上飲酒過多傷害身體、耽誤要事甚至喪失江山的比比皆是。

　　酒，很多朋友對它有著難以割捨的嗜好，但酒終究不是水，過度飲用而帶來的諸如脂肪肝、胃腸及神經損害都是健康的大敵。並且因醉酒駕駛導致的悲劇也頻頻發生。飲酒成癮者及為了工作應酬多的人該如何減輕酒精對自身健康的傷害呢？下面我提供一些自己的治療經驗，供大家參考：

一、一小時內解酒毒的絕招

　　如果你飲酒至醉，腹中難受，頭痛噁心，隔了一晚仍然不見好，通常稱為宿醉，治療最有效的方法莫過於用拇指揉按腿上的足三里穴了，按揉的同時如果你感到腹中舒服，有腸蠕動的感覺，證明酒食已入小腸，同時揉下巨虛和足底小腸的反射區，通常十分鐘就可明顯緩解症狀。

　　若點揉足三里噁心反而加重，證明酒食仍停胃中，此刻則需要手指探喉催吐；因為食物和酒精已造成對胃的傷害，而胃黏膜上有急性炎症發生，食物和酒精此時和毒素沒有區別，最好能吐乾淨了，症狀才可消失。吐的過程中可以飲用加少許鹽的水，可以幫助清洗胃黏膜，將更多變質的食品帶出來。

　　然後揉中脘穴和足三里，再加揉足底胃反射區及太衝穴和

中封穴，就可以增強肝的解酒毒功效，同時服用藿香正氣丸，然後稍事休息，通常一小時內可解除症狀。

二、吃以下東西就可以防酒醉

治莫如防，如何防止酒醉和酒精的傷害非常重要，一些日常的蔬菜水果和一些便宜的中成藥就有很好的預防效果。

1. **生白蘿蔔**：解酒功效最強當屬生白蘿蔔，寒熱體質都適用，飲酒時吃些蘿蔔可防止醉酒。
2. **西瓜、蓮藕、梨**：熱性體質喝白酒時可吃些西瓜、蓮藕、梨等清涼之品，但體質虛寒者忌服。
3. **藿香正氣膠囊**：喝冰鎮啤酒過多，可服幾粒藿香正氣膠囊。
4. **大山楂丸**：食肉過多服用大山楂丸二丸，可預防酒肉過多引起的脂肪肝及消化不良。

▶10.足療可以補充人的底氣

> 把腳比喻為拿在手裡的風箏線軸，經絡則是長長的風箏線，各個臟腑則是天上飛的風箏。人們按揉腳的反射區就相當於放風箏的人收放線軸，通過經絡這根線就可以控制臟腑風箏的方向和高低了。自由控制風箏的前提是聯接的線須完整，如果聯線中間被東西纏繞或者斷了，風箏就失控了，此時按摩足下的反應也就不準確了。

不知道你有沒有做過足底按摩或者埋耳針減肥的經驗，現在許多的保健方法都是找到身體全身的反射區，對其進行經常的刺激，痛的地方就是有問題，按摩那裡就可以調節疾病。

現在大家的保健意識都很強，許多美容洗浴中心都有足療項目，由於它簡單方便，受到許多人的喜愛。足底按摩（足療）為何可以保健和治療疾病呢？它的原理是：身體有許多臟腑的經絡均下行到足，出現在腳相應的區域裡，刺激這些相應區域就可以調節臟腑的功能。這樣講可能太抽象了，有個叫《無極》的電影大家可能看過，中間有個鏡頭就是把人當風箏來放的。

拿這個例子來比喻足療再好不過，把腳比喻為拿在手裡的風箏線軸，經絡則是長長的風箏線，各個臟腑則是天上飛的風箏。人們按揉腳的反射區就相當於放風箏的人收放線軸，通過經絡這根線就可以控制臟腑風箏的方向和高低了。自由控制風箏的前提是聯接的線須完整，如果聯線中間被東西纏繞或者斷

了，風箏就失控了，此時按摩足下的反應也就不準確了。

體驗過足底按摩的人都感覺到，有些地方特別疼，有些地方則沒有感覺。感覺疼說明風箏線是完整的，沒有斷，這個地方還能反映出問題，但疼痛的輕重並不一定跟病情的輕重成正比。由於病輕，臟腑能力損傷少，經絡通，在反應點的疼痛可能非常誇張和厲害；反倒是病情重、經絡阻塞嚴重的時候，風箏線繞到其他地方或斷了，疾病的信號傳不到足底了，此時按壓不疼的地方可能是病得非常嚴重的地方。因此，按摩的時候不能單憑足下的反應來判斷病情，還要結合患者的感覺和不適等主訴來斷定。不痛既可能意味著沒毛病，也可能意味著病得很重，經絡已經阻塞，到不了足底。

例如一個胃潰瘍患者，平時泛酸、噯氣，飯前疼痛非常明顯，在做足療的時候相應的區域卻一點沒感覺。此時察看該區有哪些經絡經過，逐個向上一個個穴位排除，最後發現是足陽明胃經的穴位已經阻塞，這個穴位下的反應點都沒有感覺。經過按摩疏通後，該穴位及足底該區也開始能感覺到疼痛了。這說明風箏線一度從中間斷了，當接好後，就可以從線軸再次調控風箏了。

這個道理不僅僅應用於足療，其他各種利用全息遙控治療的方法都是一樣的道理。

﹝求醫錄﹞

一堂問：我想問的是「足底反射療法」和「經絡穴位按摩療法」的區別與聯繫。足底內部有相應穴位，穴位一般沿著骨頭或骨間膜，也有相應的反射區，是一塊一塊的，兩者是否有聯繫呢？雖然兩個方法都很有效，但我個人操

作足底反射區按摩時為什麼沒有感覺呢？

中里巴人答：您的問題提得非常好，但涉及的知識較多。足底反射和穴位之間確實有著互相交錯的區域，當您熟悉了經絡的走向時，您就會更加理解反射區的實質涵義。拿胃經反射區來說，它的位置正好在肝經和脾經循行路線之間，這就啟發我們：胃的問題根源通常是肝脾不和造成的。還有就是反射區相當於經絡中的絡脈部分，而穴位都是在經絡的經上，如果反射區不敏感，而穴位敏感，通常是氣血不夠充足，也可能是病灶點本身只是在經絡的位置上，而沒有在臟腑的深層，只是經絡不通而已。您能自行探究問題的根源，並身體力行與大家共享體會，實在難能可貴。在此向您致謝。

裝在套中：在不同的城市都做過足底按摩，多是為了緩解腰腿痠痛的症狀去的。發現足底按摩師多是經過一個月左右的簡單培訓就上崗的，他們很難真正地給人探病。比如您提到的這個理論──「疼痛的輕重並不一定跟病情的輕重成正比」，對他們很多人來說，可能就是聞所未聞呢！畢竟他們都是以營利為主要目的的商業化運作。如果我們對自己的身體有大致的了解，帶著問題去做足療，請他們對我們指定的部位重點關照，也許是一個好辦法。不過，這個好難！越來越發現把自己交給沒有醫師資格的美容院、保健中心來調理，是一件很不靠譜的事了。不知這是一種因為知道一點皮毛之後的進步，還是一種束縛了！

蘅：關於足底按摩的手法和順序，我讀過的一本書裡推薦一種方法，覺得滿不錯的。就是用熱水泡腳，在盆裡放一些玻璃彈珠之類的東西，用它們來按壓相關的反射區，既能促進血液循環，提升整體的健康水平，又可針對性地強化某一臟器，而且操作極為簡單。有些朋友擔心方法不對會引起副作用之類，我覺得

不必多慮。按摩不比吃藥，是藥三分毒，而按摩只要力度不太重，一般不會有什麼副作用。操作的時候只要憑著直覺就好了。試想，當你磕痛膝蓋的時候不由自主就會用手揉，這時需要別人告訴你要用多大力、揉多長時間嗎？借先生的一句話，自己就是最好的醫生。

►11.學中醫的入門之法是足底按摩

　　足底反射療法非常好學，它把人的腳當做一面鏡子，人體的五臟六腑便都在這面鏡子裡了。當身體裡臟腑器官發生問題時，這面鏡子就以痛感或其他的方式顯示出來，然後按摩這些敏感部位，疾病就解除了，就這麼簡單。對於有些疾病，足底按摩法獨領風騷，立竿見影。

　　很多朋友對中醫很有興趣，但不知從哪裡入門，中醫書也看了不少，可越看越覺得玄奧，彷彿身陷於汪洋大海之中看不到航向，慢慢地也就只有敬而遠之了。其實，中醫離我們很近，也很親切，學習中醫需要的主要工具——經絡和實驗場所，就在我們身上，唯一欠缺的只是一些正確的理念和使用工具的方法。一旦你邁進了這第一道門，後面便可觸類旁通、遊刃有餘了。

　　市面上講解中醫經絡的圖書很多，寫得也並不深奧，為何一般人學習起來仍然是一頭霧水呢？關鍵是我們想學的東西書上沒寫，而他寫的東西又通常是我們不感興趣的。我們花了很多時間和精力學了一堆花裡胡哨的名詞，一碰上實際的病症便無所適從，百無一效。這樣一來，誰還有興趣再學下去呢？

　　那麼，怎樣才能學到切實有效的真東西？什麼事情，你相信它真的有用才會去想學它。中醫裡面有陰陽五行、子午流注、藏象學說，這些雖是中醫的核心和精華，但是卻非入門之

徑；且很多人對此理論將信將疑，所以在開始學的時候不要去學這些東西。大魚大肉雖然蛋白質最多，營養豐富，但對於哺乳期的嬰兒無異於毒藥，因為他根本無法消化吸收。我推薦大家可以拿足底按摩來當學習中醫的入門之法。這種方法雖然不是正統的中醫療法，卻與經絡學說有著緊密關係。

大家都會覺得少林拳法博大精深，難於修練，那就先練練跆拳道，感受一下搏擊的氣息，不無裨益。

足底反射療法非常好學，它把人的腳當做一面鏡子，人體的五臟六腑便都在這面鏡子裡了。當身體裡臟腑器官發生問題時，這面鏡子就以痛感或其他的方式顯示出來，然後按摩這些敏感部位，疾病就解除了，就這麼簡單。對於有些疾病，足底按摩法獨領風騷，立竿見影。比如，我認識的一個中年女性，長年被泌尿系感染所困擾，只要一去游泳就會誘發，而她又非常喜歡游泳。我告訴她要經常按摩一下淋巴區。不久她便打來電話說，只按摩了幾次，困擾她多年的泌尿系感染便完全好了。這樣的事例很多，而且以後大家也會有更好的事例。

我為何如此推崇足底反射療法呢？首先，它和經絡學說有著互相印證的關係，是點和面的關係、平面和立體的關係。而且，它極為簡單易學，需要的不過是一雙手和一張足療的掛圖，比學習中醫基礎理論要容易有趣得多。有人問，我想學習的是正統的中醫，這豈不是旁門左道？其實，什麼又是正統呢？「正統」就像是個黑色的鐵框，你可以在裡面，也可以在外面。學習中醫，思想必須開放，不要自定界線。「是法平等，無有高下」，只要拿來好用就行。

有興趣的朋友們，現在咱們就開始學習了，對著足底按摩反射區的圖反

覆試驗，然後將你的體會和問題拿來大家共同分享，互相答疑
解惑，不要只是我在這裡一言堂，總是一種枯燥的聲音，恐怕
大家都要昏昏欲睡了。

▶12.一學就會、一用就靈的五種中醫防病法

有病去醫院是必要的措施，但沒病防病才是真正的明智之舉。如何防病呢？一定要有一些簡單有效的招數才行。我推薦幾個讓大家一學就會而又效果顯著的方法。

現代人最大的困擾之一就是健康問題。周圍總是會有生病的人，父母、孩子、兄弟姊妹、丈夫妻子、摯友近鄰，或者是我們本人。很多人在一年甚至是一生當中，總是難以擺脫疾病的陰影。家裡只要一人有病，整個家庭都會愁雲密布，難有歡笑。我們往往愛莫能助，只能聽從醫生的處置。我們眼睜睜地看著至親至愛的人受罪而無能為力，這真是太可悲了。其實，在疾病面前，我們不是聽天由命的弱者，而是大有可為的主宰。

有病去醫院是必要的措施，但沒病防病才是真正的明智之舉。如何防病呢？一定要有一些簡單有效的招數才行。我推薦幾個讓大家一學就會而又效果顯著的方法。

一、刮痧法

之所以向大家先推薦刮痧法，是因為它的防病功效最為顯著。刮痧是正統中醫六法之中的第一法，善治輕淺之患，是治療疾病初起的首選方法。但凡感寒、中暑、受風、突發的腸胃病、頸椎病、肩背痛、皮膚病（忌刮患處）等等新發急發之病，都有應手之效。操作也極為簡單，只需一塊牛角板、一瓶刮痧油（精油也可），循著受損的經絡，以和皮膚四十五度以下的角度，輕輕刮拭即可。（刮痧之法我另章詳論。）刮出的痧點旁觀者看著嚇

人，當局者只覺爽快，且不影響洗澡。幾天後便被新鮮血液吸收，隨尿排出體外了。

二、拔罐法

俗話說「針灸拔罐，病去一半」，其在老百姓心目中的地位和其確切的療效可見一斑。各大洗浴中心和按摩場所也都將其視為保健項目。我建議想學拔罐的人最好買槍式的塑料罐，不用點火，很方便。拔罐適合什麼樣的病呢？拔罐治療虛症效果最好，尤其治療腎虛引起的腰痠痛最快，通常可在患部直接拔罐，即時見效。還有就是針對刮痧刮不到、疼痛位置較深的患部，如慢性肩周炎、痛經、肝膽疾患等。

拔罐更好學，只要準備一套八個以上的真空罐，再有一張經絡圖就行了。沒有什麼嚴格的禁忌，只是注意濕氣較重的人很容易起泡（儘管起泡療效更佳，但很多人會望而生畏），所以拔的時間不必過長，也不必拔得太緊。

三、足底反射療法

如果拔罐、刮痧都不想學，而能精通足底按摩，那麼七〇％的常見病照樣可以應對有方。足底療法的神奇功效一直沒能充分彰顯的主要原因，是專業的醫者不屑於此，從事此項療法的又通常是對醫理一竅不通、只是經過簡單手法培訓的技工。這麼充滿隨機個性的療法，卻變成了千人一面的「套子活」，真是可悲！諸如心臟供血不足、胃腸疾病、肝膽病、糖尿病、泌尿系感染、各種炎症，都是足底反射療法的適應症。我

曾告訴一個十四歲腦瘤手術後遺症的男孩去按摩足底反射區一個黃豆粒大小的位置，他堅持按摩了兩個月，使醫院已經判定永遠無法再睜開的左眼完全恢復正常。一個小小的反射區，換回了他一生的幸福。

四、經絡點穴法

　　這種方法更加簡單易學，只要大概知道經絡的走向，再了解一下常用的二十幾個穴位，什麼胃腸病、頭痛病、感冒、咳嗽、痛經、心絞痛，都能有對應之法，不會臨陣束手無策。經絡點穴法是很有效的，其功效不亞於針灸。（學東西要先有信心才行。）

　　舉一個實例：一口樓裡的電梯壞了，只好爬樓，在三樓看見住在六樓的張大爺，右手提著菜籃，左手扶著樓梯把手，臉色蒼白，喘不上氣起來。我知道張大爺的心臟不好，便抓起他的左手，在其手心「勞宮穴」上點揉了一分鐘，張大爺長出了一口氣，說心裡舒服多了，和我有說有笑，一氣上了六樓。似此等應手而癒的情況，我碰到很多，希望能給大家增強信心。

五、導引法

　　此法類似西方的順勢療法，但理論更加全面，操作更加安全。如感冒了，可刺激鼻孔多打噴嚏來驅走風寒；拉稀了，可促其排泄來清除瘀積。嘔吐助其嘔，發燒助其熱，煽風點火，順水推舟。但操作須審症清楚才可，所以在此並不提倡大家用此方法，說出來是增加一下大家對傳統醫術的了解，以提高學習中醫的興趣。

►13.熬了夜要吃這些藥去補

這些補救之法，只供世界盃期間暫用，起些亡羊補牢之效，不可恃此長期熬夜。否則，我這補救之方，反成害人之藥了，罪過！

世界盃期間天天熬夜看球，身心俱疲，體重也降了好幾斤，整日處於半夢半醒之中，深感吳清忠先生倡導早睡覺的良苦用心。又見電視台報導因看球傷身體，感冒、消化不良、失眠、心臟病、高血壓、無精打采的人堆滿了醫院的急診大廳。以前都好好的，一看球就病了，唉！都是熬夜惹的禍。

夜裡是人們長氣血的時間，也是肝臟工作的時間，對人體的健康極為重要，但四年一遇的世界盃亦難以割捨，人生能有幾回搏，那驚心動魄的場面對心靈的震盪似乎讓我們永遠能找到年輕的感覺。健康與激情，魚與熊掌是否可以兼得呢？我在此提供一些補救之方法，給那些和我一樣缺乏理性自制的朋友們以暫時的慰藉。

從經絡上講，夜裡十一點至凌晨三點乃膽經和肝經的流注時間，此時肝膽經氣血最旺，但這些氣血是用來進行重要的人體代謝工作，如果挪為他用（如過多的供應給大腦、四肢或腸胃），人體推陳出新的工作就無法正常完成，體內陳舊的廢物不能及時排出，新鮮的氣血也無法順利生成，所以對人體造成的危害很大。

　　肝開竅於目，夜裡看電視、電腦，最耗肝血，白天就會兩目痠澀、脾氣暴躁。如果再吃點夜消，喝點冰鎮啤酒，把供應給肝的氣血搶到胃來消化食物，就會造成肝胃氣血都不充足，兩相損害。

　　補救的方法有：

◎ 怕熱口渴、無厚膩舌苔者，夜服六味地黃丸。

◎ 若眼易痠澀難睜，服石斛夜光丸、石斛明目丸、明目地黃丸、杞菊地黃丸皆可。

◎ 若心煩躁熱難睡，服一粒牛黃清心丸。

◎ 若心慌氣短難睡，服一瓶蓋柏子養心丸。

◎ 若喝冰鎮啤酒，須與大棗同服。大棗性溫，可祛胃寒，又能解酒毒，還可養血安神、潤腸通便。

◎ 若同時又吃肉食，可服加味保和丸，白天常服些參苓白朮丸更妥。

◎ 若屬於氣血虛、面色蒼白、畏寒怕冷的，夜裡可服十全大補丸、桂附地黃丸。

◎ 若大便無力、心慌氣短的，可服柏子養心丸、補中益氣丸。

◎ 晨起體倦無力、口乾咽燥者，可服人參生脈飲，也可常含服些質地好的西洋參。

　　這些補救之法，只供世界盃期間暫用，起些亡羊補牢之效，不可恃此長期熬夜。否則，我這補救之方，反成害人之藥了，罪過！

www問：我老公今年才三十二歲，痰挺多，那張嘴就不閒著，除非在吃東西。晚上睡覺磨牙，有白頭髮。這是什麼毛病？

中里巴人答：這個問題可以從脾胃論治，因為「脾是生痰之源」。若有飯後腹脹的情況可服用加味保和丸，在平日裡常吃些參苓白朮丸，可健脾消痰。若愛吃肉，須在食後加服大山楂丸。磨牙多由氣鬱不舒或精神緊張造成，可吃些逍遙丸以健脾舒肝（此藥常被誤認為是婦科專藥），還可經常吃點白蘿蔔通通氣，「氣順痰自消」。

▶14.預防、治療一切中老年疾病的金雞獨立法

曾將自己想像成是一個衝浪運動員，想像自己在驚濤駭浪中起伏跌宕的感覺，充滿激情，一會兒就會渾身出汗。

身體有病，中醫認為是陰陽失調，不平衡，但是這個概念太過籠統，細分之可以理解為五臟六腑之間相互協調的關係出了問題。有些人罹患的是肢體病，似乎也須歸於五臟六腑與四肢百骸之間的不和諧所產生。如此推而論之，問題就會變得越來越複雜，沒有點中醫知識的人很難理解。所以，有沒有一種簡單有效的方法可以直接來調節身體的平衡呢？答案是肯定的，而且是出乎意料的簡單易行，那就是金雞獨立健身法。

只需將兩眼微閉，兩手自然放在身體兩側，任意抬起一隻腳，試試能站立幾分鐘，注意！關鍵是不能將眼睛睜開。這樣你調節自己的平衡就不是靠雙眼和參照物之間的協調，而是通過調動大腦神經來對身體各個器官的平衡進行調節。在腳上有六條重要的經絡通過，通過腳的調節，虛弱的神經就會感到痠痛，同時得到了鍛鍊，這根神經對應的臟腑和它循行的部位也就相應得到了調節。這種方法可以使意念集中，將人體的氣血引向足底，對於高血壓、糖尿病、頸腰椎病等諸多疑難病都有立竿見影的療效，還可以治療小腦萎縮，並可預防美尼爾氏症（註：Ménière's disease，內耳病變所導致的平衡功能失調）、痛風等許多病症。對於足寒症更是效果奇佳。這是治本的方法，所以可以迅速地增強人體的免疫力。

有朋友說，金雞獨立現在一站能五分鐘腳不沾地，覺得有些枯燥，不想

練了。

其實，金雞獨立我們可以練得有聲有色、樂此不疲呢！

記得我當初練此功法，曾將自己想像成是一個衝浪運動員，手裡也虛擬著（想像著）攥著一根繩子，有意將身體傾斜，閉上眼，想像自己在驚濤駭浪中起伏跌宕的感覺，充滿激情，一會兒就會渾身出汗。

如果再加上一些你喜歡的音樂就更加趣味盎然了。

〔求醫錄〕

難集中問：集中意念對我來說似乎特別的難，腦中總是會想東西，通常是流行歌曲，而自己其實已經很少聽流行歌曲了。不知道有沒有什麼好方法可以讓人的意念很好地集中？

中里巴人答：精神能集中到流行歌曲上也是很好的，那就哼著或聽著流行歌曲練習「金雞獨立」。這是最好練精神集中的運動，不用你去強迫自己精神集中，而是這個運動只能在精神集中的狀態下才能完成。

手冰冰問：自從練了金雞獨立後腳沒以前那麼冰冷了，但手還是像以前那樣冰。有什麼辦法可以練手嗎？

一堂答：你用力地拍巴掌，拍得越響越好，可以增加陽氣，一會全身都熱了。人覺得手掌冷重點在十個指尖！所以鍛鍊重點也在指肚與指尖。分享我的方法，應該很快手就熱起來：先十指指肚相對，用力擠壓雙手三下，再十指交叉轉動手腕三下，十指

交叉掌心朝外用力外推上推三下，再握著十個指頭各揉摩三下（很重要），揉摩兩手腕三下，揉摩肘彎三下，完畢。三下不是定的，可多揉多做。沒事多敲敲十個指肚。漏了一個動作：十指指甲根部左右掐掐，也是三下。活血氣，很重要。

糊塗：通過練習老師所教的方法，確實是很明顯地快速提升了體質。尤其是金雞獨立，練習了一段時間，即便在寒冬也很少出現較重的感冒，的確起到了立竿見影的效果。

林真子：金雞獨立真的很受用，練了二次之後手腳冰涼的感覺就沒有了。還有，我的腰受過傷，怕涼，每天磕頭三十個，做了三天，腰痠痛的感覺也沒有了，而且現在能夠正常用腦工作了。真的很感謝先生！

▶15.玫瑰的激情──補腎最強法

這個功法動作簡單，看似平常，但若是掌握了其中的心法要訣，那真是「補腎之峻猛，強身之迅捷，無出其右」。這是現年八十六歲，仍能以一敵五的太極拳名家，我的恩師李寶良先生的養生祕法。

週日一早，我便接到快遞公司打來的電話，說朋友有包裹送給我，我告訴對方我的地址，他們說馬上送到，大約一個小時以後，我打開門，迎面的是一位身著職業裙裝、懷抱一大捧紅玫瑰的漂亮女孩，她說：「您是鄭先生吧，這是您朋友送給您的花。請查收。」「送我的？」我惶惑地看著對方，沒敢接。「對了，還有一封信。」她從花束中拿出來遞給我。我連忙打開看：「親愛的鄭老師，我們不怕扎傷手指，親自為您挑選了二十二朵最好的玫瑰，祝您健康幸福、好運常在──您的粉絲們。」

我的心突突直跳，臉也漲得發熱，手也有點帕金森似的接過了這火紅的玫瑰，年近不惑，這種少男少女才有的激情心動真是久違了。

回到屋裡左思右想，想不出是哪位朋友對我的厚愛，但真得謝謝她，讓我瞬間年輕了二十歲。一個小時後，心情慢慢地平靜下來，想起剛才的失態不禁啞然失笑，但心裡仍是很溫暖的感覺。

朋友的支持就是最好的動力，粉絲們讓我年輕，我也得給朋友們回贈點最好的東西，才是禮尚往來。這裡就給大家介紹一種很棒的健身運動。這個功法動作簡單，看似平常，但若是掌握了其中的心法要訣，那真是「補腎之峻猛，強身之迅捷，無出其右」。這是現年八十六歲，仍能以一敵五的太極拳名家，我的恩師李寶良先生的養生祕法。八年前，我有幸被恩師收為關門弟子，口傳心授了一套老人家獨創的養生絕學，真是受益無窮。不過恩師也再三叮囑：「醫不叩門，道不輕傳。」不知今天被這二十二朵玫瑰引出的衝動，會不會遭到恩師的嘗責。

其功法動作：直立，兩腳分開與肩寬，雙臂上舉伸直，在腦後交叉，此時小腹略向前傾，雙手盡量向上伸直後壓，所有力量、意念集中在腰椎。然後力量從腰椎發出，令兩臂以最大弧度從腦後向身體兩側壓下來，同時下蹲，兩手最後在兩膝間交叉。結束時意念集中在前腳掌五秒鐘，腳後跟不可離地。（在兩臂向兩側下壓時，胳膊不使一點力量，完全是腰在用力。）再站起時，前腳掌先用力，做為起動能量；緊接著將所有力量、意念再次集中在腰椎，兩腿不要用一點力量，逐漸站起。兩手一直交叉，從胸前直上頭頂到腦後。（站立過程中身體頭腳在後，小腹向前，身體呈弓形。）

呼吸方法：身體下蹲的整個過程呼氣，身體向上站起的整個過程吸氣。在呼吸轉接時略屏息兩秒鐘。（最好用腹式呼吸法。）練習多長時間，應根據個人體質而定，以不覺疲勞為宜。練後很多人會覺腰痠，需要用兩手攢空拳，輕輕捶打後腰。

通常練兩分鐘就會渾身微汗、腳掌發熱。有人會打嗝、放屁。至於長期效果，大家自己去感受吧。如出現腹痛、腰痠等不適症狀，可按摩復溜、太谿穴，很快可解決。如果再配合金雞獨立一起練，那就更妙了。

有什麼難的，還堪稱是什麼祕訣！許多人會有這樣的感嘆。但這確是心法，就跟哥倫布能將雞蛋立在桌上一樣的簡單。其實是一層紙，但對很多人來講，卻永遠是一座山。

〔求醫錄〕

Raysoem 問：蹲要到底嗎？還是蹲到半蹲即可？整個過程中，兩手不會要握在一起，只是兩臂就交叉吧？

中里巴人答：分兩步說吧：一、站立，蹲下，再站立。整個過程只用腰和腳掌用力，不許用腿。二、兩臂交叉上舉過頭，從腦後向兩腿側分開，整個過程也用腰力，不用兩臂和肩膀。兩手始終不交叉。（如果不懂這句話，就買一個拉力器，從腦後把它拉開，就找到感覺了。）如果只看懂一步，就先練一步。還可按您自己理解的來練，不必拘泥，最後也就真正成為您自己的東西了。

花香沁人問：1. 我全身都怕冷，尤其是下肢，就是夏天也是很怕冷，不敢吹風，也不敢穿裙子。大腿上邊的兩側（也就是敲膽經的地方）經常冷得感覺不停地有風在那個地方颳。

2. 晚上能入睡，但總是做很多惡夢。以前晚上十二點鐘睡覺，早上覺得起床困難，沒睡夠。現在改成了十點睡覺，早上就很容易起床，中午也不怎麼想睡午覺。睡覺的時候很容易醒。

3. 經常便祕，有時候三、四天都沒有，有的時候，是先乾後稀。先前吃香蕉管用，現在不管用了。

4. 十根手指和十個腳趾總是木木的，不是麻，是木。感覺摸東西的時候帶了一層膜一樣，很容易就冰涼冰涼。

5. 脖子朝前、朝後、朝左、朝右都很痛。動一動感覺骨頭很響。朝後仰的時候感覺背部右邊連著一塊痛。

　　請問，這麼多毛病，每一個症狀對應都是什麼原因？我先想解決做惡夢的問題，因為年齡不小了，想要生小孩，覺得這個問題可能會影響到下一代，希望得到指點。

　　中里巴人答：您有些脾腎雙虛，若脾氣急躁或有抑鬱傾向，可能還有些肝氣瘀滯。按按您的太衝（肝經），若是很疼的話，您就找到您睡眠不好、多夢的原因了。睡前泡腳和按太衝往行間穴（參見〈身無「三濁」一身輕〉一文），可以幫助解決睡眠問題。若兩點多醒來心悸、出汗、燥熱，可以睡前加按心包經胸前穴位。補脾胃就用山藥芡實粥配合推腹法。多做〈玫瑰的激情——補腎最強法〉的補腎功法，按復溜到太谿。怕冷，就利用這個季節多吃肥牛火鍋，羊肉、牛肉、配上大量蔬菜，飯後再吃山楂丸一、二個，這對健脾胃和提升氣血很有幫助。也可以自己多做清燉牛肉，多加些薑。另，螺旋藻對改善怕冷也有很不錯的效果。

　　我心飛翔問：我的小腿特別怕冷，現在開始按摩腳踝上面這部分特別疼，請問老師，是腎臟有問題嗎？另外，我的腳後跟感覺凍得疼，嗓子也乾，吃了同仁堂的金匱腎氣丸感覺頭疼，手指也覺得有些涼，但不厲害。這是什麼原因？

　　Jnc答：您有典型的腰膝痠軟、畏寒怕冷嗎？單純下肢怕冷的原因很多，不一定就是腎陽虛。經絡血流有瘀滯也可以怕冷，或有舊傷也可怕冷。若您確定是腎陽虛，可以換用桂附地黃丸吃。不過不太主張吃藥解決，因為您現在腿上寒氣比較重，吃溫補的藥熱被寒氣阻擋，下不到腿上，過了反而會上升衝擊頭部，造成頭疼。目前您最好按經絡圖，看看腿上哪條經絡按著反應最大就按摩，把痛的瘀滯揉開，還可以配合從大腿向下敲這些經絡，以引血下行。若想補腎可做做〈玫瑰的激情——補腎最強法〉裡的補腎功法。腿腳冷，做做金雞獨立也是最好的方法。

　　藍藍月兒問：我做推腹功的時候確實上下都排氣了，在肚臍下面一薑米處

有一個橫著（一摸達五釐米左右）的硬塊。開始我還想是不是人人都這樣呀，後來越讀您這裡的文章越覺得好像還是自己那裡有問題。我二十六歲，臉上剛又長非常紅大的青春痘，看來是在胃和小腸經通過的地方。肚子其他地方也有水槽什麼的，但好像能弄掉，而這個硬塊好像非常非常堅硬，一按非常疼，這怎樣化解呢？

中里巴人答：先按到不疼了再說。

果兒問：我一般都是手腳溫熱，而四肢和身體總是涼。像在夏天時，熱了就出汗，但是出了汗後身上仍然是冰涼的，有時摸起來就感覺能冰到手心裡去。不知這樣算不算正常？最近一段時間，不知是否受辦公室空調的影響，左側後腰部總是覺得好冷。請教老師，像我這樣的狀況，一般是什麼原因引起的呢？該怎麼注意呢，是否多運動運動就行了？

Jnc答：脾虛、寒氣太重，還有膀胱經也有寒氣，你說的好像是命門位置，說明腎有些陽虛。多做推腹和〈玫瑰的激情——補腎最強法〉的補腎功法，假以時日會有改善。平日也要多吃些補氣血的食品，如牛羊肉、薑、桂圓、大棗、螺旋藻一類的。若無盜汗、虛火，可以吃些十全大補丸以輔助調理。常喝些淮山藥薏米粥以補脾胃。可以做些輕度體育鍛鍊，如快步走、慢跑。若本來氣血就很差的話，建議只做快步走和太極拳類的不太劇烈的有氧運動，以利氣血增長。若平時就怕冷，疲倦懶動，就說明氣血不夠，不要從事「奢侈」的體育運動，以免白白耗費氣血。

Xxsh問：這個功法的重點是在鍛鍊腰椎部位上，我的理解就是：站起伸個懶腰，蹲下再站起伸個懶腰，再配合一點呼吸和兩手交叉就是了。我起名曰「伸懶腰功法」。

中里巴人答：說對了，從頭到尾都是腰在用力，胳膊和腿盡量少用力，意念集中在腰上，蹲下時集中在腳前掌，腳跟不要離開地面，這樣腿和胳膊就不會疼了。

咱們再給它簡化一下，分兩步說吧：一、站立，蹲下，再站立。整個過程只用腰和腳掌用力，不許用腿。二、兩臂交叉上舉過頭，從腦後向兩腿側分開，整個過程也用腰力，不用兩臂和肩膀，兩手始終不交叉。（如果不懂這句話，就買一個拉力器，從腦後把它拉開，就找到感覺了。）如果只看懂一步，就先練一步。還可按你自己理解的來練，不必拘泥，最後也就真正成為你自己的東西了。

雙手上舉到頭上時，掌心是向前的；從頭上向下時，掌心是向下的，到膝蓋時，掌心是向內的。但是，從始至終意念都不在手掌上，而是在腰上。

▶16.生氣就按「消氣穴」

　　你一會兒說陰包穴能消氣，一會兒又說太衝穴能消氣，到底用誰來消呀？這讓我很難說清，借用刻舟求劍來略說一下：病已變矣，而穴不變，治病若此，不亦惑乎？其實，哪個穴又不能消氣呢？

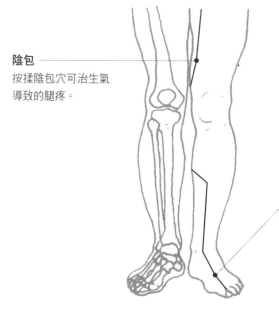

陰包
按揉陰包穴可治生氣
導致的腿疼。

太衝
揉太衝穴既可解鬱散
結，又能舒肝健脾，
對於愛生氣的人來說
真是個法寶。

　　那年八月去香港出差，順路去拜訪了一位同道，他是三年前從內地去香港開私人診所的文安兒，由於用針灸治好了一位香港富豪的風濕痛，富豪便出資在香港為他辦了一個診所，據說在當地已小有名氣，來就診的也都是些有錢的商人。他的診所是坐落在山間的一幢二層小樓。在香港寸土寸金之地，這樣

的格局可謂是身價不菲，裡面的裝潢更是古色古香，真有點山林隱客的味道。

文安兄急匆匆出來相見，又急匆匆消失了，讓他的助手陪我在客廳喝茶。我感到自己來得不太是時候，正準備起身告辭，文安兄又急忙忙跑了進來，並連連致歉，說怠慢怠慢，晚上一定請客謝罪。我打趣道：「病人多得都要跑步來治了。」他說：「就一個腿疼病人，我這半天還沒搞定呢！」對於文安兄的針灸術，我還是很佩服的，通常的腰腿痛，一針就能有效。今天這是怎麼了？他看我疑惑地望著他，便拍了拍我的肩膀，說：「老弟，要不你幫忙給看看，這是我一個非常重要的客戶。」我說：「我哪敢班門弄斧呀！」他執意道：「哪裡，你要一出馬，我對這老主顧也算是有個交代了。」

於是他把我引進診室，他的兩個助手正在給那位患者在腿上拔罐。我讓他們把罐先去掉，扶患者坐起來。這是個五十多歲、體態豐腴的婦人，此時已是一臉的不滿，文安兄略帶誇張地將我吹噓了一番，那婦人用極銳利的目光審視著我說：「你的醫術真的這麼厲害？」一臉的不信任，一絲笑容也沒有。

我很少碰到對我這麼無禮的病人，我笑著隨口對她道，「您又不是什麼大病，不用那麼高的醫術。」她說：「你能知道我有什麼病？」我顯得一臉輕鬆，微笑著對她說：「摸了脈就知道了。」

她此時臉上的肌肉略微緩和了些，伸出手來讓我號脈。摸其肝脈弦緊如繩，腎脈卻細澀無力，而肺脈、膀胱脈皆浮緊有力。我便胸有成竹地對她說：「您的病從表面看是腿疼，但根源卻不在腿，而在肝，必是您先生氣，再受涼，腿才疼的。」她聽我這麼一說，臉上立刻堆滿了笑容，連連拍手

說：「對呀，對呀，我昨天下午與我的合夥人大吵了一架，氣得我晚飯都沒吃。夜裡睡覺時心裡發熱煩躁，我就把空調開得很大，早上就這條腿冰涼，後來就痛得走不了路了。不過剛才安先生也說我是受寒了，可扎了半天也沒用呀，還給我拔罐子，越拔越疼。」我說：「安先生扎的穴位都對，只是他沒想到您是個愛生氣的人，所以沒給您扎『消氣穴』。」「還有『消氣穴』？太神了，在哪？」這厲害的婦人此時像個好奇的孩子，拉著我的手讓我快指給她看。

哪裡有什麼「消氣穴」，我給她找的是大腿內側的陰包穴。我對她說：「您一生氣，肝就緊張，也就是通常說的肝火旺，同時整條肝經都會弦緊拘攣起來。肝火一起，火性上炎，氣血便不下行，腿上沒有充足的氣血抵禦風寒，則空調冷氣乘虛而入，所以腿就疼了。因此要治腿疼，只要推開肝經上的鬱結讓氣血下行就好了。」

於是我讓她先摸到「消氣穴」，發現這裡有一段硬結。我用手掌順著肝經從大腿陰包穴輕輕往下揉推。一開始推她疼得直叫，可兩分鐘以後，她就說一點也不疼了。我讓她下地走一走，她走了兩圈，還做了個下蹲，都一點不痛。此時她已是滿面春風，還極力邀我去她家做客呢。

我謝絕了她的好意，將她送走，重新回到客廳和朋友敘舊。文安兄對我的治療，仍有些不解，問我道：「我剛才給她扎的都是通經絡祛風寒的，甚至用上了『燒山火』的絕招。（針灸中一種能使肌體迅速發熱的手法。）可她小腿總是冰涼，你

一揉陰包穴，馬上腳都變熱了，這到底是怎麼回事兒呀？」我邊用手比畫邊對文安兄說：「她小腿冰涼，是因為她氣血下不來，瘀阻在肝經，你強通膀胱經只會讓她經脈更緊張，即使加上足三里，補氣血也補不上。就像一根綁緊的繩子，你越使勁拽它它就越緊，必須要找到繩扣才行；這陰包穴就是繩扣，所以一揉，所有的經脈就都鬆開了。」

晚上我和文安兄到酒店痛飲了一番，他在異地難得遇到知己。他說：「我的病人裡得肝病的很多，兄弟有什麼好的方法嗎？」我舉起酒杯對他說：「少喝酒，別生氣，就是最好的方法。」

記得吳清忠先生在他的《人體使用手冊》中強調大家要多揉肝經的太衝穴，這真是金玉良言，揉太衝穴既可解鬱散結，又能舒肝健脾，對於愛生氣的人來說真是個法寶。它才是真正的「消氣穴」。我這樣說有人會很困惑：你一會兒說陰包穴能消氣，一會兒又說太衝穴能消氣，到底用誰來消呀？這讓我很難說清，借用刻舟求劍來略說一下：病已變矣，而穴不變，治病若此，不亦惑乎？其實，哪個穴又不能消氣呢？

〔求醫錄〕

清風明月問：我向來比較怕冷，冬天容易手足冰冷，但最近兩年秋冬經常口乾舌燥，特別是早上起來口乾的感覺特別明顯。容易生氣，脈緩且偏弱，睡覺有時要流口水。大便乾結。這種情況下適合吃杞菊地黃丸嗎？桂附地黃丸呢？該怎樣調整身體呢？最近便祕更加嚴重了，是否應該停了杞菊地黃丸改吃補中益氣丸，請老師明示。

中里巴人答：杞菊地黃丸對您不太適合，先別吃了。上午可吃一袋補中益氣丸，下午和晚上臨睡覺的時候各吃一袋參苓白朮丸，早上口渴的時候就吃桂

附地黃丸，可按說明量加一倍服用。平時若愛吃大棗，可隨意多吃。若還有肚脹的問題，可在肚脹時服用加味保和丸。這樣我想您的便祕問題很快就會解決的。若經常愛生氣，就在生氣後服用逍遙丸，這樣氣很快就消了。但最好還是別生氣，生氣最易使人長斑和衰老，還是清風明月天地寬吧！

愛生氣問：我眼睛有點痠痛，我想應該是上火了。每天嘗試按摩太衝穴，時間還挺長的，但效果不太明顯，先生是否有其他袪火的方法？

中里巴人答：可以按摩頸後膽經的風池穴、三焦經的中渚穴、小腸經的養老穴，效果都很好。

▶17.六味地黃丸不是補腎的通用專方

六味地黃丸是宋代幼科（兒科）專家錢仲陽專門為小兒先天不足準備的一劑良藥，用以治療小兒五遲之症（立遲、行遲、髮遲、齒遲、語遲）。現在大人們爭先買來補腎虛，甚至有很多人竟把它當成了壯陽之品，經常服用，從此，小兒們的藥典中便再也找不到六味地黃丸了。（哪位家長敢給孩子吃呀！）六味地黃丸似乎成了補腎的通用專方。

不久前，一個朋友問我，她的同學因常年在醫院值夜班缺乏睡眠，結果十多年不見，最近變得虛胖、臉色蒼白、嘴唇無色、眼圈發黑，醫院一查血色素變成了七‧一克，典型的貧血。她結婚幾年了，很想有個孩子，就去醫院看病；那裡的醫生給她開了六味地黃丸，說她老懷不上可能是因為腎虛，需要補補。朋友得知後就來問我可行不可行。她這個同學虛胖、脾胃不好、貧血，應該考慮從脾胃治療，改善睡眠，以解決貧血，此時六味地黃丸是解決不了她的問題的。藉此話題，我來講講這幾種叫人分不清的地黃丸吧！

受廣告的影響，很多人都覺得自己腎虛，要補腎，人們不約而同地想到了六味地黃丸。其實六味地黃丸是宋代幼科（兒科）專家錢仲陽專門為小兒先天不足準備的一劑良藥，用以治療小兒五遲之症（立遲、行遲、髮遲、齒遲、語遲）。現在大人們爭先買來補腎虛，甚至有很多人竟把它當成了壯陽之品，經常服用，從此，小兒們的藥典中便再也找不到六味地黃丸了。（哪位家長敢給孩子吃呀！）六味地黃丸似乎成了補腎的通用專方。

其實，名聲顯赫的六味地黃丸並不是萬靈丹，它有非常嚴格的適應症，只適於陰虛有熱之人，所以是腎陰虛常用的一服藥。你可能分不清陽虛陰

虛，其實判斷腎陰虛只要記住它最明顯的特徵：就是口乾舌燥，總想喝水，同時還伴有頭暈目眩、腰膝痠軟、失眠心煩、睡覺出汗、手足心熱、腦空耳鳴等症狀。這麼一界定，能吃此藥的人就不多了。

哪些人不太適合此藥呢？畏寒怕冷、不喜飲水、睡覺流涎、痰多濕重之人，尤其虛胖的人、脈緩之人（運動員除外），基本上都是濕寒體質；咳嗽痰多，痰色白而清稀，容易咯出，並伴有胸脘滿悶、呼吸不暢、納差食少、身重困倦、舌苔白膩、腹脹消化不良的人，就更不適宜了。

總之，此藥無半點壯陽之力，（腎、脾）陽虛之人絕對忌用；肝火過旺之人服此藥猶如火中添柴，亦不適宜。平常體質的人，不寒不熱，想用此藥補一補也未嘗不可，那就須在空腹飢餓時或口乾欲飲時，再吃此藥，最易吸收且有益無弊。

此藥還有一些主要管腎陰虧虛的「兄弟姊妹」：

1. 杞菊地黃丸、明目地黃丸

兩藥功效相似，後者祛肝火的功效略強。主治肝腎陰虛所致的眼睛乾澀、迎風流淚、視物不明，還有防治高血壓的功效。

2. 麥味地黃丸

在六味地黃丸裡面加上了麥冬（潤肺、滋陰、祛心火）、五味子（納氣、平喘、止咳嗽）兩味藥。主治肺腎陰虛之咳喘（久咳氣喘，痰少而咳或乾咳無痰，伴有腰膝痠軟、氣短無力、動輒出汗、時發低熱）。還有就是，經常講話太多，咽喉乾燥、

咳嗽無痰之人（慢性咽炎）也可選用。

3. 知柏地黃丸

在六味地黃丸裡面加上了知母、黃柏兩味去火藥，以治療腎陰虛而又火氣偏盛的人。和六味地黃丸相區別的是，在六味地黃丸適用的症狀基礎上還有頭暈耳鳴、咽乾腰痠、小便黃赤或渾濁、尿頻數而熱痛。這是知柏地黃丸的主症，特別是小便黃赤。

4. 耳聾左慈丸

即六味地黃丸加上磁石、石菖蒲、五味子。主治耳內常聞蟬鳴聲（耳鳴），夜間更甚，聽力漸差，伴有心煩失眠、頭暈眼花、腰膝痠軟、遺精盜汗等症狀，適合陰虛型的神經衰弱患者。

下面再談談治腎陽虛的成藥：

金匱腎氣丸（桂附地黃丸）：即六味地黃丸加上肉桂、附子兩味大熱強陽之藥。由於加了兩味補腎的熱藥，許多中醫師便把它當成了治療陽虛症的法寶；只要患者說自己怕冷畏寒、手腳冰涼、腰膝冷痛，或陽痿早洩、倦怠乏力，那十有八九便會給你開這個藥了。其實，這個藥對真正陽氣虛弱體質的人百無一效。

這方子的原意為「陰中求陽」，也就是說平常體質的人，由於飲食勞倦等原因造成了體內的精血（陰）一時性的缺少，而不能及時轉化成陽氣來溫暖四肢，造成一時性的虛寒。或先天體質中陽氣略顯不足，稍感怕冷，但又不是陰寒無火之人，這樣才適用。所以如果總是口乾、喜飲熱水，而又畏寒怕冷的人較為對症。

﹝求醫錄﹞

ANDY問：我冬天怕冷，夏天又不是很怕熱，月經週期在二十六～二十八天，我三年前生了寶寶後，同房就沒有分泌物；看了西醫，查了內分泌，都說是正常，現在轉為看中醫。上次說我肺熱、氣虛、濕熱，因為我有點便祕，小腿的皮膚很乾、掉皮，但身上又沒有，口氣有點重。醫生給我開了六味地黃丸，我總覺得月經後腰痠背痛。請問，我應該怎麼調理？

中里巴人答：冬天怕冷，是肌表有寒；夏天不怕熱，是體內無火。若再有不愛喝水、尿少易倦，就更是脾虛濕盛的明證，不可用滋陰藥六味地黃丸。可嘗試用柏子養心丸、參苓白朮丸。平日再吃些大棗，以補氣養血。沒有分泌液及皮膚乾燥都是氣少血虛無力輸布津液造成的，月經將結束時可吃八珍顆粒二袋和三七粉（同仁堂）一瓶，可防止月經後腰背痛。

delphing問：我二十九歲，女，已婚未育。我從今年初好幾個月排卵期都出褐色分泌物，比如十五號排卵，十號開始有褐色分泌物，到大概十六號結束。月經每個月都很準時。後來，我每天按肝經、湧泉穴、足三里和三陰交。四月份排卵期沒有出血，五月份在十號那天出了一點點褐色的分泌物，之後就好了。可以說，經絡按摩對我還是有用的。不過我現在每個月十號開始還是會覺得很疲憊、很累，總想睡覺，可又睡不踏實，到十五號以後這種現象會好一些。每次月經完了之後也會覺得沒勁、頭暈。在脖子後面和腰後面（膀胱經的位置）起了皮疹。您看，我的情況能吃六味地黃丸嗎？（以上月經週期均以十五號為排卵日，二十九日為月經第一天舉例。）

中里巴人答：能不能吃六味地黃丸，是很多朋友都問過我的問題。

六味地黃丸是一個治療腎陰虛的妙方。腎陰虛的症狀主要為口乾渴、怕熱、腰膝痠軟、頭暈耳鳴、舌紅無苔、脈細而數。您的症狀我覺得是脾肺氣虛、心血不足。可先服柏子養心丸和參苓白朮丸進行調養，平日可吃些大棗以補血安神。

天堂女問：我今年四十一歲，每年體檢結果是身體各部零件都很好，就是有點輕度貧血（一般血色素在九克左右）。但我自己感覺身體很糟，特別是近三年來，每年都會無緣無故病一週，症狀很奇特，沒有明顯預兆，就有一點點感冒的樣子，然後就是一點勁兒都沒有，連坐在沙發上看一會兒電視都覺得累得受不了，輕飄飄的沒一點重量，話也說不動，好像提前體驗百歲老人的狀態。去看醫生，醫生說不出所以然，就吊點滴補充一下營養，一週後慢慢恢復。前兩年這種狀況都在秋天發生，但今年六月初已提前體驗了。前天有位懂點修行的老師建議我服用點逍遙丸、歸脾丸和補中益氣丸，正要去買呢。今天看到老師的文章很高興，就先諮詢一下。

中里巴人答：補中益氣丸的功效在於益氣升陽、甘溫除熱，主治氣虛發熱和氣虛下陷之症，只要覺得自己屬於「氣虛」都可酌用之，且藥力平和。歸脾丸補氣養血安神，屬於氣血雙補之藥，主治心悸怔忡、健忘失眠等症。但此藥有些黏膩，若有大便不爽的症狀就不適合，還是補中益氣丸較為通利。柏子養心丸既能補氣養血，還有安神通便之效，對心臟也有養護的作用；但因其中含有朱砂成分，近來對朱砂的毒副作用非議較多，所以我也不便大力提倡此藥，酌情用之，中病即止。逍遙丸對肝氣不舒但又不是肝火太旺的人較為適合，尤其是那些因思慮過多而影響食欲的人更為適宜。吃完多會打嗝放屁，感覺氣通神清。對真正陽氣虛弱的人，原來有個右歸丸，還有個陽和丸，都專治腎陽虛弱，可現在藥店買不到了，只有一個治脾陽虛的附子理中丸還比較好買，專治脾胃虛寒症，效果很好。

怕冷問：我今年四十三歲，平時比較怕冷，確切地說主要是晚上睡覺特別怕風吹；不太愛喝水，好像喝進去馬上就排走了。大便尚可，略有一點乾燥。

小時候得過牛皮癬，後來犯過兩次，目前情況尚好。我多年來牙周一直不好，儘管我一直很努力地清潔口腔（每天用牙線，用水沖牙，定期看牙醫做清潔），牙肉還是不停萎縮，有幾顆牙已鬆動得很厲害。

幾個月前，經一位中醫朋友介紹開始吃六味地黃丸或知柏地黃丸，感覺有一些幫助。（不知是不是心理因素？）我是否適合吃六味地黃丸或知柏地黃丸？應該如何調整身體？

中里巴人答：牙齒鬆動通常被中醫認為是腎虛之症，也是六味地黃丸的治療範圍。如果您一直是畏寒怕風的體質，就不適合六味地黃丸，更不適合知柏地黃丸了。可選擇桂附地黃丸，但如果是過去怕熱，而現在怕冷怕風，不是真正的虛寒體質，又有您的中醫朋友診脈確定，也是可以吃六味地黃丸的。至於知柏地黃丸，不是火性體質的，實非所宜。

Lolita 問：我愛口渴，每天要喝八杯以上的水，月經前後會腰膝痠軟。每次看中醫，大夫都會寫上脈細數，自我觀察則舌紅無苔，但我不會怕熱，相反很怕冷，冬天總是手腳冰涼。我這樣的體質可以吃六味地黃丸嗎？

中里巴人答：口乾渴、愛喝水、脈細數、舌紅無苔，都是陰虛的主症，可放心服食六味地黃丸。至於冬天怕冷，是肌表有寒。您屬於是冰包火的情況。鬱結之氣不得宣發是其原因。可服食加味逍遙丸，以舒肝解鬱，以及用取嚏法宣散體表之寒氣。

▶18. 玄妙五行治疑病──導引法

　　老祖宗給我們留下的好東西實在太多太多了。每當從《黃帝內經》等典籍中學了個一招半式，得心應手，就不禁心生無限感激之情，真要向蒼天叩幾個響頭，以遙拜先知大德的在天之靈。難道我們竟要將家中的財寶視如垃圾，棄如敝屣，用手裡的茶盅去估算大海的深淺，用裁縫的皮尺去測量天空的高低，在無限的宇宙裡畫地為牢、打造鐵窗，讓人們都隔窗而望，並美其名曰「科學的視野」。如果科學真是如此的淺薄，我們不要也罷。

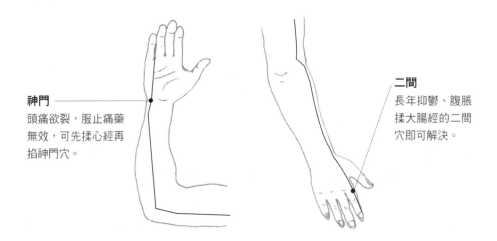

神門 ──
頭痛欲裂，服止痛藥無效，可先揉心經再掐神門穴。

二間
長年抑鬱、腹脹揉大腸經的二間穴即可解決。

　　前面介紹過，中醫常用六人法門：砭、針、灸、藥、按蹻、導引。其中的導引之法，是集前五法之大成，調節經絡的升降順逆，因勢利導，以強濟弱，便可將體內多餘之能量轉移到氣血虛弱之部位，而無須白白瀉掉。肆虐之洪水反成發電之動能，豈不快哉！通常我們有了胃火便吃牛黃清胃丸來瀉胃火，有了肝火便吃龍膽瀉肝丸來瀉肝火，心火盛吃導赤丹，肺火盛吃抑火丸。似乎一上火便必須要瀉，順理成章。其實，「邪火」也是一種身體的能

量，也是要耗費人體的大量氣血來推動運行。如果人身體五臟之間的氣血是平衡協調的，便不會產生某臟偏旺上火的情況，因為五臟的功能既相互推動又相互制約，如果某臟腑氣血偏旺，必然同時會有臟腑氣血虛弱。導引法就是將那些氣血過盛臟腑的多餘能量轉化到氣血衰弱的臟腑身上。這種自身的轉化沒有能量的浪費，是人體無污染的綠色能源。

金庸金大俠曾在他的多部作品中有過類似導引法的描寫。例如有人練功走火入魔，瘋狂難以自制，這時只要有個大師級的人物，點上幾個要穴，再略加推按，只需片刻，那人便會轉危為安、狂躁頓消。這種描述絕非空穴來風，也不是什麼高不可攀的武林絕學，只要知其扼要，你何嘗不可以小試牛刀呢？

這裡面運用的是中醫的五行學說，此學說既是中醫的入門基石，又是登堂入室的捷徑。可越是好東西越是廣遭非議、少人參悟，現在竟成了某些人詆毀中醫理論的佐證，嗤之為最不科學的「迷信殘渣」。所以，導引法幾近失傳。

這裡舉兩個簡單的導引法，讓朋友們大概了解一下。若意猶未盡，可自行去參研五行之法好了。

鄰居大姊五十多歲，常年抑鬱不舒，總想大哭一場，腹脹但能食，診其脈胃旺肝虛，右腎亦強，常氣脹至腋下。取大腸經二間穴，只揉兩分鐘，便肚中腸鳴，連放響屁，腹內頓覺舒爽，胸中暢快。二間穴為大腸經「滎水穴」，大腸為金，取此穴「瀉金補水」，瀉金則金不剋木，補水則水能生木，且瀉金即是瀉胃土，使土不侮木，諸法皆護持肝木，使肝氣條達，氣鬱之

症隨屁而解。

　　某朋友，男，四十六歲，突然頭痛欲裂，服止痛藥無效，找我急救。摸其脈，心脈旺，脾脈虛，正是牛黃清心丸的主治症，牛黃清心丸瀉心火而轉生脾土，取五行中「火生土」之意。一藥而兩治，能量轉化而不耗費，是為導引玄機。當時手中無藥，「諸穴即是諸藥」，隨手拈來，先按摩整條心經，以瀉心火，然後點掐神門穴（俞土穴），瀉心火而轉生脾土，同樣是「火生土」。但深知心火旺、脾虛，脾經必「虛不受補」，所以先點按脾經之人都穴（榮火穴），以便和心經順接，然後點按脾經太白穴（俞土穴），將心經之能量儲藏於脾。此導引過程即告完成。前後五分鐘，朋友頭痛盡消，恍如做夢一般。治療過程，沒有揉任何頭部和其他經穴。

　　導引術手法極為簡單，就是尋常的點穴按摩，但病因必須明確，五行必須通曉才好應用。倘若此法精熟於心，那麼治病真的就如順水推舟、庖丁解牛一般了。此術醫理磅礴，我也只是略窺一斑，拋磚引玉而已。

　　老祖宗給我們留下的好東西實在太多太多了。每當從《黃帝內經》等典籍中學了個一招半式，得心應手，就不禁心生無限感激之情，真要向蒼天叩幾個響頭，以遙拜先知大德的在天之靈。難道我們竟要將家中的財寶視如垃圾，棄如敝屣，用手裡的茶盅去估算大海的深淺，用裁縫的皮尺去測量天空的高低，在無限的宇宙裡畫地為牢、打造鐵窗，讓人們都隔窗而望，並美其名曰「科學的視野」。如果科學真是如此的淺薄，我們不要也罷！

　　豐盛的美味需要寬大的盤子，如果沒有一顆無限包容的心，我們如何去承載蒼天的博大厚贈？《素問》、《靈樞》、《傷寒論》，便是其中的美味珍饈，等哪天有空，一定和大家一起品嘗。

▶19.刮痧最適合治皮膚、肌肉和關節的病

痧不是醫者刮出來的，而是患者自己的氣血所到之處而推出來的。正確的刮痧是無痛的，就像抓癢一樣，感覺很舒服，出痧也很順暢。若患者感覺刮的地方很痛，心裡煩躁牴觸，那刮的地方肯定不對，白白地耗費氣血，而且出痧也不多。

提起刮痧，人通常會想起鄉間的老婆婆拿著銅錢、湯匙，在人們的後背前胸刮出一道道紅紅紫紫的血印，以治療中暑發燒、嘔吐等症，有時療效還頗為顯著。一般人認為刮痧可以祛火、排毒、美容，所以美容院、洗浴健身中心都設立了這個項目。

在西醫看來，刮痧無異於損傷肌膚血管，是愚昧無知的自殘行為。而正統的中醫呢，也因其工具簡陋、操作簡單，好像有失醫生的身分而不屑一顧。而刮痧療法實在是中醫療法之鼻祖、針灸之先驅。中醫棄之，豈不是數典忘祖？！

刮痧古稱砭法，是中醫治療六大技法之一。

中醫治療六法分別是：砭、針、灸、藥、按蹻、導引。砭為第一法，可見其地位的重要、應用之頻繁。砭法又分為刮痧、揪痧、吮痧和刺絡法。

我們以吮痧為例講解一下。望文生義，「吮」就是吸吮，用嘴嗑的意思，主要用於嬰兒的治療，由醫者根據病情的不同，

指導孩子的母親在幼兒身體的相應穴位上進行吸吮，嗍出紫紅痧，患兒病情即時就可得到減輕。治療就像母親平時對孩子的愛撫，孩子們都以為是母親與自己嬉戲、親吻自己，沒有絲毫痛感且心情愉悅。這種治法難道不是醫療的最高境界嗎？可現代中醫對此竟茫然無知，且還輕視遺棄，豈不可惜？

刮痧雖然手法簡單，但醫理複雜，對經絡走向、臟腑虛實不熟悉的人，很難正確地把握與使用。如果認為此種療法有益無損則更是貽害不淺。請記住：刮痧是否出痧，不在於你刮的力度是否夠大，而是在於患者的氣血是否夠足。痧不是醫者刮出來的，而是患者自己的氣血所到之處而推出來的。正確的刮痧是無痛的，就像抓癢一樣，感覺很舒服，出痧也很順暢。若患者感覺刮的地方很痛，心裡煩躁牴觸，那刮的地方肯定不對，白白地耗費氣血，而且出痧也不多。

刮痧最適合皮膚、肌肉和關節的疾病，如頸椎病、肩周炎等，療效立竿見影，遠勝於藥物和針灸療法。而對於臟腑病使用刮痧就有些力不從心、鞭長莫及了。

中醫的六大治療方法各有各的優勢，各有治療的領地：臟腑的病多用藥，經絡穴位的問題多用針灸，淺表皮膚的病多用刮……。生活中，許多疾病的病因非常複雜，一種疾病，其臟腑、經絡、表皮都可能有大大小小的問題，這就需要多種方法一起配合治療，各自發揮在治療上的優勢，才能做到法到病除，而不是單純依靠其中某一個法來解決。例如，皮膚淺表的疾病若用藥物來治療，藥物要先入臟，然後到經絡，再到肌肉，最後才到皮膚，繞了一大圈，藥的力量就好比強弩之末，所剩無幾了，治療的效果還不如用刮痧立竿見影來得快。

169

可歎的是，現在的中醫，用藥的不用針，針灸的不懂藥，至於刮痧和按蹻、導引更少人精通。更有甚者，將刮痧這門純中醫的東西歸結到旁門左道、民間療法。中醫技法變得支離破碎，對疾病的治療都受限於單一的技法，難怪療效要大打折扣了。

其實，我在這裡不是要給刮痧正名，而是要喚醒同道們找回被隨意丟棄的中醫至寶，以重振岐黃大道。

〔求醫錄〕

痧迷問：刮痧是不是按照經絡走向來？

中里巴人答：一次不要刮那樣多條經絡，因為人體的氣血有限，那樣太分散戰鬥力了。最好得知哪條經絡比較瘀滯虛弱，就主要刮那條經。一般刮痧都是從脖子往下刮，推拿一般都是從腰骶往脖子方向。不要拘泥所謂補瀉手法和方向，那些都是花拳繡腿。按揉刺痛的地方用力可以強些，就等於瀉了，痠或痠痛的地方有些虛，就力度小一些，等於補了。按摩穴位只是保持開關接通的方法，打開開關，有些刺激就成了，沒必要一個勁地在那些地方按個不停。推個三、四遍，五～八分鐘就成了。背腰疼可以看看是哪個經的穴位，然後找到該經腿上的穴位進行按摩，腰疼多是按揉小腿上的承山、委中。

好學問：小時候在農村，有一種療法就是用縫衣針快速的挑刺皮膚，然後擠出一些血。老家的很多人頭痛感冒就用這種方法，比如著涼了頭痛，就沿髮際用針挑刺，然後擠血；有時候會挑刺太陽穴，一般都會在針刺破的地方出現黑紫的小疙瘩，類似

痣一樣，但過段時間會消失，療效不錯。我的親身體驗是有一次肚子疼，忘了什麼原因，疼得直不起腰來，就是村子裡的老奶奶用一種三稜的針刺破胳膊肘內側的血管，流了些發黑的血，很快就好了。不知這種療法在中醫裡有沒有？叫做什麼名稱？是否有科學根據？

中里巴人答：此法為刺絡療法，中醫常用，現在醫院的針灸科也偶爾使用，但會的人越來越少了。這種方法療效顯著，也叫刺血療法。

bxl2610問：我看到有些書上說背為陽，腹為陰，冬季要養陰藏陽，所以冬季不要在後背刮痧和按摩，這種說法對嗎？

中里巴人答：此論只知其常，不知變通。秋收冬藏，確實不宜宣發、耗散。但若寒氣束表，鬱熱難發，不及時用刮痧法解散、用按摩法疏通，則冬令難補，外冰內火，春必發病。

▶20.隨身攜帶好醫生──刮痧、拔罐與按摩

　　刮痧就是將黏著在血管壁的瘀血清除到血管外，然後再經血液重新吸收入血管，經過全身的循環，將刮出的廢物從尿液排出。

　　刮痧會加速血液循環，對心臟是很好的鍛鍊，做為防病來用，安全有效。

　　拔罐最棒的功能就是它的引血功能。拔罐可補可瀉。補呢，就是用罐數量要少，引氣集中一處。如想補腎，就光在腎俞穴拔罐；補胃呢，就在中脘和足三里拔罐。

　　通常在外面拔罐時總是滿後背都被拔上，那主要是將氣血引入膀胱經，起到利尿排毒的作用──但對於氣血虛弱的人便大為不利了。

　　按摩一定要找準經絡，穴位不準慢慢來，離穴不離經就行。如果肚子上壓著痛，你要看痛點壓在什麼經上，然後就按摩腿上相應經絡的穴位就行了。胃經上壓痛的就按腿上的足三里，脾經痛就按陰陵泉……。

　　敲打和按摩的作用是相似的，可以替代使用。（例如敲膽經和胃經。）

　　許多人家裡有拔罐、刮痧板，卻不會使用，只好束之高閣。現在咱們就拿下來，擦一擦，準備派上用場。

　　很多人畏懼刮痧，覺得那是損傷皮膚的一種療法。其實，這真是一種誤解，誤解的原由就是你沒有親自的感受過，只是

憑著視覺的經驗，就像西醫對中醫的誤解一樣，拒絕實際的體會，只憑觀感的成見。可當你真正刮過一次，且必須找個懂刮痧技巧的人來操作，你當時就會接納這種方法，並連呼痛快。

記得我三年前曾給一個比利時電視台的記者刮過痧，他當時不住地向我挑起大拇指稱讚這種方法的神奇，沒有半點恐懼與排斥，並把我送給他的刮痧板當做寶貝似的珍藏起來。可是國內的很多專家，甚至是中醫專家都在抵制或輕視這種簡單有效的方法，真讓人不可思議，似乎這種方法一進了健身中心就不是正統中醫的東西了。其實，你就是把它算到民間土法當中，它仍然有其不可替代的醫療價值。拿頸椎病這個極普遍但是很難治癒的疾病來說，用刮痧法真是手到病除，當然還有很多疾病，如心血管疾病的預防和早期治療，如果能巧用刮痧法，將會有多少人躲過心臟裝設支架的煎熬呀。

很多人問我拔罐有用嗎，比刮痧如何，我怎麼說呢？我會說，比刮痧還棒。真是這樣嗎？那當然了，這些東西如果你會用，非常地好使，而且能除大病。

一年前，我曾在香港治療過一位中風的病人，她被當地最好的醫院診斷為不可能再站立行走的重症患者。我在她家住了十二天，她便從臥床不起的狀態，變成了能拄杖行走兩步了。我用的就是朋友從內地帶去的真空拔罐。你說拔罐是不是好東西呢？

說到這裡，肯定會有人說：「你就吹吧，反正也不用交稅。」好，如果我的吹牛能讓許多人增加一點對拔罐的信心，那我閃了自己的舌頭也是值得的。

至於什麼時候刮痧，什麼時候拔罐，從哪裡刮起，拔多長時間等等許多

問題，還是會困擾著大家。我這裡就較為詳細地講解一下。

刮痧最好使的工具是刮痧板，再配上一瓶刮痧油，就全了。有人覺得刮痧只適合熱症、實症，這真是「千古奇冤」。其實，刮痧補虛祛寒的效果更妙。某人感冒發高燒，這時有人說，刮刮痧，去去火，於是就在後背膀胱經刮痧，痧一出，火就散了，大家認為是瀉火了，其實是用體內的積熱把後背的風寒趕走了，所以應該說是祛寒了。說祛火呢也對，但不是你所理解的那種光熱無寒的火。

刮痧最善補虛，但補的不是氣血兩虛的虛，而是因瘀而虛的虛。舉個例子，有個朋友的右手腕不知為什麼一點勁兒都沒有，甚至拿不起書包，手指還總是發麻。到醫院，醫生說可能是頸椎或者是腦神經的問題。可核磁共振都查了，也查不出個原因。於是來問我，我說：「手發麻，說明氣脈是通的，只是氣至血未至。」手腕部缺少氣血，怎麼能有力量呢？但他本人並不是氣血很弱的人，所以必有阻塞之處。我於是在他的右臂上仔細查找，發現他肘部天井穴上方有一點按下去痛不可忍，已經形成了一個硬節。他說，這地方兩個月前踢球時曾摔傷過，當時沒管它，疼了三天就不疼了，沒想到變成了瘀滯。我在他的痛點及整個三焦經刮痧，當刮到接近手腕的時候，手已經是運行自如了。

但是如果你身體太弱，還是要先培補一下氣血再刮，否則是不愛出痧的。一定要清楚，痧不是你用刮板刮出來的，而是體內的氣血頂出來的。所以當我們用力刮也不出痧的時候，那

就是體內的氣血沒頂到那裡，就別再白費勁了。

有人說，出痧就是人為地造成了血管的損傷，毛細血管的破裂。其實，刮痧就是將黏著在血管壁的瘀血清除到血管外，然後再經血液重新吸收入血管，經過全身的循環，將刮出的廢物從尿液排出。值得一提的是，將血管壁的瘀血清除以保持血管的彈性和空間不會變小，也是西醫的夢想，但是西醫無法可施，或是說施不得法，只能用擴張血管的藥或抗凝劑來保持管道通暢，從而來保障供血。為了不確定的瘀血而使整個血管的血液都被抗凝，這注定要改變血液的正常成分，並人為地造成易出血症狀，甚至造成血管壁失去彈性而變硬。這就好比是我們家的白牆上有一個黑點，我們只要用濕布一擦就掉了，可我們卻找來了高壓水槍，把整個房間都沖刷一遍，搞得是牆皮脫落、房屋損毀，真是得不償失呀！我們小小的刮痧板卻能輕易的解決血管的瘀血，這可是世界醫學難題，你不覺得這很奇妙嗎？消滅蒼蠅，一枝蒼蠅拍就夠了，那些洋槍大砲卻派不上用場。你願意為了消滅屋裡的一隻蒼蠅而用大砲把你家炸平嗎？可我們在醫院裡卻經常上演著這一幕而不知不覺，或無可奈何。

仍然會有些人心存顧慮：刮痧會不會有什麼副作用呀？這小心是對的，有些人是不適合刮痧的。

◎ 心臟功能弱的人很容易暈刮，尤其是坐著刮時更容易出現這個問題，一般會有心慌、頭暈、噁心的症狀。還有氣血很虛弱的重病人不要刮，會白白耗費他的氣血，這樣的人刮出的瘀血不會被帶走，出來的痧很久都下不去。

◎ 有皮膚病的人也先別刮，因為不知皮膚病的來龍去脈，有時會把內毒引出來卻排泄不掉。

◎ 孕婦不要刮，安全第一。

◎ 癌症病人也不建議刮，會出現許多不可預知的問題。

◎ 對於有出血傾向的人來說，刮痧是雙刃劍，特效和危險並存，沒搞清病因情況下也別刮。

◎ 六歲以下的小孩先別刮，可用捏脊替代。

◎ 血壓很高的人也先別刮。儘管刮痧對於高血壓有特效，但特效的東西都不是平安藥，如果不能確保安全，還是先回避風險吧！

總之，刮痧會加速血液循環，對心臟是很好的鍛鍊，做為防病來用，安全有效。

那什麼時候拔罐呢？通常我們的肩膀很痛，用刮痧法，只要一出痧症狀馬上減輕；但有時刮了半天也不出痧，肩膀疼痛依舊，為什麼會這樣？主要有兩個原因：一是病灶點很深，刮痧法觸及不到；二是氣血不足，體內的氣血沒有頂過來，瘀血就難以出來。這時用拔罐法可馬上見效。病灶點深的，如果一拔很快出現黑紫印，那深層的瘀血就被拔出來了；但如果還是罐下無痕，那就要耐心的在此處拔它幾天，每天十分鐘，直到出現黑印為止。

拔罐可補可瀉。補呢，就是用罐數量要少，引氣集中一處。如想補腎，就光在腎俞穴拔罐；補胃呢，就在中脘和足三里拔罐。如拔的地方太多反而會將氣血分散，達不到補的效果，會白白瀉耗了氣血。

通常在外面拔罐時總是滿後背都被拔上，那主要是將氣血

引入膀胱經，起到利尿排毒的作用。但這對於氣血虛弱的人便大為不利了。所以拔罐也是很有講究的，不可莽撞行事。

拔罐最棒的功能就是它的引血功能。記得有個糖尿病人，膝蓋下足三里附近有個直徑兩寸的潰瘍點長期不癒合，使用了各種消炎藥，也敷貼了中藥生肌散之類，都沒有效果。後來我讓患者每天在腹部中脘穴拔一罐，同時在患側大腿胃經從髀關→伏兔→陰市→梁丘→犢鼻，一路拔下來，五罐同時拔上，連拔四天，每天五分鐘，再用生肌散，一貼而癒。為什麼？通過拔罐把好血引下來了，破損自然就被修復了。

你已知道了拔罐、刮痧的機理，手法還用我教嗎？刮痧要順著經絡刮，最好是從上到下，這樣比較順手；刮板和皮膚保持四十五度以下的銳角，比較不痛。刮痧時最好能用上腰勁，這樣會很省力。其實，自己去體會，手法是最容易掌握的。

拔罐操作方法也沒什麼嚴格要求，買個槍式的真空罐，省得再去點火。拔前可在皮膚上抹點潤滑油，這樣拔皮膚不會痛。拔的時間以覺得舒服為準，氣血虛弱的就少拔一會兒。但是濕氣較重的人，很容易起泡（儘管起泡療效更好），會影響洗澡和皮膚的美觀，所以拔的時間不要太長，也不要拔得太緊。

再嘮叨兩句按摩吧。有人說，按摩的技法那麼多，兩句能說清嗎？其實，從治病的角度來看，按摩中八〇％的手法都是花拳繡腿，何為補何為瀉，我勸你大可不必去浪費時間研究這些，能夠一招制敵，何必先擺出一百種花架子呢？按摩一定要找準經絡，穴位不準慢慢來，離穴不離經就行。如果肚子上壓著痛，你要看痛點壓在什麼經上，然後就按摩腿上相應經絡的穴

位就行了。胃經上壓痛的就按腿上的足三里，脾經痛就按陰陵泉……這只是舉例，臨症還有更適宜的穴位可選。再說一句按摩的心法，痛點不明顯的經絡和穴位按摩效果差，就像風箏線斷了或半路打結了，要多按摩敏感的穴位。還有，敲打和按摩的作用是相似的，可以替代使用。（例如敲膽經和胃經。）

法門很多，真想再多告訴大家幾招，但我怕說多了，有人就更迷惑了，就像服裝店裡的衣服，款式花樣越多，我們就越難挑選。

{求醫錄}

sweet_windy 問：我的頸椎在大椎穴的附近有增生，按上去很痛，特別是每天早上起床的時候，而且按摩這個痛點時我會打嗝，還有按摩師幫我按摩時說肩部的肌肉僵硬。像這種情況如何拔罐呢？

中里巴人答：僵硬的地方就先別拔罐，一定要先揉開。肩上僵硬的地方要看看是哪條經，肩膀上邊僵，肩下臂上必鬆弛無力，須在臂上的經絡拔罐。上邊揉下邊拔，肩上的僵硬才可解散。

行者無牙問：我通常是先刮痧，再拔火罐，順序上有講究嗎？

中里巴人答：法無定法，您的方法也是其中一法。先把表層的瘀滯散掉，再把深層的瘀滯引出。很好！

碰就疼問：我這幾天按摩腿和腳部的穴位，很多穴位都很疼，按摩之後，第二天輕輕一碰就疼了，是不是按摩得太重，傷了經絡了？

Jnc 答：不用害怕，只是瘀滯出來了，到了淺層，你可以減輕手法力度或休息一、兩天再按。

lucyxiaoyun：現在我只要手有閒大腦有閒就是一個多動者，這裡按按那裡敲敲。三、兩天裡就會在自己感覺不舒服的地方拔下罐。膀胱經是我經常光顧的地方，足三里、三陰交也會搞兩記。夏天去過醫院拔過火罐，背後都是暗紅，想想辦公樓的空調害怕得很。現在吃著老師建議的淮山粥，還有健脾胃的參苓白朮丸、讓人無憂的逍遙丸，放點保和丸備用著，還買了八珍丸。現在的我氣色很好，白裡透紅，上樓輕盈，大家羨慕。

每年我的皮膚會發東西，儘管從不發在別人能見的地方，但是奇癢無比，總是會讓我抓得不成樣子，要到穿單服才會轉好。讀了老師的書後，今年一出苗頭趕緊拔罐，拔出血水第二天就結了，第三天就差不多好了。

▶21. 小病的治療只需蜻蜓點水

在我們生病時，如果飲食正常，二便調順，就不用特別緊張，備一些常用的中成藥就可以輕鬆解決。因此，了解一些常用中成藥的知識非常必要。

鄰居家的李太太今年七十歲了，一向身體不錯，每天清晨去公園爬山、做體操。聽說這兩日得了重病，我便前去探望。

一見李太太，嚇了我一跳，只見她兩眼紅腫得像兩個桃子，眼睛被擠成一條細縫，已看不見東西了，還有脖子前面起滿了暗紅色密密麻麻的疹子。說去了醫院看了內科、皮膚科、眼科，大夫也說不清是什麼病，開了好幾百塊錢的藥卻毫不見效，急得老太太直哭。我把了一下脈，覺得脈象平和，不像有什麼大病。又問了問大便、小便，和飲食的情況，也都很正常。

我於是告訴她，沒什麼大病，不用著急，可能是吃了一些不潔的食物，又受了點熱邪火毒。李太太聽我這麼一說，一下子想起來了：她一週前在早市買了一袋乾蝦米，回家吃後脖子上就起了許多芝麻粒人的小疙瘩。她也沒當回事，就買了點皮炎膏抹上。前幾天天氣很熱，她去參加老同事的聚會，在酷熱的陽光下找了一個多小時才找到聚會的地點，結果當天晚上眼睛就腫起來了。我說：「這就和病因對上了。」

於是讓她的家人幫她去買了一瓶撲爾敏（註：一種抗過敏藥

物，chlorpheniramine，氯苯那敏），晚上睡前服一粒。然後再買了六袋補中益氣丸、三袋防風通聖丸，一共花了十塊錢。早晚各一袋補中益氣丸和半袋防風通聖丸。三天後，她眼睛的腫脹和脖子的疙瘩都消失了。

補中益氣丸能提升氣血到達頭面，以驅除毒邪。但如果只吃這一種藥，皮膚的毒邪就會向外發。雖然也是一種排毒，但就會先腫得更厲害，然後潰膿而消，病人痛苦很大。防風通聖丸能清熱、祛風、除濕、消腫，若吃一袋力較大，容易下行而祛臟腑之火，卻難於上達頭面，故用補中益氣丸一袋載運半袋防風通聖丸直達病所，所以去病迅速。

疾病種類很多，即使有類似或相同的症狀，其誘因也不完全相同，不可完全照搬治療方法及用藥。僅想以此例說明，李太太的病其實很輕，只在皮膚而已，但表現的症狀卻很重。如果錯治，亂用消炎、祛火、攻伐之藥，必會變生他症，從此遷延不癒。

在我們生病時，如果飲食正常，二便調順，就不用特別緊張，備一些常用的中成藥就可以輕鬆解決。因此，了解一些常用中成藥的知識非常必要。

〔求醫錄〕

小斌問：近來添了一個毛病，只要在陽光下曬一會兒，兩個手臂上就會起一片片很癢的小疙瘩，大腿的正面和小腿雖然不起疙瘩，也會很癢，有時下午曬了太陽，到第二天早上還會癢，非常痛苦。這是身體出了什麼問題？用怎樣的經絡治療保健手法可以治癒？

中里巴人答：這三個穴位對於您的情況可能會有幫助：一是膝蓋附近的血海穴，一是大腿外側的風市穴，還有一個是肘橫紋上的曲池穴。哪個穴位較敏

感就多刺激哪個穴位。另外，您若屬於怕冷怕風的體質，就再吃點成藥玉屏風顆粒；如屬於燥熱口渴的體質，就吃點防風通聖丸。

潔問：感冒喉嚨癢得要命，按哪個穴好呢？

sweet_windy 答：我在遇到這種情況時，按摩尺澤穴和合谷穴，還有手背無名指和中指之間的咽喉反射區，效果很明顯。

寶寶問：老師好！前幾天，在不知情的情況下，發現自己從委中到承山一段的小腿瘀青。（想來想去想不出有外傷作用。）因我一直在實行一式三招，難道是身體在主動排毒嗎？

中里巴人答：這是經絡調整的正常現象，不用太擔心了。

▶22.舉手投足皆治病──墜足功

其實，舉手投足皆是功法，行動坐臥全可修練。你大可不必棄易從難、捨近求遠！

有的人手腳冰冷，有的人尿少水腫，有的人大便費力，有的人頭暈腳軟，有的人睡眠不實，有的人胸悶氣短……凡此種種，不一而足。現在咱們就學習個簡單的功法，將這些症狀一掃而光。

這個方法並不難，且很有趣味。請聽仔細：首先，需要你顯出疲憊的表情，現出慵懶的神態，像是半夢半醒，沒精打采，餓了一天沒吃飯，腿上還綁著大沙袋。如果達到了這種境界，可以說你已經學會了八〇％。然後我們開始「跑步」──墜著沙袋跑（可不要真綁上沙袋，全是意念），腳步異常的沉重，剛勉強抬起一寸又重重地落下；想停下歇歇，可後邊還有人推著你，使你不得不一步挨著一步地向前「墜落」。全身各處的肌肉隨著腳步的起伏而上下顫動，不由自主地顫動；兩手自然下垂，也可稍稍彎曲，隨意放於腰間兩側，手掌處於完全的「肌無力」狀態。此時所有意念全部集中在前腳掌，用意念往腳底加力，使每踏出一步都好像要把水泥地砸出個坑一樣。千萬記住，只許用意念使力，不可使肌肉用力，不要額外地做出用腳踩地的動作。要像鉛球墜地，而不是鐵錘砸地，把腳想成是「自由落體」就對了。

這樣的「墜足」使你的全身完全放鬆，氣血意念貫注於腳心，很快就會打通足底的腎經，起到迅速補腎的效果；而且前腳掌是肝、脾、腎經的交匯之所，又是心、肝、脾、肺、腎及胃經的足底反射區，對增強臟腑功能極為

有效。與金雞獨立有異曲同工之妙，而其利尿消腫、降氣袪寒之效又遠勝於金雞獨立。

此乃動靜之功，於身心最為有益。「動中有靜風吹柳，靜中寓動月照雲。」將意念與肢體血脈協調一致，真乃養心治本之法。

每日在小區「墜足」五百米，耗時十分鐘，便可使身心狀態大有改觀，而且會令兩腳從此不再冰冷，難道不值得感受一下嗎？這只是個公式，當你自己做題的時候還會有更多的自己的體會、答案和收穫。

如果我們多一分自信，便多一分靈感。我相信每個人都有靈感的火花，只是通常人們認為那是幻影，而當別人拿著同樣的火花點亮火把，又來照亮我們的時候，我們才開始對那亮光頂禮膜拜。

其實，舉手投足皆是功法，行動坐臥全可修練。你大可不必棄易從難、捨近求遠！

{ 讀者文摘 }

書裡的方法真不錯！我原先只想到把雙手想像成「肌無力」，雙手輪流用腰帶像甩草繩一樣甩開，每隻手都只要一分鐘就可以達到麻、熱、脹。可是對於腳我就沒辦法了。先生此計妙哉！

Yangxin

雙手「肌無力」般地甩拍就是江湖傳聞的「彌陀掌」，也是好功法啊！另外，倒著走路鍛鍊肯定是前腳掌先落地，意念自然就會放在前腳掌了，那樣專心走幾百米也定會全身發熱。不過這適合路上沒人的時候走，安全。

一堂

俺就是「冰腳丫」的人，看了書後就試了試墜步功，真的很神奇。講講俺的感覺：先把身子放軟，就是頭也耷拉了，肩也耷拉了，手也耷拉了，閉上眼睛，覺得從腦後打個寒顫一般，一股氣向下流，一下就到了手指尖。想想老師是讓意念在前腳掌，於是重新來過，腦中想著前腳掌，氣就從後背向腿的方向走，初時只能走到膝蓋附近，試了幾次後就能到達腳部了。走幾步就不自覺地打個寒顫，慢慢地覺得雙腳好似一個方方正正的冰塊，如同剛從冰庫裡拿出一般還呲呲地冒著白煙。俺就拖著這個大冰塊走啊走，感覺自己像個風雨中跋涉的路人。叫老公來觀看俺的表演，他笑稱俺是「泥人」，就像從泥潭裡撈出來的。俺本來打算練十分鐘的，結果總忍不住打寒顫，竟走了半個多小時。這兩天走了幾次，昨晚老公很驚訝地說俺的腳是熱的，只因俺的腳平時閒著無事時從不放光發熱。於是老公也躍躍欲試，也把肩、頭、手耷拉下來走，活像一個鬥敗了架的大公雞，可他走了一陣卻說沒感覺。也許是我的寒氣比他大吧！反正我是打算廣而告知了，通知俺那些「冰腳丫」的姊姊妹妹們都試試。

一條小魚兒

▶23.讓你在瞬間強壯起來的升陽法

練銅頭撞樹法三分鐘左右，你會有煥然一新的感覺。

兩腳分開同肩寬自然站立，或兩腳一前一後成人字。想像面前有一棵兩個人都抱不過來的大樹。好，現在可以用你的銅頭來撞樹了。

當你越撞越來勁，頭上也微微出汗，這時你會覺得蘊藏的內力噴薄而出，源源不絕，渾身的虛弱疲憊感一掃而光。更重要的是勇氣和自信心會在瞬間被激發出來。

氣血不足，中氣下陷，會產生很多病症，諸如氣短乏力、頭目昏沉、倦怠思睡、大便不爽、脫肛陽痿、臟器下垂等等。大家往往束手無策，但有一種健身法可以讓你在瞬間強壯起來，這就是銅頭撞樹法。聽起來有些恐怖，我們的頭都是肉長的，平時不碰它有時還隱隱作痛，還說要撞樹，這是什麼野蠻的鍛鍊法呀？其實這種方法既安全又簡單，一學就會。

首先，試試自己的頭是不是結實，把手攢成空拳，然後用中等力度去敲打自己的頭部，大多數人會覺得頭比較軟弱、比較痛。好，咱們轉換一下思想，加一點意念：大家都見過運動用的啞鈴吧，最好是那種老式的、不能拆卸、一體的那種粗大烏黑的鐵疙瘩，將這個鐵疙瘩放大為我們頭的形狀和大小，並進一步將我們的腦袋想像成是這個實心的鐵疙瘩。現在，還是我們的那隻攢著空拳的手，這次我們是用大腦這個鐵疙瘩像鐵錘那

樣去迎擊我們那柔軟的手。這次我們敲打的力度、手法和第一次完全一樣，但是我們改變了意念，結果會怎樣？大多數人，不會覺得頭有痛感，而是覺得手有痛感，頭瞬間變得堅硬了。

好，我們已經有了堅硬的銅頭，現在我們可以撞樹了。兩腳分開同肩寬自然站立，或兩腳一前一後成人字。想像面前有一棵兩個人都抱不過來的大樹。好，現在可以用你的銅頭來撞樹了。撞樹的時候最好播放著有節奏的音樂，這樣撞起樹來更加輕鬆有力。樹被你撞得搖搖晃晃，而你卻越撞越來勁，頭上已微微出汗，這時你會覺得蘊藏的內力噴薄而出、源源不絕，渾身的虛弱疲憊感一掃而光。撞完前面，撞左面，撞右面，撞後面，撞上面，並把屋頂撞穿。整個撞擊過程，三分鐘左右，你會有煥然一新的感覺，更重要的是勇氣和自信心會在瞬間被激發出來。這會令你大吃一驚。

這種效果卓越的健身法卻不適合兩類人鍛鍊：高血壓、心臟病和有出血疾患的人（痔疾除外）；還有就是脾氣急躁易怒的人，會增強他的戾氣和狂暴。

這種方法適合白天鍛鍊，可益氣助陽，而不要在黃昏和臨睡前鍛鍊。

﹝求醫錄﹞

王菲問：做這種功法時間稍長會感覺有些頭暈，怎麼辦呢？

中里巴人答：做這種功法時間長會發暈的主要原因可能有三種：一是本身您的體質就是上實下虛（也就是上焦有火，下焦虛寒）；二是您虛擬撞樹的過程當中，頭搖的幅度過大；三是撞樹過程中太過用力，且沒有放鬆呼吸，憋氣

鍛鍊。如何糾正呢？只要運動時發力點先從前腳掌起，然後再到頭。每撞一次都按這個順序，氣血便自然不會過於湧上頭了。若還覺不舒服，那就先別練此功好了，好的功法很多嘛。

古昀問：是找一棵小樹，把它想像成兩人都抱不過來的大樹，以己頭撞此小樹；還是根本沒有樹，把面前的虛空想像成大樹，頭撞虛空啊？

中里巴人答：您分析得對，就是頭撞虛空。您可選印象深刻的、喜歡的樹種，想撞多粗的樹就撞多粗的。撞的時候要有撞真樹的感覺，好像樹葉都被您撞得嘩嘩作響。其實這練的不僅是肢體，更主要的是意念。古時練武功的人都要鍛鍊這種意念，要「面前似有人，拳打臥牛之地」，這就是說只要練習招數，好像真有個對手在跟你對打一樣，既要攻也要防，儘管打拳的地方很小，只能是一頭牛睡覺的地方，但仍然能把翻飛騰躍的動作練出來。在哪練？就是在意識中練。其實練過氣功的人都知道，氣功練的是什麼，全部的內容不過就是「意念」二字。

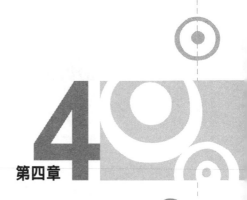

慢性病可以這樣去治

有人覺得中醫療效慢是中醫在治本，因此也就無怨無悔的去吃上一年甚至幾年的湯藥；儘管無效，也仍覺得是順理成章，治本嘛，哪有那麼快的！其實，很多時候如果能真正找到病本，中醫治療起來並不緩慢，而是非常迅速、立竿見影。

▶1.「金雞獨立」等方法是孝敬父母的最好禮物

　　面對那些被病魔煎熬的人們，我常發出這樣的感歎：不要等到失去健康的時候才去珍惜健康，不要等到孤獨無助的時候才去尋求幫助，不要藉口我們忙就無暇顧及身體，那樣你永遠不會有空閒。「若要了時當下了，若覓了時無了時」，記住這句話，馬上行動！

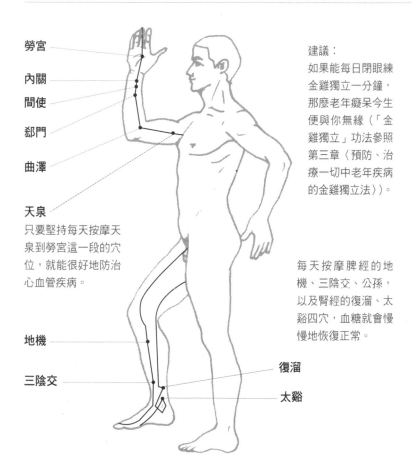

勞宮

內關

間使

郄門

曲澤

天泉
只要堅持每天按摩天泉到勞宮這一段的穴位，就能很好地防治心血管疾病。

地機

三陰交

建議：
如果能每日閉眼練金雞獨立一分鐘，那麼老年癡呆今生便與你無緣（「金雞獨立」功法參照第三章〈預防、治療一切中老年疾病的金雞獨立法〉）。

每天按摩脾經的地機、三陰交、公孫，以及腎經的復溜、太谿四穴，血糖就會慢慢地恢復正常。

復溜

太谿

　　我相信很多人小時候都有一個願望，那就是長大成人後一定要讓父母過上好日子。轉眼，我們已經人到中年，結婚生子，我們的雙親也都是白髮蒼蒼、步履蹣跚，能有多少父母真正享受到了快樂幸福的晚年呢？很多人因為生病而早早地離開了人世，讓子女沒有機會去盡孝。我們或許事業成功，或許聲名顯赫，但如果沒有讓父母親眼看見這一切而為我們欣喜，那將是我們心底永遠的悲涼。若能讓含辛茹苦、一手把我們拉拔長大的父母能夠在我們的關愛下開開心心、快快樂樂、健康無憂地生活，難道不是我們做子女的最大幸福嗎？

　　為了這一切，我們一定要為父母準備最好的禮物——那就是為他們提供健康長壽的方法。人到老年最擔心的疾病有：老年癡呆、高血壓誘發的腦血管疾病、低血壓、心血管疾病、糖尿病、腰膝疼痛以及耳聾眼花、便祕、失眠等。現就針對這幾條，為老人們挑選幾個防範之法。

　　我曾經在一個老年幹部活動站進行幾次健康養生的講座。當時，我手把手教給他們一些簡單的方法。他們太需要這些了，每個人都仔細地記著筆記，聽得極其認真，生怕漏掉一個字。每次講完課都沒人捨得離開，而是圍著我問這問那，讓我覺得我們的父母對於健康是那麼地渴望，也是那麼地無助！

　　在我教給他們的健身法裡面，反響最大的是金雞獨立，他們都非常喜愛這個簡單而特效的方法。許多人在開始做的時候五秒鐘都做不了，但後來有人甚至可以站上兩分鐘。隨著站立時間的延長，原來頭重腳輕的感覺沒有了，睡眠質量也大有提高，頭腦清楚了很多，記憶力也明顯增強了。有一個腦血栓偏癱的患者，練此法三個月後，由原來的只能勉強站立到後來能夠拄杖上五層樓，這不能不說是一個奇蹟。高血壓在中醫看來通常是陰虛陽亢引起的上實下虛之證，而金雞獨立卻可以很好地引血下行、引氣歸元，將氣

血收於肝經的太衝穴、腎經的湧泉穴和脾經的太白穴，使肝、脾、腎的功能都得到了快速的增強，其好處真可以專寫一部書來仔細陳述。可以肯定地說，如果你能每日閉眼練金雞獨立一分鐘，那麼老年癡呆今生便與你無緣。

還有一個時時威脅老年人生命的殺手，那就是心血管疾病。我曾經寫過一篇文章，叫〈救命的心包經〉，心包經就是一根防治冠心病的救命稻草。心包經穴位很少，而且多集中在手掌和小臂，許多冠心病很嚴重的患者在小臂的穴位上沒有痛感，這令大家很奇怪。其實，這條經最容易堵塞不通的地方是在上臂肱二頭肌（俗稱「小耗子」）上。其具體位置每人稍有不同，可以在天泉穴與曲澤穴之間點揉尋找，必有一痛點，且疼痛劇烈。仔細按摩此點，會在兩三天之內出現一個青黑色的瘀血點，這個點的出現會暫時緩解心臟堵悶，是對冠心病非常有效的防治方法。然後，我們要乘勝追擊，將曲澤穴、郄門穴、間使穴、內關穴、勞宮穴一一按得穴感強烈，讓這些我們生命的保鏢們時時地處於警醒狀態，就絕不會再有突發猝死慘劇。

再說一下老年人的糖尿病。這個病常令患者憂心忡忡，所有的精力都集中在血糖、尿糖上，天天提心吊膽地活著，還有什麼快樂可言？

前不久，我的一個六十五歲的忘年交急匆匆地從美國趕回來，說他剛在美國做的化驗，血糖已經達到十七‧五，大夫讓他馬上住院，說情況很危險，並確認他有糖尿病足的徵兆，弄不好還要截肢。我對糖尿病研究不多，本想推辭，但朋友遠渡

重洋專程找我，我深為感動，就讓他先試上一週，不成再另請高明。糖尿病，中醫叫做消渴，分上消、中消、下消，上消多飲、中消多食、下消多尿。我這朋友是多飲，每天最少要喝兩暖壺水；還多尿，夜裡要起床五、六次；飯量倒還正常，只是兩腿日漸消瘦，整天疲憊不堪。我讓他把從美國帶回來的花旗參每天煮水喝並沖服杞菊地黃丸，疲勞時吃人參生脈飲兩支，每天喝兩碗山藥芡實粉熬的粥，晚上睡覺前吃兩瓶蓋五了衍宗丸，同時練習金雞獨立、伸懶腰，並按摩脾經的地機、三陰交、公孫和腎經的復溜、太谿穴。一週後他找我複診，告知血糖已經降到十，每天起夜兩次，一天半壺水就夠了。我囑咐他接著再吃兩週，不久又打來電話，說血糖指標已經正常，身體感覺很好，體重增加五斤，而且有意外收穫，眼睛看東西比以前清楚多了。

我這個朋友的糖尿病只是消渴的一個證型，屬於肺腎陰虛、脾腎氣虛之證。因是初起，急性發作，且沒打胰島素，只要治療及時，胰臟的功能可能在短期恢復，所以我讓他喝山藥芡實粥，健脾補腎。二者澱粉含量都高，按西醫應為禁忌，但依中藥理論此二者乃健脾補腎之良將，作用最快。中醫沒有胰臟之說，而是把胰臟的功能當做脾的一部分來對待，所以健脾就是修復胰臟功能。但若是糖尿病病期已久，長期服西藥或依賴注射胰島素的患者，胰島分泌激素的功能幾近廢置，用山藥、芡實調理就需要稍加慎重了，因為已經「虛不受補」，反倒成負擔了。那時，不妨先從經絡入手，調經補脾，更為妥貼。

面對那些被病魔煎熬的人們，我常發出這樣的感歎：不要等到失去健康的時候才去珍惜健康，不要等到孤獨無助的時候才去尋求幫助，不要藉口我們忙就無暇顧及身體，那樣你永遠不會有空閒。「若要了時當下了，若覓了時無了時」，記住這句話，馬上行動！

｛求醫錄｝

孝心問：小腿靜脈曲張的老人可以練習金雞獨立否？如果不行，有沒有功效類似的簡單辦法？

學習答：這是一個須自己實際體會才可解決的問題。從表面看，腿部靜脈曲張應該不適合長久站立，而且有許多人就是過去工作須長久站立得的此病。但有許多患靜脈曲張的人練習此功，靜脈曲張並沒有加重，反略有減輕。從理論上講，此功將氣血引到足底，對改善腿部循環應有好處，但如果靜脈曲張嚴重，或在急性疼痛期，做此功必會引血下行，衝擊病灶，造成疼痛加重。所以若求穩妥，有靜脈曲張的人可不練此功，可按症狀不同選擇相應的穴位按摩。

甘草問：我媽媽她經常牙痛，牙齒上有個針洞大小的洞，並沒有其他上火，牙齦紅腫，這幾天痛得特屬害，看人都成雙層的了，牙肉看起來有點萎縮。我讓我媽用白酒加鹽煮開後含在口裡，並按摩中衝穴、肩井穴、下關穴、合谷穴，但只是緩了一點，還是一直在痛，痛得我媽媽說要去醫院把它拔掉。（以前就因此拔了兩顆了。）看媽媽痛苦的樣子，我又幫不了她，真是好難過。所以還請先生看看。

光明雲答：我知道一個辦法可以治你母親的牙痛，很簡單，就是在嘴裡含幾片苦參。這可是扁鵲傳下來的神方，史書上有記載的。

Hhhwws問：我母親患慢性病（B肝）十年，請問如何調理腸胃為好？喝高博特鹽水已有三年，感覺有點效果（以前常滯脹、嘔吐，現改善），也堅持早睡養生，但仍腰椎突出，不知還要注意些什麼？

中里巴人答：對於遷延不癒的慢性病，我們最穩妥有效的方法就是調理脾胃而不去管其他症狀。調理脾胃最平和有效的方法，就是喝山藥薏米粥。兩者打粉熬粥，1：1的比例。

山藥以河南懷慶府所產最為上乘，也稱淮山。山藥打粉易煮易於消化。操作很簡單，用家用榨汁機或豆漿機打粉一分鐘就打好了，而且味道很好，還可加些砂糖調和。對於小兒尤為適宜，而且功效卓著，無藥能及。

實實問：我母親七十多歲，她的舌頭中間常年有道很深的溝痕，請問是怎麼回事？

另外，她自己施行一式三招養生法半年多來，身體狀況好了很多，現在十分愛吃肉，一頓不吃都覺得心裡虛得慌（之前不怎麼吃），飯量也增加很多，請問這是好的現象嗎？

Jnc答：您母親恐怕有些陰虛火旺；如果舌頭還胖、邊緣有齒痕的話，也可能有脾虛。吳老師的一式三招目的就是改善氣血，消化改善後一定胃口很好。俗話說有胃氣能醫治百病，一個人能吃很好，只要她是真的很餓那種吃。如果她愛吃肉的話，就不要限制，不過多吃些牛肉、雞肉、魚肉比較好，肉不用刻意限制，吃肉後要吃些山楂丸類幫助吸收。但主食一定要限制，因為上歲數的人，消化主食的功能已經退化，每頓不要吃太多，尤其白米精麵，會刺激她的食欲，而且這些是引發「富貴病」的源頭。營養代謝一句話不容易說清楚。總之要多吃肉，多吃蔬菜、水果，控制主食，才是長氣血之道。

▶2.再也不怕風燭殘年

　　我很理解老人的心情，讓他看見了一絲螢光，他便希望能看到月亮。誰不渴望光明呢？更何況是風燭殘年的老人？最怕眼前的黑暗，誰又知道那黑暗能有多久？

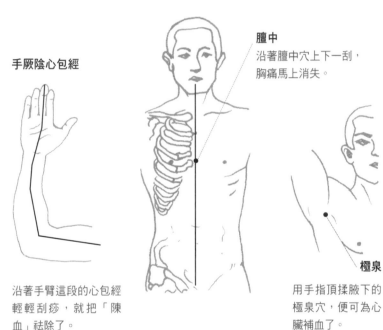

手厥陰心包經

沿著手臂這段的心包經輕輕刮痧，就把「陳血」祛除了。

膻中
沿著膻中穴上下一刮，胸痛馬上消失。

極泉
用手指頂揉腋下的極泉穴，便可為心臟補血了。

　　我的一位長年在北京做生意的朋友，看過我的文章〈「金雞獨立」等方法是孝敬父母的最好禮物〉後，當晚就坐飛機飛往老家，將他七十六歲的老父親接到北京來，讓我幫忙診治。我當即推掉了下午所有的事情，即匆匆趕往他家為老爺子看病。

這是個臉色紅潤、看似硬朗的老人。見面時，老人還一個勁地說：「我說我不來，我沒病，他非得把我拉來，你們都挺忙……」

我為老人把脈，除兩腎脈沉澀無力外，餘脈皆弦緊有力。其舌質暗紅，有散在瘀斑。我抬起老人左臂，撥動其腋下極泉穴（此穴可查看冠狀動脈的供血），問他手有無電麻感，他說只痛不麻。再點揉其左臂肱二頭肌天泉穴，老人連連呼痛。又在他後背膀胱經左右厥陰俞點按，老人說這個地方一直又沉又痛，平常像背著石頭，而且老覺得背涼，特別怕風。我問老人：「夜裡是不是總覺得心裡憋悶呀？」他說：「夜裡總得把窗打開，不然就覺得屋裡的空氣不夠用，頭頂出汗，可身上還怕冷。」

我當即診斷為心包經瘀阻，相當於西醫的冠心病。老人說：「那年在醫院就查出有冠心病，大夫給開了一堆藥，我怕兒子擔心，沒告訴他。」我這朋友聽老人這樣一說當時就有些急，責怪老爸說：「有病您就得說，每次往家打電話，您都說身體挺好，這要不給您接來，不就耽誤了嗎……」老人笑著說：「我了解這病，沒啥好招，再重了，不是安支架就是搭橋，想著就怪嚇人的，我可不做手術。鄭老師，我現在是不是已經很嚴重了？」我故作輕鬆地說：「沒事兒，您放心，就是血液有點黏稠，經絡稍微有些堵塞，一會兒，咱們就給它打通。」其實，老人隨時都有發生心梗的危險。

我讓朋友先到他們樓下的藥店去買點藥——一盒人參生脈飲，一盒血府逐瘀口服液。朋友讓家裡的保母去買，我笑著命令朋友：「這藥你得親自去買，效果才好。古人常說：『藥必親煎，不用侍婢。』其意深刻呀！」朋友連忙說：「好，好，你說得對，我馬上去！」搶過藥方，他興沖沖地下樓去了。老爺子此時也顯得異常興奮，笑著問我：「還真有這些說道？」我神祕地說：「那當然了，『兒子盡孝，勝服良藥』呀！」老人聽此一說，眉開眼笑。

其實治療並不複雜，當時是下午三點多鐘，膀胱經氣血正旺，我便先在後背膀胱經兩側厥陰俞附近進行刮痧，只刮了十幾下，便出了厚厚的黑紫痧。老人說刮這個地方太舒服了，都不想讓我停手，我於是在此穴附近刮了足有十幾分鐘，出了一層又一層的痧，老人形容刮過的地方像被太陽曬著，暖洋洋的。刮完後背，休息了幾分鐘，老人開始覺得左臂心包經發脹了。由此可見身體從來不會閒著，只要氣血充足它就會主動衝擊堵塞的經絡。就藉著這股氣血的衝擊力，我便在他左側心包經從腋下開始刮起，輕輕一刮，痧便湧出，好像早就等在那裡要出來似的，而且全是疙疙瘩瘩的一個個青包。刮到曲澤穴時，刮不出痧了，老人說膻中穴附近忽然痛起來了。我說：「那太好了！就要打通那裡的堵塞了。」迅速讓他喝了兩支血府逐瘀口服液，然後便在膻中穴上下一刮，當即出來很多黑紫色的痧，胸痛馬上消失。老人說現在心裡太豁亮了，喘氣都覺得是一種享受。

醫治至此，可以暫告一段落。但老人很有點意猶未盡，想讓我幫他把心包經打通了。我摸了摸他的脈，平和有力，氣力還很足，就同意了。此時，他的曲澤穴有些發癢，這是告訴我們，新鮮的血液已經流向這裡了。我取出梅花針，在小臂郄門穴輕輕敲了幾下，然後再在上面拔上一個直徑一‧五寸的真空罐。同時，我仍在曲澤池穴刮痧，此刻出痧已非常通暢。不一會兒，真空罐裡已經有了約十毫升的血，顏色紫黑黏稠。此時，老人說：「左手掌和五個手指頭發麻發涼，好痠呀！而且心裡略有些慌亂無力。」我讓老人馬上喝下早已準備好的生脈

飲兩支。然後我用右手拇指按揉老人左手手心勞宮穴，不到一分鐘，老人又重新精神抖擻起來，並驚訝地說：「過去也老喝這生脈飲，從來也沒有今天這種感覺，好像這藥是直接倒進了心臟裡似的，當時心裡就舒服了。」我說：「您現在喝這藥，一支頂平常十支，能全部吸收。您最需要的時候它才最補。」十分鐘後當我取下刺血罐時，一股熱流隨即流向老人的整個手掌，手涼痠麻的感覺也瞬間消失了。

刺血可以加快打通經絡的進程，但通常會加大心臟的負擔，須及時培補才行。最後，揉老人雙腳的太衝穴至行間，為心臟及時補血，取五行中「木生火」之意。此時補血的效果事半功倍，「只有倒出髒茶，才能倒入新茶」，「陳血不去，新血不生」。到此，治療宣告結束。

老人欣喜若狂，和我也不再生疏客套，對我說他還有前列腺炎、耳聾、痛風、腰椎間盤突出，想讓我都給看看。我那朋友驚訝地說：「老爸，您怎麼一下冒出那麼多病呀，是想要累死鄭老師吧？」我很理解老人的心情，讓他看見了一絲螢光，他便希望能看到月亮。誰不渴望光明呢？更何況是風燭殘年的老人？最怕眼前的黑暗，誰又知道那黑暗能有多久？

我起身向老人告辭說：「伯父，別著急，病得慢慢治，您多住些日子，我把您的病都治好了，您再回去。」老人很激動，眼圈也有些濕潤。

送我回去的路上，我那朋友對我說：「今天是我這幾年來最開心的一天，比賺幾百萬都開心。」

我說：「我想把今天的事情寫到博客裡去，你沒意見吧？」他睜大眼睛，連連點頭說：「好呀，好呀，一定要把我的心情也寫進去。」

朋友的心情我無法非常準確地表達，我自己也是百感交集。能幫助老人擺脫病痛，能幫助朋友達成夙願，能讓一個家庭在瞬間便充滿陽光和希望，真是件令人無比欣喜的事。但想到網上那麼多朋友的疑難困惑，那麼多沉痾頑疾，那麼多憂愁恐懼，我這蠅頭之火，在這漫漫長夜，又能照亮幾人？！

〔求醫錄〕

蚊子問：我母親常抽筋，一抽起來就痛得要命，不能動，一般是手和腳抽。抽的時候可以看到痛的地方的血管是凸起來的。還有就是頭痛。她痛的時候，我父親一般都幫她按摩，按抽筋和痛的地方，有時很有效，有時就作用不大。有時會用電吹風（吹頭髮那種）用熱風吹。請教老師，這樣做有用嗎？有什麼方法可以治呢？平時要注意什麼呢？

中里巴人答：抽筋、頭痛，病多在肝、脾。如口乾想喝水，則可服加味逍遙丸、明目地黃丸；口不乾則可選逍遙丸、柏子養心丸。若買藥方便可加八珍顆粒二袋和三七粉一瓶（同仁堂所產效佳）。日常可服些大紅棗以養血。按摩可選肝經太衝、脾經太白、血海，以及膽經風市、陽陵泉。

May問：有一位老人家，上腹位置體表溫度特別冷，加上很濕重及有便祕，可能是什麼問題，可以有哪個穴位合用？

中里巴人答：濕重又有便祕的老人家可以吃些參苓白朮丸，一次一袋，一天三次，飯前空腹吃。上年紀的人多數是因氣虛無推動之力造成便祕，吃這個可以健脾胃之氣，增加推動力，還可以利濕。同時還幫助排除濁氣，放屁比較多。老年人最好不要吃

寒涼的瀉藥和通便的藥物來解決便祕問題。

另外，吃藥同時，配合經常按摩脾經的陰陵泉（祛濕）和胃經的足三里（治胃），以調整脾胃，去除濕氣。

如果有條件，可以給老人常熬山藥（中藥店裡賣的）加薏米一起磨成粉做成的粥，幫助健脾利濕，比例為1：1。

賢孫問：老外公八十多歲，前幾天告知老媽手腳無力，有時連話都說不出來，想來年紀大了，身體也不行了，兩年前還好著呢。老外公不抽菸，不喝酒，不生氣，是個好老小孩。薏米粥可否服用，或參苓白朮丸？飲食上再做相應調整，少主食，多蔬果、肉類？枸杞＋紅棗＋桂圓＋粳米合適吃嗎？天冷時我們常吃的。老外公想來應該多補補氣血的，我們還想讓他做個百歲壽星呢！他現在在服西洋參茶，覺得精神會好一些。

中里巴人答：祝老外公長命過百！給老人用藥要很慎重，氣力不足，先補氣血，要補氣血，先健脾胃。山藥薏米粥老少咸宜，但老人通常氣陰兩虧，如喝洋參茶有效，更屬於此種類型。山藥和薏米的比例就要2：1，而不是1：1，因為薏米有利濕消腫的功效。對於氣力太差的老人來說，這一「利」一「消」也是要耗費體力的，所以薏米要減半了。你家的四寶粥也很好，可以繼續；但對於老人來講，肉還是盡量少吃。性味寒涼的蔬菜和水果也要盡量避免。主食相對好消化些。盡量按老人的胃口，不要太苛求營養。

禾日問：我媽媽今年五十三歲了，可這幾天她的膝蓋有些痠痛，有時晚上睡覺她說膝蓋一陣一陣不舒服，不知道按哪些穴位可以幫她解決這一問題？

中里巴人答：提供一個治療膝蓋痛的小功法。那就是在軟硬適當的床上練習跪著走路，每次五分鐘。（這個功法使許多老年患有膝蓋痛的朋友擺脫了困擾，最快的只用了三天的時間。）

▶3.頸椎病——可以隨手而癒的病

　　頸椎病主要是由兩個原因引起的：一是心血管瘀阻造成的頸部供血不足，另一種是脊椎受損在先（主要是腰、骶椎的勞損），進而影響了頸椎的供血。知道了病因，解決起來並不難，用刮痧配合按摩的方法最妙。

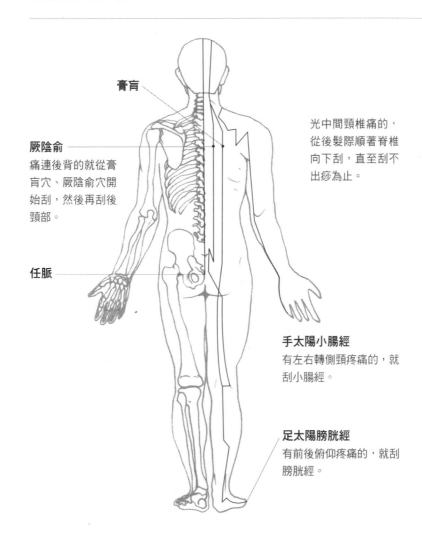

膏肓

厥陰俞
痛連後背的就從膏
肓穴、厥陰俞穴開
始刮，然後再刮後
頸部。

任脈

光中間頸椎痛的，
從後髮際順著脊椎
向下刮，直至刮不
出痧為止。

手太陽小腸經
有左右轉側頸疼痛的，就
刮小腸經。

足太陽膀胱經
有前後俯仰疼痛的，就刮
膀胱經。

　　總說西醫治標、中醫治本，但究竟「本」是什麼，似乎就沒有人再去追究了，好像吃了中藥就治了本了。另外有人覺得中醫療效慢，是中醫在治本，因此也就無怨無悔地去吃上一年甚至幾年的湯藥；儘管無效，也仍覺得是順理成章，治本嘛，哪有那麼快的！

　　其實，很多時候如果能真正找到病本，中醫治療起來並不緩慢，而是非常迅速、立竿見影。

　　病本，也就是病根所在。除了我在前面文章中已經列出的體內「三濁」，和體外「兩害」這五大總的病因以外，具體到每個病有各自的病因。

　　拿頸椎病來說，類型最多，但普遍治療效果不佳，就是因為病因不清，沒有對應的治療之法。其實，頸椎病主要是由兩個原因引起的：一是心血管瘀阻造成的頸部供血不足，另一種是脊椎受損在先（主要是腰、骶椎的勞損），進而影響了頸椎的供血。知道了病因，解決起來並不難，用刮痧配合按摩的方法最妙。例如，有前後俯仰頸痛的，病在膀胱經，就先刮膀胱經；有左右轉側疼痛的，病在小腸經，就先刮小腸經；痛連後背的就從膏肓、厥陰俞開始刮，然後再刮脖子；只是中間頸椎痛的，從後髮際順脊椎向下刮，直至刮不出痧為止。

　　使勁刮都不出痧的人，就用按摩法；但不可光按摩頸椎，一定要上按摩入髮際，下按摩至尾椎，對整條督脈進行按摩。用掌根或肘按摩較為方便，痛點處要仔細按摩直至不痛。按摩頸椎時一定要輕柔，絕不可貿然用力，否則易造成頸椎的進一步損傷。掌握了這種刮痧和按摩法，通常的頸椎病隨手而癒。

屑屑沉香問：由於職業的原因我有頸椎病。去醫院拍了片子，醫生建議牽引，但是我沒有時間每天去醫院。後來聽從朋友的建議改睡很低的枕頭。一段時間以後，右手手指發麻的現象有所改進，可是幾個月後突然右肩出現問題，現象跟肩周炎一樣，往後背手很困難。我去醫院做按摩，按摩大夫說就是肩周炎，只要堅持按摩一週左右情況就會有所好轉。可是，我堅持按摩超過了一週，情況不但沒有改善，反而更加嚴重。現在往後背手越來越困難，甚至早上梳頭都有困難，真是愁死我了。但是我發現一個現象跟周圍有肩周炎的人不太一樣，就是我每天右胳膊在痛的時候，右手臂上部的肌肉似乎也在撐著痛。而且不斷有「落枕」現象，也在右邊。每天洗完熱水澡以後，手臂就可以比平時抬得輕鬆。我注意了一下，是因為洗澡時脖子下部始終在熱水的沖淋中，我並沒有刻意去沖右胳膊。

請問，我的胳膊疼痛是否不是肩周炎，而是頸椎病引起的呢？我該怎麼做？

中里巴人答：頸椎病和肩周炎在中醫眼裡恐怕只是路經脖子和肩膀的幾條經絡的瘀滯造成的，經過脖子和肩膀的主要有膀胱經、膽經、小腸經、三焦經、心包經。您最好參照經絡小人，找找肩膀、脖子最疼的點在哪裡，找到後可以刮痧疏通一下瘀阻的經絡，或是在痛點拔罐，常有立竿見影的效果。刮痧常先刮膀胱經、小腸經、膽經。

▶4.類風濕──可以讓家人幫著治癒的病

每天跪著在床上走一走，這樣可預防膝蓋痛，且一定不要按摩疼痛的關節，否則易增生變形。

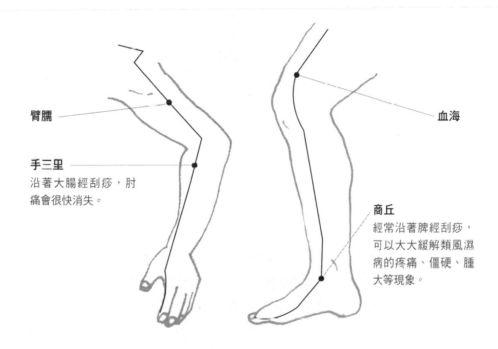

臂臑

手三里
沿著大腸經刮痧，肘痛會很快消失。

血海

商丘
經常沿著脾經刮痧，可以大大緩解類風濕病的疼痛、僵硬、腫大等現象。

兒子同學的媽媽方女士來訪，說讓我給看看一張中藥方，評價一下其療效怎樣。

方女士四十出頭，患類風濕有好幾年了。因為婆婆是西醫專家，所以一直吃著西藥，據說都是進口藥，但一直沒什麼效果，連早上起來的晨僵問題也沒解決。兩個月前我在接孩子的時候碰上她，讓她每天晚上睡覺前揉揉十

個腳趾關節；據她說只揉了一週，晨僵問題便一直沒犯，所以對我還很信服。中藥方是一個六十多歲、很有名氣的老專家給開的，可是吃了兩週沒看出什麼效果來。現在右臂肘關節已伸不直，西醫說是滑膜炎，進一步發展就會肌肉萎縮。而且膝關節已持續疼痛了許多天，腕關節也腫脹明顯。

我看了看藥方，不過是些鹿膠、紫河車、仙靈脾、清風藤、全蟲、寄生、牛膝、藏紅花等等補腎活血、散風通絡之藥，乃治療類風濕的通劑，千人一方，難說優劣，便對她說：「此藥吃吃無妨，但難有顯效。」與她摸脈，發覺兩腎脈並不虛弱，心脈也浮大有力，唯脾脈沉澀，肺脈緩弱無力，脈澀必為血瘀。看其舌，光剝無苔，質紅色暗，乃脾經瘀血之象，通常也是久服西藥、重傷肝脾所致。

她說她心情壞到極點，快要崩潰了，害怕自己這樣慢慢就會癱瘓。我笑了笑，說：「哪有那麼嚴重？現在你哪裡痛？咱們先治治。」她說這幾天右肘痛得厲害，書包都拿不動。我按住她的「手三里」，再讓她伸臂，她說按住這個「穴」胳膊就不怎麼痛了。我告訴她，她的大腸經有瘀血阻滯，刮一下痧，馬上就好。於是讓她捋起胳膊，我順著她大腸經的「臂臑」往下一直刮到手三里，只刮了五分鐘，出痧較多，且在「臂臑」穴刮出一個大青包。再讓她伸臂，已自如無礙。她說這兩天早晨食指一直在痛，我說食指也歸大腸經管，所以這下就全好了。然後我再看她的膝蓋痛點，正好壓在脾經上，我就指出脾經從「血海」到「商丘」的循行路線，讓在旁邊早就躍躍欲試的她先生幫她按摩。有了先生的關愛，療效絕對不同。

　　果不其然，她先生只為她按摩了三分鐘，她就可以隨意蹲起而不痛了。我對她說，回家一定要吃山藥薏米粥，把脾胃好好養養，估計一個月就可長出正常舌苔來；另外，每天還要跪著在床上走一走，這樣可預防膝蓋痛，且一定不要按摩疼痛的關節，否則易增生變形。她臨走時，把藥方一撕，說：「我也不吃這藥了！」我覺得可樂，說：「不吃就不吃，有老公親自按摩，比啥藥都靈。」

▶5.
中風後遺症──這樣治就能重新站起來

　　採用健側、患側同時治療，無外乎「平衡」二字。不平衡又如何呢？打個比喻，狼媽媽下了一窩小狼，由於出生先後和發育的原因，有的個大強壯，有的則十分弱小，在餵奶的時候，總是強的比弱的先搶到奶水。這就造成了強的總能得到營養，而弱的越來越差。健康一側就好比強壯的幼崽，在機體裡總能搶奪到絕大部分氣血，而弱小的患側就永遠搶不到氣血，永遠沒有滋養，無法恢復。而這個治則解決的就是兩者之間的不平衡，讓它們重新站在同一個起點上，從而使身體的氣血得以重新均衡分配，當患側解決了氣血滋養的問題，康復也就指日可待了。

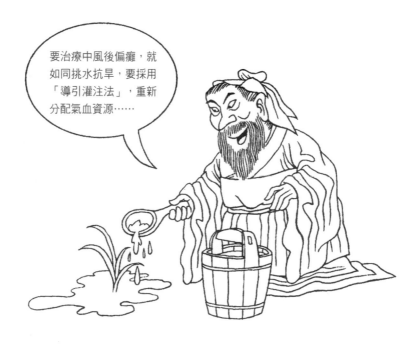

要治療中風後偏癱，就如同挑水抗旱，要採用「導引灌注法」，重新分配氣血資源⋯⋯

　　缺血性腦血管疾病通常沒有死亡的危險，卻使很多人只能癱瘓在床，與輪椅為伴，生活無法自理。西醫對於偏癱後遺症基本上沒有任何有效的治療，除借助中醫的針灸、按摩以及一些理療手段外，讓患者盡早地進行康復訓練成了西醫的必修課。我在國外的一家康復醫院目睹了這種康復訓練，病人非常痛苦，是醫生和患者之間強行的對抗性治療；用特定的器械將患側屈曲萎縮的肢體固定，然後強行拉直，以患者耐受度為限，真是像上刑一樣，患者在心理和身體上都非常牴觸，療效可想而知。幾個月下來，基本上沒有什麼實質性的進展，患者還飽受身體和心靈的摧殘。

　　在中醫方面，古代醫家對中風後遺症的論述很少，且在認知上多有誤區，認為是外感風邪所致，以散風通絡為治療大法。此法治療面癱或有療效，要治療臥床不起的偏癱則百無一效。直到清代出了醫學大家王清任，主張「中風無風」，是身體氣血虧少所致，發明治偏癱名方「補陽還五湯」，才使得治療中風偏癱有了正確的理論依據。現代醫家治療此病時也大都以本方為基礎，加減出入。此方對於早期較輕的偏癱確有療效，但是王清任先生自己也說：「此法雖良善之方，然病久氣太虧，肩膀脫落二三指縫，胳膊屈而扳不直，腳孤拐骨向外倒，啞不能言一字，皆不能癒之症。」

　　藥物的作用有限，所以更多的人把最後的希望寄託在針灸上。雖然從各種媒介多次聽說針灸治療偏癱的神技，但是事實並不如此樂觀。走訪一下各大中醫院的針灸科，能治好半年以上偏癱後遺症的針灸大夫絕對是鳳毛麟角。為什麼會這樣呢？主要是治療的方法有誤。

　　這裡淺談一下在治療中風偏癱中我的一些看法與經驗，對於用心於此病的醫者或許能有些幫助。

古人立方先立法，萬變不離其宗，方只是法的一個實例，用以說明此法如何應用，非此法必用此方。而現今的人多執著於方子本身，忽略了立法是用方的先決條件，用一方而治紛繁百症的現象比比皆是——不是方子療效不好，是使用方子的人不善於發揮它們的效用。

以補陽還五湯為例，現在治療中風無不將其視為首選，再加上地黃飲子、鎮肝熄風湯等幾個方，套來套去，難以見效。清任先生說「半身無氣便半身不遂」，是說病果而非病因，因何半身無氣？如果是單純氣虛者果便為因，直接用補陽還五湯即可藥到病除；但臨床上純虛的患者很少，皆是雜因致虛，或氣鬱，或痰結，或血滯，或肝風實，或腎陰虛，雜然紛呈，直接用補陽還五湯難於見效。抱一方而治百病、守株待兔的治療思路實在不可取。

應該根據清任先生當初確立此方的思路來治療中風後遺症，而不必要非使用這個方子。不遂是因半身無氣，只要將氣血灌注到無氣的一側就可成功。我這裡要提的就是「導引灌注法」。

傳統的治療，針對患側斷流的原因多用藥來治療，而針對患側的肌肉萎縮、功能衰退則採用只注重於癱瘓一側的針灸、按摩等等的理療治療，卻往往效果不理想，為何呢？如果把患側比喻成北方旱季的莊稼田，本身就水源肥料缺乏，此時按摩、針灸無異於在乾裂的大地上翻地、鬆土，而無法引來河水（氣血）的灌溉，此時再好的種子、再辛勤的耕作也不要期望會有收穫。而勞動又白費患側有限的氣血，患者如何能得以康復？

此時再看看健康一側，就好比南方的水田，飽受著水災暴雨的蹂躪，氣血過剩而無處發泄。如果能將兩地的資源重新分配一下多好！

所以我採取的措施便是「南水北調」，重新分配氣血資源。原則是：「健側流而不留，患側留而不流，抒其所欲發，勿強開其所閉。」

流是疏通推動之意，留是靜候保存之意。可選用於砭、針、灸、按摩、拔罐、導引諸法中，在患側的乾涸之田中挖井、修渠、建水庫，做好基礎設施的準備工作，然後就靜候氣血的到來。此時患側本無氣血，即使強行打開通道也得不到灌注，只能等。於此同時，治理健側氣血氾濫之地，用按摩健側的方法使這裡鬱積過剩的氣血可以流向患側事先挖好的水庫、河渠和水井，從而解決了患側的飢渴（氣血不足）。

採用健側、患側同時治療，無外乎「平衡」二字。不平衡又如何呢？打個比喻，狼媽媽下了一窩小狼，由於出生先後和發育的原因，有的個大強壯，有的則十分弱小，在餵奶的時候，總是強的比弱的先搶到奶水。這就造成了強的總能得到營養，而弱的越來越差。健康一側就好比強壯的幼崽，在機體裡總能搶奪到絕大部分氣血，而弱小的患側就永遠搶不到氣血，永遠沒有滋養，無法恢復。而這個治則解決的就是兩者之間的不平衡，讓它們重新站在同一個起點上，從而使身體的氣血得以重新均衡分配，當患側解決了氣血滋養的問題，康復也就指日可待了。

〔讀者文摘〕

「古人立方先立法，萬變不離其宗，方只是法的一個實例，用以說明此法如何應用，非此法必用此方。而現今的人多執著於方子本身，忽略了立法是用

方的先決條件。」

先生所言極是。在下以為這種態度多少和整個社會的價值觀念和文化素養有關係。現在的社會太過急功近利，身處其中的許多人也就變得本末倒置，一心想要走捷徑，卻忘記自己的目的地在哪裡和為什麼要往這裡走。

蓍

我是中醫臨床專業的學生，每天接觸最多的就是中風的病人，其中恢復期占大部分。如先生所說，的確是以補陽還五湯、地黃飲子、鎮肝熄風湯等寥寥無幾的幾個方，套來套去，加上針灸，結果確實療效甚微。

阿笒

▶6.尿毒症──清一色的胃經虛弱

腎就好比是一台電風扇，如果打開開關它卻不轉，很有可能是停電了，或是線路出了故障，不見得是電風扇本身出了問題。氣血就是電能，而胃經正是線路。由此推斷，只要氣血充沛，經絡通暢，腎臟得到了足量的氣血供應就能夠正常工作，而沒必要對「電風扇」本身修來換去。

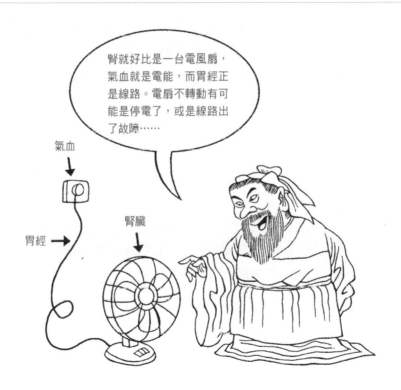

> 腎就好比是一台電風扇，氣血就是電能，而胃經正是線路。電扇不轉動有可能是停電了，或是線路出了故障……

氣血

胃經

腎臟

尿毒症實在是醫學界的禁區，無論中醫、西醫都望而卻步。相對有效的方法是透析，最終換腎，這已成了治療此病的定例。人們關心的是如何找到合適的腎源而不是找到病因，似乎尿毒症的罪魁禍首就是這個「倒楣」的腎了。

一個偶然的機會看了一組尿毒症患者的經絡測試圖，是用劉亦鳴教授發明的經絡儀測試的，圖中顯示的結果令我大為驚訝——清一色的胃經虛弱，且虛弱程度極高，而腎經卻只是略微虛弱而已，由此看來腎臟是代人受過了。西醫的治療，透析只是暫時解除血液排毒的困境，而高虛不下的脾胃卻沒多少人關注。

中醫認為脾胃是氣血生化之源，而胃經又是多氣多血之經。金元時期的醫學大家李杲就曾說：「脾胃虛則九竅不通。」《黃帝內經》則云：「痿症獨取陽明。」尿毒症可以說是腎痿之症，而陽明正是胃經，所以腎功能衰竭是由於脾胃氣血供應不足造成的。

腎就好比是一台電風扇，如果打開開關它卻不轉，很有可能是停電了，或是線路出了故障，不見得是電風扇本身出了問題。氣血就是電能，而胃經正是線路。由此推斷，只要氣血充沛，經絡通暢，腎臟得到了足量的氣血供應就能夠正常工作，而沒必要對「電風扇」本身修來換去。

〔**求醫錄**〕

蚊子問：我母親已經做腹膜透析，效果並不如醫生的書上所說的「與常人無異」，現在胃口可以，可是不能大便，她吃辣椒有時能解決這個問題。請問這個能吃嗎？還有就是晚上常失眠、心煩，常心慌（是不是叫心悸）。做心電圖，結果正常，就不知道怎麼治了。要怎麼解決她的失眠問題呢？

　　中里巴人答：如果吃辣椒確能解決她的便祕問題，又沒有其他的不適症狀，自然可以吃。要看看她的體質是屬於偏寒的，還是燥熱的。如果總是手腳熱，喜冷食，大便乾，脈搏每分鐘在八十次以上，是屬於熱性體質，可選擇中成藥天王補心丸養血安神袪心火而通便（大便稀則不可用）。如果心中煩熱難以睡眠，也可試試同仁堂的牛黃清心丸。如果是體質偏於寒涼，則宜用同仁堂的柏子養心丸，補氣安神的效果也很好，增長氣血也很快。若體質不寒不熱，同仁堂的人參生脈飲補氣養心的效果也是不錯的。

▶7.治療近視眼的速效法

　　轉眼的要領在於頭始終朝前端正不動，只動眼，不動頭。向左轉時，目光要極力向左，能看多遠看多遠，但頭不能向左轉；向上轉時要極力向上看，但不許仰頭；向右和向下也是如此，極目而視。轉動的軌道應為圓形，而不要只是左、上、右、下四個點。順時針轉完二十五次後，再逆時針旋轉二十五次，這時會感到後頸發痠，關鍵就在這，必須要轉到後頸發痠才有療效，只有此時眼部的肌肉神經才已經和後頸的肌肉神經接通。

　　中醫講肝開竅於目，腎注精於目，所以許多眼疾中醫都從肝腎來調治；中藥的羊肝明目丸、石斛夜光丸、明目地黃丸等等，無不遵循這種治療原則。但是，這些方法對於治療近視卻療效不佳，根源就在於近視更多是由於長期的眼部肌肉疲勞造成的，問題並不在深層臟腑，而是在經絡層面。明白了這一點，近視的問題就可以迎刃而解。

　　直接調控眼部肌肉供血的是膀胱經的後頸區。眼部的肌肉我們無法直接調控，觸及不到，但我們可以把眼部的肌肉和後頸的肌肉聯接起來。通過調節後頸肌肉就可以治療眼疾，豈不是非常便利嗎？

　　一個人只要每天花一丁點時間，就可以做好這種聯接。把這個方法教給你的孩子、你身邊的朋友吧！

一、轉眼球。先按順時針方向轉眼球，轉動速度須極慢，左、上、右、下，轉眼的要領在於頭始終朝前端正不動，只動眼，不動頭。向左轉時，目光要極力向左，能看多遠看多遠，但頭不能向左轉；向上轉時要極力向上看，但不許仰頭；向右和向下也是如此，極目而視。轉動的軌道應為圓形，而不要只是左、上、右、下四個點。順時針轉完二十五次後，再逆時針旋轉二十五次，這時會感到後頸發痠，關鍵就在這，必須要轉到後頸發痠才有療效，只有此時眼部的肌肉神經才已經和後頸的肌肉神經接通。

二、這時只要按摩後頸的肌肉，痠痛感很快就會消失，而這時會感覺眼部異常輕鬆。

通過短短幾週的鍛鍊，視力會大幅度地提高，且可以預防其他眼疾。

〔求醫錄〕

無奈問：我按您說的方法轉眼部，倒是能感覺到和頸部肌肉相聯，但是同時也感覺眩暈，不知道是怎麼回事？

中里巴人答：轉眼球感覺眩暈可能有三種情況：一是頸椎病，腦供血不足。轉眼前先按摩頸後的風池穴就可解決。二是胃腸病，氣阻於胃脘，這和暈車是一個道理。覺眩暈時用手指肚從心窩處向下推按到肚臍處，打一個嗝，眩暈頓消。三是肝腎血虛，同時會有眼睛長期痠澀乾痛的情況。須平時再吃些石斛夜光丸，內外同治，便會有效。

小蜜蜂問：我轉了很久的眼球，也是慢慢轉的，脖子沒有動，可是一點痠痛的感覺都沒有，只是眼睛的疲勞有好轉。我視力一直很弱，近視七、八年了吧，也不戴眼鏡。

為什麼會後頸不痠呢？我在擔心別是眼睛肌肉神經聯不上了？

中里巴人答：我想您雖然是慢慢地轉眼球，但是「極力」二字至關重要，向左看時就要「極力」向左看，能看多遠看多遠，向上看時就要「極力」向上看，能看多高看多高，但頭始終保持中正不動。向右、向下看也是如此。如果您能像我說的這樣「極力」去看，想要脖子不痠，還真是不容易呢！別著急，再試試。

清澈如水：給大家一個用黑豆治療近視的方法，簡單至極，很多人嘗試過，很管用。

黑豆和紅棗按1：1比例一起煮著吃，每日吃一點，對輕度近視（四百度以下），也即假性近視，很管用。鄰居孩子上中學近視了，按方子煮過，吃了段時間就好了。不過，這對更深點的近視療效不明顯。有小孩近視的不妨一試。

網友：我練了瑜珈幾年，瑜珈有相似的動作，還可以配合其他動作，治療成年的近視改善明顯，當然要堅持才有用。和大家分享一下。

1. 每天半小時或者一小時眺望遠處，比如遠處的樹木、屋頂，越遠越好，仔細把視線集中在遠遠的一點。

2. 眼睛疲勞時候可眼觀鼻子五秒，再看遠處五秒，反覆三次以上。

▶8.補中益氣丸等藥治便祕最見效

這裡介紹三種常用的補脾胃養氣血的小藥——補中益氣丸、參苓白朮丸、柏子養心丸。這三味藥你若只看說明會很失望，不但不治便祕，反而主止瀉。別管它，要知道，若想長久保持大便通暢，那就一定要脾胃強壯才行。其中，如便祕伴有肛門下墜、內臟脫垂的用補中益氣為好，失眠心悸的用柏子養心丸更佳，參苓白朮丸則對便祕、腹瀉交替的有特效。

便祕，大家多多少少都有過親身體驗：有的是偶然飲食所傷，造成腸內大便乾結，此時吃些通便瀉火的小藥很有效果；可大部分便祕患者則是長年飽受煎熬，無論是多吃富含纖維的蔬菜、水果，還是吃瀉藥，甚至吃開塞露都不能解決問題，長此以往，極其痛苦。

要治療便祕，首先從觀念上要有所改變。一般我們認為大便下不來那就要通，各種方法都是圍繞在腸子那一畝三分地費心思，最多採用的是瀉法。無非是大便水分不夠給濕潤一下，纖維素不夠多吃點……其實我們多數人的便祕不該吃瀉藥，反倒是要吃些補藥才對。為何呢？多數時候我們感覺大便並不是很乾很硬、堵在肛門口出不來，而是我們覺得肛門下墜、有大便的感覺，可是去大便卻沒有，或者有也是細細的一點，還總便不乾淨。這種現象以老年人、久病不癒的病人、虛胖或瘦弱的人最多見。其產生的原因是腸子自身沒力氣往前推動，就算你腹肌再用力壓，此時的腸子就像剛跑了幾千里的馬一樣，累得再抽打都懶得動彈了。造成腸子無力的原因還是脾胃虛弱、氣血不足。既然是因為虛，治療起來就該像對待馬一樣，讓其好好休息、餵養，把脾胃補強壯了，氣力充沛後自然大便就痛快了。瀉藥則像再給疲憊不

219

堪的馬匹抽鞭子一樣，最好少吃或乾脆別吃了。

要想將大便迅速排出體外，就要藉助氣血做為載體。吃補藥的目的就是補充氣血。這裡介紹三種常用的補脾胃養氣血的小藥——補中益氣丸、參苓白朮丸、柏子養心丸。這三味藥你若看說明會很失望，不但不治便祕，反而主止瀉。別管它，要知道，若想長久保持大便通暢，那就一定要脾胃強壯才行。其中，如便祕伴有肛門下墜、內臟脫垂的用補中益氣為好，失眠心悸的用柏子養心丸更佳，參苓白朮丸則對便祕、腹瀉交替的有特效。即使沒有上述特別症狀，這三種藥你也可以隨意選用，不必拘泥於說明所限。

此時或許有人問，你這方法固然治本，卻不能救急呀！告訴你一個祕訣：將這三種補藥中的一種和你覺得有效的瀉藥同服，會發現，補藥的力量會加到瀉藥上，在瀉得更暢快的同時又不傷脾胃。補藥就像火箭，瀉藥就是彈頭。這個方法尤其適合熱性體質而又便祕的人。

順帶說說，吃肉多了容易便祕的人多數是脾胃消化能力不好，此時若在飯後服用些類似大山楂丸、加味保和丸等消食化膩的中藥，可以起到預防的作用。

另，有朋友提醒，柏子養心丸內含朱砂有毒成分，故我在此不建議大家多吃久服，若仍有些困惑疑慮，索性不吃此藥，免得落下心病，更難醫治。

▶9. 八〇％的婦科病都應從調理月經入手

對於月經病的治療主要從肝、脾、腎三臟入手，現在告訴大家兩個重要的穴位，如果能在每天點按它們幾分鐘，會非常有益。

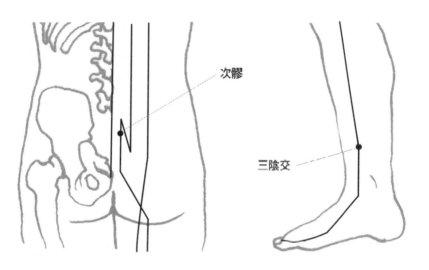

次髎

三陰交

如果經常按摩此穴，使此處的疼痛逐漸減輕，而相應的病症也會緩解。可以說它是調節婦科疾病的一個有效按鈕。

三陰交可以說是治婦科病的萬靈丹，且具有雙向調節的作用。

八〇％的婦科病都與月經不調有著直接或間接的關係，所以調順了月經，很多婦科病就可不治而癒；而忽略月經問題，則會給許多女性朋友在以後的生活中留下諸多隱患。常見的月經問題主要有：痛經、經前乳房脹痛、經期頭痛、月經提前、月經錯後、月經淋漓不止，以及月經後腰痛等等。這些問題早期發現，及時調理，並不難治。

對於月經病的治療主要從肝、脾、腎三臟入手，現在告訴大家兩個重要的穴位，如果能在每天點按它們幾分鐘，會非常有益。

1. 三陰交

三陰交是婦科的首選要穴，我們應該重視它的作用。它可以說是治婦科病的萬靈丹，且具有雙向調節的作用；也就是說，它能通利又能收攝、能活血又可止血、能滋陰又可利濕，根據個人不同的體質而對機體產生有利的作用。此穴又非常好找，在腳內踝尖上七釐米左右、小腿脛骨後緣的地方，用手按時較其他部位敏感。

2. 次髎穴

在臀部尾椎附近的次髎穴也是防治和診斷婦科病的重要穴位。只要有婦科問題，不論這問題是出自子宮、卵巢還是附件，點按此穴都會極為敏感。如果經常按摩此穴，使此處的痛點逐漸減輕，而相應的病症也會緩解。可以說它是調節婦科疾病的一個有效按鈕。

以上是簡單而有效的外治法，但若能同時進行內部調理，效果一定會更好。如何調理呢？可常備一些小成藥，如逍遙丸和加味逍遙丸。二者是治療月經病非常有效的成藥，對七〇％以上的月經不調都能起到作用，對早期的乳腺增生也有良好防治作用。

逍遙丸，顧名思義，就是讓精神愉快，消除鬱悶。不論是月經病還是乳腺增生，以及更年期症候群，都和情志抑鬱有著

直接的關聯。

加味逍遙丸，與逍遙丸有何區別呢？就在「加味」兩字。加味逍遙丸是在逍遙丸的基礎上加了丹皮和梔子兩味涼血祛火的中藥。

如果你覺得自己火氣較旺、口乾、喜歡飲冷的人，可選擇加味逍遙丸；若是無火體質且不愛喝水的，那就用逍遙丸最好。

一般臨月經前三、四天開始服用，到月經時可暫停，覺得舒服也可繼續多服兩日，會感到月經很順暢。

另外還有其他調理用藥效果也不錯：

由於月經會耗掉人體大量的氣血，所以在月經後有許多人會有頭暈乏力、腰痠腿疼的症狀。這時只需在月經快要結束的時候趕快吃點六味地黃丸，如是虛寒怕冷的人可選用十全大補丸，就可防止月經後體虛的問題。

如月經淋漓不止，通常是脾不統血、氣虛下陷造成。可在平日吃補中益氣丸，每日吃紅棗數枚，在來月經時可服用八珍顆粒兩袋和三七粉一瓶。三七粉最好用同仁堂的，以確保藥效。

如果每次月經量少，滯澀難下，或久久不來，可在平日裡經常以山楂煮水服用，偏虛寒者可加些紅糖同服。

如能按以上方法進行防治，我想從此女性朋友的月經問題將能得到很大的改善，而且身體的各個方面（尤其是美容方面）也會因此大受裨益，祝願女性朋友們月月順利。

﹝求醫錄﹞

白玉微瑕問：我二○○二年順產生下女兒，除了四十二天複查以外，沒有再做過婦科檢查。今年單位組織體檢，結果宮頸塗片顯示「炎性反應性細胞改變（中）」；婦檢的時候宮頸光滑，醫生說有「舊裂」，應該是生孩子的時候留下的。我平時並沒有任何不適的感覺，不知這種情況需不需要醫治呢？

另外，我月經週期比較短，二十五天左右，平時食欲不錯，有時舌苔白厚，有口氣。十六歲時曾經得過闌尾炎，從那時起，下午只要沒有及時吃飯，就會餓得胃疼；吃過飯後還要用熱水袋暖半個小時才會好轉，不過近幾年有所好轉，這種情況只是偶爾才會出現。我這種情況可以吃加味逍遙丸嗎？

Jnc 答：炎性反應性細胞改變（中）多數是對宮頸炎的檢查結果，就是懷疑子宮頸有炎症發生，但您的檢查子宮頸光滑，也不肥大，也沒糜爛和瘜肉，那麼炎性反應性細胞改變（中）可能是您舊時生產的宮頸裂傷造成的。如果沒有白帶分泌和味道異常等宮頸炎表現，就不用太擔心，定期複查就好了。

以舌苔來看，您屬於脾胃有寒，還有胃疼需要熱水，也是寒。若平時月經前煩躁、抑鬱、容易激動或心煩嚴重，可在經前一週吃些逍遙丸；若還伴口乾，可以吃加味逍遙丸，不過月經平時量很多就不太適合吃了。

平日注意脾胃，少吃生冷和寒性食品，每天可以用推腹法保健一下，將脾胃或肝經的廢氣排泄掉，以引氣血重新灌注而解決脾胃寒的問題。尤其注意胃經沿線的痛點瘀滯，還有肚臍周圍的壓痛點，這樣長期按摩可以調理隱藏的慢性炎症。膽經和胃經大腿的部分要經常敲敲。

明明問：我三十五歲，生一子八歲了。覺多，每晚十點就睡

了，睡到早六點，但不踏實，從入睡到醒一直有夢，有段時間每晚都夢被追殺。現換了工作，心情較好，但仍是每晚有夢。早晨醒來覺得累，每天上班要先喝一杯咖啡提神，平常愛喝綠茶。有口氣，一早刷了牙，差不多早上十點就覺得有口氣。大便每天都有，但總是黑綠色，且黏。每月例假前面部起痘，現在在美容院每週做一次刮痧，面部不起痘了，略有成效，但其他方面還是沒有改善。我原是北方人，三年前來南方定居，自己不想來，是跟丈夫來的，剛來時心情不好，也沒朋友，現在好一些。還有我不怕冷，常想喝冰飲。懇請先生給以指引，有什麼好的調理方法呢？或配合一些什麼中成藥呢？

Jnc答：根據您的描述，您應該是脾胃虛，有濕熱和痰飲的體質。而咖啡是很容易生痰的東西，常喝雖然提神，但對您的濕熱體質有雪上加霜的作用。

平常可以多練習〈玫瑰的激情──補腎最強法〉裡的補腎功法，外加推腹和敲胃經、膽經（大腿上的）。平日多按摩復溜穴到太谿穴（腎經），太衝穴到行間穴（肝經），經常熬薏米山藥粥喝。少吃豬肉、牛奶等易生痰的食品。

建議您可以吃些加味逍遙丸，觀察一下口渴喜冷飲和口臭的變化。口臭多為脾胃肝膽的瘀熱造成，您的調理以舒肝健脾、補腎為宗旨。

金蛇狂舞問：我的妹妹今年二十三歲，十七歲來潮，一直月經不正常，開始好幾個月不來，量少，經期短，經歷高考學習壓力等因素，上大學後經常不來。我帶她看病，查內分泌發現垂體泌乳素高，做了腦部CT（電腦斷層掃描）和核磁及腹部B超都沒發現異常。醫生指導做人工週期，開始用安宮黃體酮後，第二個月正常來潮，後來加用了倍美麗做了三個週期，效果還可以；再後來因為她沒按時用藥，學習壓力又大，又開始紊亂，之後又查過一次B超發現多囊卵巢。（因為以前查過沒發現，不知是因為沒查出來還是用藥引起的。）後來又在一個中醫的指導下用中藥人工週期：月經乾淨後吃六味地黃丸、歸脾丸一週，逍遙丸一週，烏雞白鳳丸五天，當歸精吃至月經來潮。正常了一段時間，後來堅持不了按時吃藥，停吃任何藥物一年多，月經基本正常。但現在又出現了問題：今年七月份開始來月經後一直淋漓不淨，一次沒乾淨下一次又

開始了。因為一直沒有乾淨的時候，所以以前用過的中藥週期都沒法用，九月份乾淨了九天後又來潮。我媽媽聽人介紹給她吃了大豆精（天然雌激素），血止住了，但很快又來了（藥物撤退性出血）。我找了我們醫院的婦科中醫，開了止血湯劑，還沒給她吃；想請教您有何良方，還要注意配合些什麼，如何為她實施簡單有效的經絡刮痧？另外，她參加工作一年了，剛開始工作壓力很大，生活很沒規律，現在也常十一、二點才能睡，體型瘦弱，面色青黃，經常覺得頭痛，精神不好，還有胃下垂（喝水後B超檢查下到恥骨聯合部位）。這些問題困擾我們家人很久了，一是她的體質虛弱，二是會不會影響今後生育，煩請老師不吝賜教！

中里巴人答：令妹現在的問題，我想應該是肝脾不和、脾不統血、氣虛下陷之症。用山藥、芡實（或薏仁米）打粉熱粥，經常當稀飯吃。平常多吃些大紅棗，補氣養血，也有止血之效。出血期間主要服用八珍顆粒兩袋配同仁堂三七粉一瓶。平常每日吃兩次補中益氣丸，量可略大。可用艾條灸脾經隱白穴，止血調經效果最佳。

盈盈問：我三十六歲，育有一兒八歲，患陰道炎已有三年，期間用了達克寧栓劑、克黴素栓劑等，均用時緩解，下月即又發作，服中藥快半年，停用栓劑三個月，只用中醫開的外洗藥煎湯外用，仍然沒有好轉，從原來的黴菌陰道炎已轉變為混合陰道炎。長期堅持蒸煮內褲，現在房事減少很多，頑疾未能減輕，實在苦惱。請問有沒有辦法？

中里巴人答：請問您平時白帶的顏色？性狀如何（稀還是稠，豆腐渣樣）？有無異味（腥還是臭）？平日飲食有何偏好？胃口如何？飯後有無胃腸脹滿？平時怕冷還是怕熱？喜歡吃涼的還是熱的？你胖不胖？月經規律否？量多嗎？顏色如何？服用的是

何種中藥？

　　陰道炎在西醫看來是外界感染，要消炎；在中醫看來是內部環境濕熱，利於細菌繁殖。如果濕熱的環境變得清爽適宜了，細菌也就不長了。建議您可以吃些清熱利濕的成藥看看，比如參苓白朮丸，每次一袋，一日三次，飯前服用，吃兩、三週觀察一下。同時飲食上可常服用薏米仁和山藥，各二十到三十克，磨成粉做粥喝，有利水滲濕的作用。山藥須是藥店裡賣的淮山藥，不是菜市場賣的生的，經常吃山藥薏米粥對濕熱有一定的效果。同時保持消毒和清洗患處的治療，內外一起病才會有轉機。現在是老是在門外打蒼蠅，裡面還是個孵化蒼蠅的安樂窩，沒有根治源頭。

　　其實，治療陰道炎最好的方法就是足底反射療法，省去很多麻煩，效果相當顯著。只需買一本足底反射療法的書（這種書太多），找到其中的陰道反射區、子宮反射區，還有下身淋巴區，每天按摩十分鐘。如這些反射區很痛，那效果就會更加迅速，再加上外用藥，就更好了。如還能找到腎、輸尿管、膀胱的反射區再按一按，可能會更理想。這種方法很好學，一個小時就可以熟練掌握，而學會了卻受益無窮。

　　Ruby 問：乳腺增生和乳房腫塊應該按摩哪些穴位呢？

　　中里巴人答：乳腺增生和結塊中醫診斷為氣滯血瘀，遣方用藥的原則多是活血化瘀、舒肝理氣，常用藥物為逍遙丸、舒肝止痛丸等，常用穴位有膽經的肩井、陽陵泉，胃經的梁丘穴、豐隆穴，脾經的三陰交。但治療此病，精神的舒解至關重要，否則難除病根。

　　bettyyang 問：本人四十一歲，近一年經期前後不定，又因母親生病、去世，心情悲傷抑鬱，發生閉經。西醫檢查性六項，指標顯示為更年期。醫生開成藥佳蓉片，另旅遊散心，又自行來月經一次，時間、血量也還正常。但本月卻只有少量血，總感覺憋，不暢快，好像中暑時的感覺，身體似乎需要排出什麼，總想刮痧。（我很容易中暑，家人在後背刮痧後，很快就好。）看了先生

的博客，試著按摩三陰交和次髎穴，發現這兩個穴位很痛，中等力度按壓就有喘不上氣的感覺，反覆按摩幾分鐘後，穴位處明顯發紅，像出痧的樣子，要過十幾分鐘才退去，而且明顯感覺身體舒服、清爽。請問先生我這種情況是否為進入絕經期？可以通過經絡按摩而好轉嗎？需要吃中藥配合調整嗎？

　　中里巴人答：從您的症狀看，我想您還沒有到更年期，只要進行一些簡單的自我治療就能夠將月經理順。您可用刮痧法，但要記住，月經不通暢，刮痧的時候就要將後背的膀胱經連同臀部和腿上的膀胱經部分一路刮下來，尤其是膝窩後面的委中穴。如果出痧效果最好，但若是不愛出痧，且刮時感覺太痛，就須改為拔罐法，可在臀部到腿部的膀胱經拔罐，同樣有效。按摩可選肝經的太衝穴、蠡溝穴，膽經的陽陵泉，腎經的復溜穴都是通經下滯的要穴。平常注意敲打膽經，重點敲風市穴，每天再做三分鐘的金雞獨立。如果您能按照以上方法去試一試，定會得到滿意的效果。

▶10.取嚏法──屢試不爽的千古良方

通常西醫的感冒藥是抑制身體排寒氣的，減少噴嚏和流鼻涕，強行將寒氣壓在體內不得抒發，長久如此會演變出很多大毛病。那怎麼辦呢？如果能將侵入的寒氣人為地及時排出去，也許感冒症狀會很輕或根本不會發生。

從小到大，感冒恐怕是我們最經常體驗的疾病了。感冒在中醫裡又可分成風寒、風熱等許多類型。風寒感冒是最常見的一類，通常我們會胡亂的吃些感冒藥，有時症狀很輕，覺得吃藥有點多餘，但不吃又還真怕加重。

風寒，就是寒氣在不知不覺中侵入了身體，此時可能打個冷顫了事。當身體要驅除寒氣的時候，那些打噴嚏、流鼻涕等難受的感覺就出來了，雖說病不大，但把人折騰得天昏地暗，影響工作和生活之品質。通常西醫的感冒藥是抑制身體排寒氣的，減少噴嚏和流鼻涕，強行將寒氣壓在體內不得抒發，長久如此會演變出很多大毛病。那怎麼辦呢？如果能將侵入的寒氣人為地及時排出去，也許感冒症狀會很輕或根本不會發生。

其實，有一個非常簡單而實用的方法，比吃任何藥都管用，而且還可起到預防作用，這就是「探鼻取嚏法」，即人為地誘發打噴嚏這一排寒氣的過程。

只需用平常的衛生紙縱向一撕十五釐米，用手搓成兩個紙捻，要稍有點硬度；同時插入鼻孔，紙捻尖要貼著鼻內上壁，這樣刺激性會較強。如果你已感受風寒，自然就會打噴嚏，噴嚏的多少取決於你感受風寒的程度。打了

幾個噴嚏後，頭會略微出汗，這時風寒已去，你就可高枕無憂了。

其實取嚏法的功效還遠不止這些。有些人有過敏症，如鼻敏感或花粉症之類，都是以往處理寒氣不當，積壓了過多的庫存造成的。用取嚏法幫助排出寒氣的同時，再由個人不同體質配些增強免疫力的中成小藥，諸如補中益氣丸或六味地黃丸等，完全可以去除病根。

另外，在中醫裡肺與大腸相表裡，肺氣不宣就會影響大腸的傳導，使得大腸缺乏向下推動的力量。取嚏法可以協助肺氣宣降，補充大腸向前的推動力，從而治療便祕。更奇妙的是，中醫的五臟是配以五行的，肺屬金，腎屬水，肺金能生腎水，難怪有些人用了這個方法後，竟不意間治好了早洩的問題。我想，這可能是因為早洩也算是一種敏感吧，而取嚏法正好調節了腦部的敏感神經，或者本身鼻子就與生殖系統有著一些內在的聯繫。關於這一點還須進一步的論證。

〔求醫錄〕

拜友問：我的鼻涕非常多，吃熱飯或辣味的時候尤甚，我一直藉口那是在排毒而沒有診治。請問，有什麼辦法減少鼻涕呢？

中里巴人答：鼻涕多，尤其是清涕，是肺氣不足、體表有虛寒之氣。可多做「取嚏法」以散體表之寒。平常吃玉屏風顆粒或參苓白朮丸，健脾祛濕，可有些效果。

▶11.感冒可以自己治好

我曾對一個積寒很重的婦女推薦過此方,可對方卻因此方簡單而棄之不用,仍然跪求湯方。當時就有個論壇的大師級人物對我指責道:「中醫這點不傳之祕全讓你抖落光了!」我回覆他說:「攔路奉上都無人問津,棄如瓦礫,何祕之有呀!」

朋友的兒子十二歲,今年考上了重點初中,前幾天朋友特意帶著兒子來我家致謝,感謝我治癒了糾纏了他兒子多年的頑疾──感冒。

朋友的孩子體質較差,三天兩頭感冒,幾乎是每個月都有幾天休息在家或是在醫院吊點滴,嚴重影響學習,朋友為此煩惱不已。這個孩子特愛出汗,可出汗後只要一受風就會感冒。我讓他吃玉屏風散加參苓白朮丸。朋友說這兩種藥過去醫院都開過,吃著沒覺著特別管用,後來就不吃了。我說這次再用這兩種藥就應該管用了。我看到那個男孩正在用吸管喝飲料,就把吸管要了過來,用剪子鉸成了兩個十五釐米長的細絲,絲頭有一毫米寬、絲尾有三毫米寬。我對男孩說:「這是叔叔送給你的兩件法寶,收好了,只要感覺受了風寒,在打噴嚏或鼻子堵塞時用這兩根細絲同時插進兩個鼻孔中,在鼻腔內壁上輕輕滑動,馬上就會噴嚏連連,等到怎麼滑動細絲也不會打噴嚏時,皮膚表面的風寒就被全部趕走了,這時額頭就會微微出汗,而這次的感冒也就與你擦肩而過了。」按照我的囑咐,這個男孩把這「寶物」放到紙盒中,經常拿出來打打噴嚏,再同時吃玉屏風散和參苓白朮丸。從那以後,他就再也沒感冒過。

這個方法我曾寫文章介紹過，但可以肯定的是，多數人並不會真正在意，看過也就看過了。在網上的中醫論壇中，我曾對一個積寒很重的婦女推薦過此方，可對方卻因此方簡單而棄之不用，仍然跪求湯方。當時就有那個論壇的大師級人物對我指責道：「中醫這點不傳之祕全讓你抖落光了！」我回覆他說：「攔路奉上都無人問津，棄如瓦礫，何祕之有呀！」

夏天到了，電扇、空調就會天天伴隨著我們，感冒也就時時會威脅我們的健康。這小小的細絲或許就是大家防病的屏障呢！（注意：細絲要軟而細，切忌粗而硬，十歲以下兒童鼻黏膜過於薄弱，不推薦此法。）

我們通常會認為複雜的東西才有效，難學的道理才高明，費用高的療法才值得信賴。豈不知「要言不繁，大道至簡」！

｛求醫錄｝

sweet_windy問：我女兒發燒三十八點五度，扁桃腺發炎。吃了消炎藥沒多大效果。然後，我給她按摩合谷、大椎、風池、曲池、尺澤、肺俞、脾俞、天突，還有就是捏脊和耳垂下部的扁桃腺放射區。今早她說有痰咳不出來，有點疲倦，早上打了幾個噴嚏還流清鼻涕。像這種情況，我該怎麼做好呢？她這是外感風寒感冒嗎？還有，這種肝膽濁氣衝擊腸胃的現象能通過按摩或者吃中藥解決嗎？

中里巴人答：肝膽氣衝擊腸胃可用中成藥來解決，但要看時機用藥：已經衝到小腸位置時，可吃加味保和丸；剛從兩脅入胃時，可吃舒肝止痛丸；還在肝膽鬱結時，可吃逍遙丸；還可通過

按摩太衝、陽陵泉、支溝、足三里等穴來調節。小兒如何治療，本人經驗不足，但感覺成人的這套穴位效果不是太好。有痰吐不出來，通常點按後背肺俞穴，加上胃經的豐隆穴。她的情況應該是風寒感冒。

▶12.減肥為何總是半途而廢

我一直不提倡吃減肥藥減肥，因為許多人因此而身體大傷。
但愛美之心高於一切，也就只好遷就於此，為其提供補救之法。
像長期熬夜之人、長期飲酒之人，皆是可治其病而難改其性。但
做為醫生，只醫其生而已，何必擔命運之憂呢？

有個鄰居，女，三十八歲，體形較胖，身高一米六七，體
重八十公斤。肚子上贅肉較多，屢次減肥，都是頭幾天有效，
大便可瀉不少，然後就停滯下來，大便也少了，並出現頭暈、
乏力、後背疼痛等諸多症狀。這次感覺一種新的減肥藥還不
錯，肚子不像往日那樣絞痛，瀉便也很平和。只是好景不常，
不到一週，上述的症狀又出現了，肚子雖然整日咕咕作響，就
是排不出多少大便，且有肛門下墜的感覺，左側面部還時時覺
得有些麻木，體重又恢復到減肥前的水平。一個療程的藥吃了
不到三分之一，眼看又要半途而廢了。

我為她號脈，她的心脈很弱，而減肥過程是在成倍地加強
代謝功能，需要耗費大量氣血才能完成。如果心臟沒有力量，
氣血供應不足，是無法繼續進行的。於是為其點按給心臟供血
的相關穴位，並囑其每日加服八珍湯以增強氣血。就這樣她減
肥得以順利進行，不到一個月已減了十五斤，且身體無任何不
適。

我一直不提倡吃減肥藥減肥，因為許多人因此而身體大

傷。但愛美之心高於一切，也就只好遷就於此，為其提供補救之法。像長期熬夜之人、長期飲酒之人，皆是可治其病而難改其性。但做為醫生，只醫其生而已，何必擔命運之憂呢？

〔求醫錄〕

Phoenix 問：我目前苦於產後肥胖。（生產完將近四個月，體重比產前增加十公斤。）執行吳老師書中的一式三招近兩個月，但是身材並沒有顯著的變化，腰部、臀部和腿部水腫仍然相當嚴重。請幫助我擺脫肥胖，謝謝！

中里巴人答：如果是腰部、臀部、腿部水腫明顯，顯然是膀胱經阻塞造成。造成阻塞的原因，從中醫學上講是脾腎兩虛之症。如果同時有尿少、怕冷、腰痠的症狀，可選擇中成藥桂附地黃丸。如果會刮痧，則將後背整個膀胱經由脖子到臀部一直刮下來。還可選擇食療法，取淮山藥、薏仁米等量打成細粉熬粥，有健脾利水的功效，每天一小碗即可。平日還可服些冬瓜、蘿蔔類，有利水通氣的作用。如不愛喝水，則盡量少喝，免得增加腎臟負擔使水腫加重。若懂得穴位，可選用膝蓋內下方的陰陵泉、足內踝上的三陰交、復溜穴，都有很好的利水消腫功效。

Lorena 問：我的兒子因為讀書學習，每天熬夜至凌晨兩、三點鐘。我讓他敲膽經和早睡養血。按他的身體各處經絡，發現好像充滿了氣，不是普通的肌肉和肥肉，也不是水腫。他臉上生了一些暗瘡，愛出汗，體重也偏重，想既養身又減肥，請教先生應該怎麼按摩？身體中的氣應該怎樣排出去？

中里巴人答：減胖和養身其實並不矛盾。因為正確的減肥理念是添加氣血能量，排除體內垃圾。人體內的濁氣正是首先要清除的垃圾。濁氣不除，它就會污染血液，這也是形成暗瘡的原因。排除濁氣最快捷的方法就是打嗝、放屁，每天按摩腹部的中脘穴、天樞穴，同時用十指指肚推腹部由心窩至肚臍

附近，也很有療效。胃經的足三里是治氣要穴，可多點按。豐隆穴可化痰理氣，同時對治療暗瘡也有良效。愛吃肉的話，可常吃牛、羊肉和柴雞肉，增加氣血較快，但最好在吃完肉後吃兩粒大山楂丸，既可防止增加血脂，又能加快增長氣血。如果是肝火旺的體質，則可適當飲些綠茶，可使濁氣從尿道而出。如果想進行肢體的運動，徒步行走則是減肥的最佳選擇。另外，敲膽經、金雞獨立都對減肥和排出濁氣有很大幫助。

▶ 13. 減肥應該是一次輕鬆愉快的旅行

瀉藥的作用通常是通便、利尿、活血，用這些瀉藥的時候最好同時服用一些補氣血的藥，如十全大補丸、補中益氣丸等。這樣，瀉的力量成倍增加，而且絲毫不傷脾胃。如此便可以加快體內贅肉的排出速度，且有瀉有補，瀉的是廢物，補的是氣血，一出一進，從此走上良性循環。

很多朋友只因為自己身材稍胖，便終日飽受精神的折磨，心理異常地自卑，在人群中不是盡量保持沉默便是經常自我嘲弄一番。僅僅是因為身材便影響了我們一生的幸福，從婚姻、家庭、事業、朋友到整個命運，因為肥胖而喪失了本應有的歡樂、幸福、機遇和成功，這真是讓人扼腕歎息的事。這裡，我要幫助肥胖的朋友們用一種全新的方法和理念擺脫這無形枷鎖，找回自信，找回美麗，找回本應屬於我們的一切。

人為什麼會肥胖呢？原因很多，有遺傳因素、習慣因素、體質因素，還有飲食結構、身心疾患等因素。簡而言之，它們有一個共同的原因，那就是脾對食物的消化吸收能力「太差」。

有人會以為我寫錯字了，說應該改為「太強」。不，絕對不能改！就是因為大家一直認定——肥胖是由於我們的吸收能力太強，在身體裡造成了能量過剩——這個虛假的「事實」，我們的減肥目標才一再無法實現，因為那是個南轅北轍的計畫。

有人說，我胃口好極了，什麼都能吃掉，吃多少都不飽，這能說我是脾胃虛弱嗎？中醫裡有個專有名詞叫「胃強脾弱」，其涵意顯而易見，就是能

吃而不能消化。胃是受納器官，脾是運化器官。運化包含「運」和「化」兩層涵意，「化」是將胃腸中的飲食化成營養精微物質，「運」是把這些營養精微運輸到全身各處，成為人體的氣血。有時我們雖然吃了很多東西，但脾「化」的能力太弱，無力將食物轉化成營養精微。這就像是一家工廠，雖然買進了大批原料，但是工廠的機器設備太差，加工出來的東西不是半成品就是殘次品，根本無法正常使用。你以為你身上的那些贅肉是營養過剩嗎？不是，它們就是一堆運不出去的廢品，當你身體需要能量時，它們不是儲備，它們不會轉化成氣血來供你使用；反之，它們卻阻礙你生成新的氣血，就像工廠的成品倉庫本是用來儲備成品的，現在卻堆滿了半成品、殘次品。這些半成品、殘次品不會變成工廠的有效資金，卻長年占據著成品庫，使成品無法儲存，無法實現價值。身體也是一樣，贅肉占據了正常肌肉的位置，痰濁瘀血占據了新鮮氣血的空間，使人體的氣血能量無法生成。所以，減肥的過程就是「去粗取精，去偽存真」——瘀血去而新血生的過程。

過去的治療方法都是圍繞能量平衡概念進行的，認為減少能量（食物）的攝入，然後再盡量往外排泄，增加能量的支出，以達到進少出多的目的，認為能量盡量達到負平衡就自然會減肥。從表面上看來，這似乎很合理，卻忽視了一個關鍵問題，那就是堆在體內的廢物（贅肉）是不會自行分解並排出的，而是需要很多的氣血、很大的能量，才能將它分解成可以被血液帶走的碎末或液體。這就好比工廠要花費很大的財力、人力、物力來把那些殘次品或半成品回收、分類、分解，該扔

的扔，該再利用的再利用，這才能把倉庫騰出來，迎接新的優質產品。這個過程若沒有大量的資金（能量）支持，根本無法完成。

這種能量從何而來？只能從食物中獲得，若你此時卻節食，吃一點東西僅夠人體一天基本代謝的能量，那什麼時候你才能攢夠充足的能量來將體內廢物運走呢？有些人說，我餓了一段時間真瘦了，體重下來了，只是身上的肉更鬆弛了，皮膚也起皺老化了，體力好像也不如以前了。這是因為你分解了身體內本來就少的一點氣血儲備，把正常的肌肉分解掉，來供應臟腑及其他人體重要器官日常必需的能量，而並沒有把體內真正的廢物排出去。這樣的結果是就會很快反彈，而且比原來會更胖。

肌肉竟如此重要嗎？當然。肌肉是人體氣血儲存、分配、調度的能量倉庫。你若不斷地用飢餓法來減肥，那這個倉庫都被你拆了去維持臟腑的氣血需求了，將來哪裡還有足夠維持健康的氣血儲備空間呢？這個空間越小，將來人的氣血資金儲備能力就越低，減肥過後的反彈是注定的結果。所以，若想持久保持身材和健康，那就請珍惜你的氣血儲存調度的資源倉庫——肌肉吧！

還有一種更為嚴重的情況，那就是由於有些減肥藥的作用，使人體代謝異常加快，身體很快消瘦。這就好比為了把庫存的積壓處理掉，竟然把工廠也一同廉價賣掉了。如此，常常會造成甲狀腺機能紊亂和心肌的實質性損害，甚至會引起腎功能衰竭。還有一種神經性厭食，對人體的損害也是致命和長久的。好在只要明白了只有增加進食才能有效減肥的道理，這種心理問題通常會不治自癒。

我們已經知道了引起肥胖的機理，那麼該怎麼來實施我們的減肥計畫呢？我想告訴大家的是：這一歷程將是輕鬆愉快的。

首先，我們要選擇那些既能快速增加氣血又不會產生贅肉的食品，也就是健脾養血的食品。具體有哪些？山藥、薏米、芡實，這三味乃健脾養血的主將，不可小視。還有牛肉、羊肉、大蝦、海魚、蛋類都可盡情享用。如果你屬於見肉沒夠的那種人，也不必太過刻意限制，因為你的身體急需肉裡的營養來補充氣血，此時只要飯後一、兩粒成藥大山楂丸便可把肉食迅速消化，變成對身體有益的氣血，而無生贅肉之憂了。當氣血補充足了，這種嗜好肉的現象也會隨之消失。蔬菜、水果更無禁忌，豆類、堅果當隨心所欲。蘿蔔排氣，冬瓜利水，大棗養血通便，皆為減肥佳品。不要吃米、麵類的主食，少吃豬肉、肥鴨、肉雞、河魚，禁食糖果、糕餅、冰鎮寒涼食品。有些食品則因人而異，如牛奶不適宜腹脹的人、螃蟹不利於胃寒的人等等。

　　在感覺飢餓和無力的時候不要用糖來解決問題，因為身體此時需要的是氣血，而不是糖。一般主食也是醣類的代名詞，要加以小心。此時吃些補氣血的桂圓、紅棗、水果、牛肉、堅果等，比吃主食對身體好得多！

　　照此方法減肥，輕鬆愉快，百無禁忌，身體的氣血日漸增多，體內的能量會迅速增長。在減肥初期，你的體重不會減輕很多，通常還會略有上升。看著體重秤上升的指針，你不必沮喪，因為那是肌肉密度的增高，是氣血的重量。而外人看你卻顯得瘦了，這時你的感覺是身上的肉結實了、氣力增強了，應該恭喜自己了。

接下來，我們可以任其自然。隨著能量積累到一定程度，它會自行衝擊體內的贅肉。此時，你可以配合身體的行動，推按小腿脾經，這時脾經的穴位會異常敏感。但大家往往沒那麼多的耐心，要馬上看到效果，那就只好先選一些適合自己的瀉藥。瀉藥的作用通常是通便、利尿、活血，用這些瀉藥的時候最好同時服用一些補氣血的藥，如十全大補丸、補中益氣丸等。這樣，瀉的力量成倍增加，而且絲毫不傷脾胃。如此便可以加快體內贅肉的排出速度，且有瀉有補，瀉的是廢物，補的是氣血，一出一進，從此走上良性循環。

減肥的過程對肥胖的朋友來說，就好像是蠶蛹的破繭而出，是一次推陳出新、脫胎換骨的經歷。在此預祝大家減肥成功，更盼望大家從此輕裝走上快樂的人生旅途！

〔讀者文摘〕

這篇文章其實在講一個幫助人氣血回升的飲食方法，不僅減肥用得上，脾胃虛弱造成的面黃肌瘦一樣可以以此指導來調理脾胃。

真好

我就是個瘦子，吃啥都不長肉。這次我知道該怎麼去養脾胃了。氣血一旺，瘦能胖，胖亦能瘦。所以這篇文章也同樣是給瘦子們的禮物。

玫瑰草

我堅持早睡早起，並配合做敲膽經，按摩心包經，做金雞獨立，做推腹，有空就泡腳。三個月下來氣色好了，人也精神了，在沒有節食的前提下瘦了五斤！而且主要是瘦在腰臀部，是不是很讓人羨慕呢？

YIREN3

▶14.心病可用穴道醫

這病症雖在皮膚，但起於肝氣不舒，肝毒難解。肝是體內最大的解毒工廠，把食物之毒、血液之毒、濁氣之毒紛紛化解，將大塊的「毒」化成碎末，從腎、輸尿管、膀胱變成尿液排出。但如果肝因生氣而功能減弱（怒傷肝），毒素不能被很好的分解成碎末，而把大塊的「毒」直接讓腎往外排，這樣最易形成結石，腎排不出去，又進入血液進行再循環，於是血液被污染了，血液裡的毒素急劇增加。

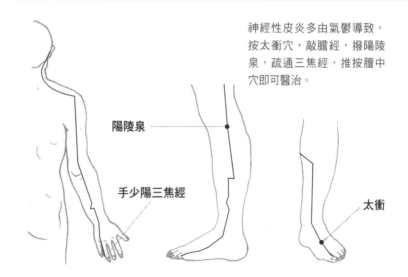

神經性皮炎多由氣鬱導致，按太衝穴，敲膽經，撥陽陵泉，疏通三焦經，推按膻中穴即可醫治。

陽陵泉

手少陽三焦經

太衝

某個週末的晚上，一個做生意的朋友打來電話，說第二天要帶他一個香港客戶的太太找我來看神經性皮炎，中醫叫「牛皮癬」。我說這病我看不了，可他說已答應了人家，且這事兒關乎他一大筆生意的成敗，請我務必幫忙。第二天一大早，他就把我堵在家裡，沒辦法，只好硬著頭皮給看了。外科不治癬，

真是不假。這病起因複雜，誘因又多，極難除根。每逢頑症，我總是知難而退，從不勉力而為。摸了脈，寸脈沉弱，關脈弦旺，腎脈浮大。問其二便正常，食欲旺盛，除滿身皮疹外，別無不適。已先後去歐洲、美國、加拿大，治療過很長時間，毫無效果。

又是一個氣鬱之人！我對患者說：「大姊，您身體沒什麼問題，就是心裡有很大的委屈說不出來，哭一場就好了。」我這話音未落，這位太太便淚如雨下，向我哭訴她先生幾年前在內地包了個「二奶」，現在雖改邪歸正，可她心裡的疙瘩還是解不開，難以真正原諒老公，又無人可以訴說。我並不勸解，而是時時點點她的痛處，引起她越加地傷心。她斷斷續續大概哭了一個小時，漸漸平息下來。我再看她的脈象，肝脈已平和許多，心、肺脈也變得有力了。她說哭得身上都出汗了。我幫她按摩了一下太衝穴，痛得厲害，又敲敲她的膽經，大腿外側痛不可碰，我為其撥動陽陵泉穴，以引濁氣入腸道，然後又為她疏通了一下三焦經，推按了幾下膻中穴，她即時就打了幾個大嗝，放了幾個響屁。她很不好意思，連聲說「對不起」。我說：「大鳴大放，上下通暢，您的病這下有出路了！」

這病症雖在皮膚，但起於肝氣不舒，肝毒難解。肝是體內最大的解毒工廠，把食物之毒、血液之毒、濁氣之毒紛紛化解，將大塊的「毒」化成碎末，從腎、輸尿管、膀胱變成尿液排出。但如果肝因生氣而功能減弱（怒傷肝），毒素不能被很好地分解成碎末，而把大塊的「毒」直接讓腎往外排，這樣最易形成結石，腎排不出去，又進入血液進行再循環，於是血液被污染了，血液裡的毒素急劇增加。然而機體有自我保護的功能，為了不傷害身體更重要的內臟器官，只好將毒素暫借皮膚毛孔排出了。其實毛孔的確也是排毒通道，但只有八％的排毒能力，卻要承擔八〇％的毒素流量，小水庫當起

了洩洪閘，而且是永久的，所以皮膚老是被「淹」、被沖垮，內毒以「牛皮癬」的方式向外宣洩，皮膚做了臟腑的替罪羊，做了忍辱負重、捨己為公的無名英雄。其實我們真得感謝這「牛皮癬」。若毒素不從皮膚出，或許就要在體內長腫物引起痛風或損傷其他臟器，或直接傷害肝臟，這樣弄個肝硬化不是更可怕嗎？瑞典有個自然療法專家來京向我討教中醫時說，他用按摩腎、輸尿管、膀胱反射區的方法曾大大減輕了好幾個神經性皮炎患者的症狀，在業界引起了不小的轟動。我說：「你的思路很好，讓毒素從它該出的地方出才是最佳途徑。」

我囑咐這位太太回家後接著按摩、敲打我操作過的經絡穴位。我還送她一把梅花針，對她說：「夜裡若皮癢難眠時，就用這個針敲打，微微出血，馬上止癢。」她高興地說：「總是夜裡十二點到兩、三點癢得要命，整宿都睡不好覺。」她問我，她有一個親戚也是這病，用這個敲行嗎？我連連搖頭說不行，因為通過剛才的治療，她的肝解毒的功能已經修復，通道已經打開，毒素會循正常的路徑而走，夜裡再出現皮癢，也只是些殘留的餘毒，用梅花針一敲，毒隨血出而散。而如果肝臟解毒的功能沒有恢復，毒素只能擠在皮膚毛孔這一條小路而出，你再一敲，病走熟路，反而引毒從皮膚往外排了。雖說外治排毒也是一法，但須放血拔罐，同時再服湯藥往外「托毒」，工程就大了，自己不好操作。所以不建議直接用梅花針來敲打患處。

我對她反覆強調，要想除病根，不可再對往事耿耿於懷，否則終將前功盡棄。她說：「我盡量努力吧，可是有時念頭一來，就是揮之不去，就是想不通，怎麼辦呀？」

　　真是沒有辦法，她總想從破損中找回完美，割下新肉來彌補舊傷。我最不會安慰別人，因為我心裡常想：讓假殷勤和假慈悲見鬼去吧！她真正需要的是心靈的力量，我給不了她，但我也不想用軟綿綿的話來削弱她的意志，讓她更加孤影自憐。

　　兩週後，她打來了電話，說她的病已經痊癒，心情也好多了，正在讀《金剛經》，最喜歡裡面的一句話：「應無所住而生其心。」

〔讀者文摘〕

　　如果說自己從早年的小病不斷成長至今日的淡定從容，不能不說受到先生太多的感染，所以心中對先生一直有著一種難以言表的感激和尊崇。自先生開博客以來，每來必有收穫和感動。收穫的是先生的妙方，感動的是先生的境界。先生的文章或沁人心脾、隨意自然，給人信手拈來之感；或心無旁騖、舉重若輕，頗有四兩撥千斤之力。最近有些心病，與先生溝通成為我每日的習慣，如果沒有先生的寬慰，我不知道自己會不會如本文中的這位太太一樣毒無發處，走入偏門。而對我的喋喋不休，先生沒有抱怨，更每次用無私的胸懷和寶貴的時間予我支持與鼓勵，我因此也對先生更多了幾分敬意和謝意。週末的子夜，讀先生的這篇〈心病可用穴道醫〉，突然想借題發揮一下，用我在美國學到的三句話說說如何去除心病，既是對先生禪學思想的發揮，也算送給有心病的朋友們的聖誕禮物吧。

　　第一，be yourself（做真實的自己）；

　　第二，just do it（做就做好）；

　　第三，enjoy everyday（快樂每一天）。

　　以上三句話說著簡單，做起來卻不易。想起先生幾年前曾經說過一句話：「對於有些病而言，有時候吃藥還不如讀一本金庸的小說有效。」這裡的「有些病」，指的就是心病。

Helen

脂肪肝的根源是脾胃不好氣血不足

從中醫角度看，脂肪肝出現的根源還是脾胃不好、氣血不足，無法良好運化食物，使得垃圾處理困難，堆積在肝臟裡，從而影響肝的供血和其他功能。

這是我的一個朋友的親身經歷：他一年多前被查出脂肪肝，當時覺得很委屈，覺得減肥，吃得很「窮」，還得這個病，不是被愚弄嘛！不過有了問題就要解決，於是就開始漫長的學習。為了解決脂肪肝，他考了營養師，學了運動專業的課程，最後在研究中醫的過程中我們成了朋友。可以說，因為脂肪肝他學到了養生的知識，也治好了他的病。下面是他的一些經驗：

脂肪肝是營養不良造成的。這裡的「良」說的是食品的質和數量是否均衡。常見原因有：

有的是長期大量飲酒，傷害了肝功能的酒精性脂肪肝。

有的是營養不良，熱卡過剩，身體肥胖，缺乏運動；或不肥胖，但消化不好，飲食結構不好，吃得不均衡，多數是垃圾食品成日吃，或不重視蔬菜、水果和其他營養的均衡，整天大魚大肉玩命吃，忽略了均衡，影響了肝臟內的正常代謝。

另一類則是因為經濟或本身原因，吃得很「貧苦」！飲食中長期缺乏蛋白質，是沒錢或是自虐，刻扣生長必需的原料，

使得維持肝臟正常工作的維生素、蛋白質等原料不夠，無法正常維持肝內脂肪等能量的代謝，造成脂肪積壓。最典型的就是某些沒營養知識的素食者或純為漂亮不知道營養的減肥的人群。

還有一類就是身體虛弱、久病，吃不下東西，營養不足；或吃得下卻無法吸收。

脂肪肝分輕、中、重度，程度越嚴重將來越容易演變成肝硬化。脂肪肝其實是現在代謝性疾病（冠心病、高血壓、糖尿病等）的警鐘，是這些疾病的幼苗，如果不及時控制而進一步加重，不但破壞肝功能，導致肝硬化，更增加了患那些「文明病」的機率。

得了脂肪肝，也不用太緊張，只要稍微調整一下飲食和生活，就會大有改觀；無非就是把營養均衡一下，不需要太大毅力也能把身體弄好。特別注意的是，脂肪肝患者切忌快速減肥，切忌在短時間內快速降低體重，尤其是中度以上的患者。因為快速減肥意味著脫水，意味著能量嚴重缺乏，這樣會適得其反，會加速肝臟功能的破壞。這些患者不要用減肥來消滅脂肪肝，而是該均衡飲食，適度活動，提升身體的氣血，不要去管體重有多少。隨著身體狀況好轉，營養均衡，體重會有所回報的。

脂肪肝飲食指南：高蛋白、低糖（包括主食）、高纖維（多蔬菜、水果）。按以下比例吃，保證營養均衡，還美味無窮。（經驗證明，按這個吃個半年，身體狀況一定大變。）那就是一份主食；三～四份優質蛋白（肉、豆腐、蛋）；六份蔬菜和水果；常喝奶類（不用管是否低脂），每天二百五十至五百毫升；零食吃堅果，如美國杏仁、核桃和松子、瓜子。

另外，可適當參加類似快走（每天走六千至七千步，一小時內）、游泳、自行車等有氧運動。當然，這個階段要少飲，或最好不飲酒。如此有個半年一年，脂肪肝就會減輕或消失。只要長期堅持均衡飲食，也許肥胖的脂肪肝患者體重不一定下降，但正確的飲食和生活提高了身體的代謝能力（氣血），即使不減肥，脂肪肝也可以漸漸地消失。所以不用把治療脂肪肝看做一個艱苦的過程。

可以看出，脂肪肝的治療不是叫人少吃肉，而是把優質的肉類當做藥物來吃。中醫認為適當吃肉是培補氣血的良好手段，肉類以牛肉、羊肉、魚、蝦、家禽最好，吃肉的同時吃些大山楂丸更好。控制主食和甜食是飲食調整的關鍵。西醫認為吃太多主食會擾亂激素水平，影響脂肪的正常代謝；在中醫看來，脾胃不好的人大量吃主食無異是雪上加霜，不但吸收不了，還會加重病情。所以在飲食調整的前兩、三週盡量減少主食，增加優質蛋白食品，有利於氣血的恢復。兩、三週後可以適當吃些粗糧、雜糧，少吃精米、精麵和白麵包。飲食方面細節太多，這裡就不一一敘述了。

其實，從中醫角度看，脂肪肝出現的根源還是脾胃不好、氣血不足，無法良好運化食物，使得垃圾處理困難，堆積在肝臟裡，從而影響肝的供血和其他功能。除了影響肝以外，脾胃不好還影響到五臟六腑，造成很多不舒服的症狀。

有胸悶心悸氣喘而無實質性心臟病的脂肪肝患者，平日可吃些補益氣血的小成藥，類似參苓白朮丸（脾肺氣虛，容易乏

力氣喘的）；感覺肋間憋氣、胸肋骨脹滿、容易著急發火或抑鬱的人，多數為肝脾不和或肝氣鬱結，可以吃些逍遙丸（舒肝健脾），同時還可以按摩陽陵泉、太衝穴，以舒肝理氣，並放鬆心情，少生氣；此外，經常按摩胃經的豐隆穴可以調理脾胃，降低血脂；容易心悸頭暈、全身無力、但又不是有餓感的人，可以服些人參生脈飲、柏子養心丸（容易心悸失眠的、餓但無全身乏力的）；如果覺喘氣費勁，氣憋在胸中、胃堵，就像不主動呼吸就上不來氣的，可以吃些補中益氣丸……所有藥物都是以補正氣、化瘀滯為目的。

首要的還是要靠飲食和生活的改變，藥物的作用是第二位的。只需要小小的改變，帶給你的則不會只是解決小小的脂肪肝，而是整體的健康改變。

▶16.
癌症——我們體內家庭裡的不良孩子

　　癌症不會被消滅，就像我們不會因為孩子精神錯亂就殺死他一樣，其實只要我們能夠傾聽他內心的煩惱、宣發他心中的積怨，那麼他仍然可以重新成為一個友善的、與我們親近的孩子。研究已經證明許多癌細胞在特定的環境當中（如不同的溫度下）可以轉變成正常的細胞。

　　近四十年來，現代醫學對癌症研究的最大收穫是發現了癌基因。起初科學家們欣喜若狂，以為找到了根治癌症的鑰匙；可當打開這神祕的匣子一看，裡面還有兩個匣子，再分別打開，發現裡面還有更多的匣子。沒想到，癌基因是如此的眾多，最後得出了一個驚人的結論：凡在癌病毒身上發現的癌基因，在正常的細胞中都存在。

　　既然我們每個人身上都有著無數的癌基因，那麼可以說，癌是與生俱來的，而且是正常細胞轉化而成的，防止這種細胞轉化應該就成了預防和治療癌症的核心。但令人遺憾的是，我們似乎無法發覺這種悄然無聲的轉化，只有它們已經變成徹頭徹尾的癌細胞時我們才能發現，可那通常為時已晚。就像家裡一向乖巧的孩子突然拿起了菜刀，變成了瘋子，砍向自己的父母，而我們猝不及防，只有束手待斃。

　　於是我們開始不斷的去尋找 —— 是誰讓我們的孩子變

成了殘暴凶狠的頑劣少年？終於我們找到了致癌物：亞硝酸胺、苯並芘（Benzopyrene）、氨基酸加熱物、黃麴黴素、尼古丁等等。我們禁止孩子和它們交往，免受不良影響，但卻發現它們就像空氣中的塵埃，無處不在，讓我們防不勝防。我們喜愛的燒烤、燻魚、醃製品以及鮮美的調味品、色素、食品添加劑，還有各種蔬菜中的農藥殘渣、各種非天然飼料餵養的禽畜、汽車的廢氣、被污染的水源等等，哪個不是毒害我們的元兇？

當我們看到將家裡的問題少年與外界隔絕並不能挽救他的墮落，只好求助於他的哥哥、姊姊們（淋巴細胞、巨噬細胞）要隨時盯住他，並鼓勵他們去教訓這個家中的逆子（免疫療法）。可心慈手軟的哥哥、姊姊卻不願意用自己手中的權利去管教親如手足的弟弟，寧可讓他去肆意胡為；有時迫於父母的重壓，最多也只是不痛不癢地給他一巴掌，或者假裝喝斥一下。可喪失理智的弟弟卻六親不認，一陣拳打腳踢，到頭來也就沒人管得了他了。最後，我們只好找來又鋒利又笨重的大砍刀（手術和放療、化療），在狹小的屋裡氣急敗壞地揮舞著，與這個家中的叛逆拚個你死我活。這傢伙強壯而靈活，總能抗住或躲開我們的追打；倒是其他的孩子由於無處躲避，各個被打成重傷，屋裡的家具門窗也都被搗得稀爛。當我們氣喘噓噓、筋疲力盡的時候，卻發現這個家中的小霸王仍然站在我們的面前，對我們傻笑。到此為止，我們知道，等待我們的結局必定是家破人亡，這「可憐」的瘋孩子也將一同餓死。

難道我們就注定無法擺脫「癌症」這個惡夢的詛咒嗎？

當然不是。我們現代醫學對癌症病因的研究理念殘缺不全，甚至是徒勞無功的。所有的研究都是針對生理的功能，而人卻是靈與肉的結合，如果不

同時將心理的因素吸納進去，那麼一切研究的成果永遠將只適用於動物或者是死人。

癌症不會被消滅，就像我們不會因為孩子精神錯亂就殺死他一樣，其實只要我們能夠傾聽他內心的煩惱、宣發他心中的積怨，那麼他仍然可以重新成為一個友善的、與我們親近的孩子。研究已經證明許多癌細胞在特定的環境當中（如不同的溫度下）可以轉變成正常的細胞。

是一個心靈的惡魔在控制著癌症這個無辜的孩子，使他就像是一個強迫症患者那樣，在某種特定的場合注定就要發病。但是，沒有關係，我們已經看清了惡魔的嘴臉，那不過就是一團黑影，最怕我們手裡的強光。

〔 讀者文摘 〕

救災解難，不如防之為易。療疾治病，不如避之為吉。今人見左，不務防之而務救之，不務避之而務藥之。譬之有君者，不思勵治以求安；有身者，不惜保養以全壽。是以聖人求福於未兆，絕禍於未萌。蓋災生於稍稍，病起於微微。人以小善為無益而不為，以小惡為無損而不改。孰知小善不起，災難立成；小惡不止，大禍立至。故太上特指心病要目百行，以為病者之鑒。人能靜坐持照察病有無，心病心醫，治以心藥。奚伺盧扁，以療厥疾，無使病積於中。傾潰莫遇，蕭牆禍起，恐非金石草木可攻。所為長年，因無病故，智者勉焉。

為什麼我們還不能夠找到癌症的藥？或許癌症是所有人類壓抑疾病的表達。直到目前，我們已知道如何壓抑單一的疾病，但

癌症並非一個單一的疾病，這是一種非常集合性的攻擊，它是一個全然的攻擊——所有的疾病都結合在一起，手牽著手，它們已經形成了一個軍隊，在攻擊你。這就是為什麼醫藥會失敗之由。現在似乎不可能找到任何對癌症有效的藥。

癌症是一種新的病，它並不存在於原始社會。為什麼呢？因為原始部落的人不會壓抑，不需要壓抑。它是來自你的系統的一種反叛，如果你不壓抑，那麼就不需要任何反叛，一些小事會發生，然後消失。

一堂

找到解決已經變壞的孩子的方法可不容易，唯有在孩子未變壞之前，發現苗頭立即糾正，引導他往正確的方向發展。「上工治未病」，想不到在鄭老師這裡除了學到醫術，也可以學習教育孩子的方法。愛孩子，不能害了孩子。受教了！

工一力

我是剛接觸中醫的，是因為胃病久治不癒。經過一段時間嚴格按醫生的要求調理，不僅治好了折磨了我很久的胃部不適，而且使我的身心發生了極大的變化。以前面色萎黃，覺得很累，做什麼事都是靠一點精神支撐著；現在面色紅潤，遇到長時間沒見的朋友，他們都很吃驚，覺得我變了很多。我要用自己的經驗告訴各位姊妹：

1. 不要盲目相信護膚品，內在健康才是最好的護膚品。我因為腸胃不好，嘴巴周圍和下巴長滿小痘痘，平時看不出但摸得到，說話吃東西就會發紅，看皮膚科用激素不能根治。吃中藥期間，我驚奇地發現這些小痘痘慢慢消失了，皮膚變得很光滑。現在我放棄了所有昂貴的護膚品，只做最簡單的潔膚和潤膚的工作。

2. 從飲水開始改善體質。我已經完全改變了飲水習慣，從喝很多碳酸飲料到只喝清水和茶，偶爾喝點果汁，還買了頻譜飲水機。堅持到現在，我早已戒掉

了喝可樂的癮。

3. 幾位老師都說過，身體出現疾病不是一朝一夕的事，所以要完全擺脫疾病的控制，也不是吃一、兩次藥就能好的，貴在堅持。

4. 心情開朗很重要，擺脫外在的虛榮，不要在意別人的看法。以前的我總是希望比別人走得快，很急，效率很高（表面上），然而現在的我希望走得更遠，包容別人，放慢腳步以便能欣賞沿途的風景。這樣做了，反而覺得自己更優秀，很多好事不經意地就會發生在自己身上。我認為這是自身修練的成果。

Mico

　　我不懷好意地想，幾個病毒、幾個細菌、幾個壞細胞真的那麼法力無邊，真的可以讓我們毫無還手之力，只能坐以待斃嗎？難道我們真的不能和它們和諧相處，構築一個協調平衡的人體社會嗎？難道我們真的和它們是勢不兩立嗎？

　　為什麼，病毒、細菌、癌細胞不是在我們一來到這個世界的時候就發作，就呈現出無論多少抗生素都不能消滅的強勁勢頭呢？為什麼我們可以和它們和諧相處了幾十年，後來卻勢同水火了呢？鄭老師把癌症比做一個可憐的孩子，讓我想起這樣一個故事：

　　一位母親對兒子百般疼愛，嬌生慣養。在這位母親的庇護下，孩子最初的不良習慣發展為不良習氣，再從惡習發展到惡行乃至犯罪。在臨刑之時，兒子對母親提出了最後一個要求：「再吃媽媽一口奶。」就在母親再一次獻出「愛心」之際，兒子卻殘忍地咬掉了母親的乳頭，表達了對母親「養不教」的憤恨。

　　無從考證這個故事的真假，我只是想說當癌細胞這個可憐的兒子咬「母親」的時候，做為「母親」的我們應該反思什麼呢？

　　我們一味要求醫生給我們提供可以一招制敵的降龍十八掌，

卻從來不想是誰把「孩子」培養成強大的「敵人」的！嗚呼！

　　現代醫學一直很用力地研究疾病，這也養成了我們一直以來把健康交給醫生的惰性思維。而當醫院收留我們的時候呢，醫生通常會告訴你：沒治了。

　　我不懷好意地猜測，現代醫學的研究方向真的錯了？其實，現代醫學真的不應該一直那麼很用力地研究疾病的。現代醫學真的應該好好研究研究健康，研究如何讓人們不生病，而不是做為消防隊，一味提高自己的消防裝備。

　　你到底是關注疾病，還是關注健康？

翻書等緣

▶17.腰痛都去找膀胱經治

　　經常在外面做保健的人可能比較熟悉，按摩師給你拔罐、按摩，選擇最多的部位就是後背——在後背拔滿了罐，或者在後背按摩、刮痧、捏脊、踩背。為什麼都願意選擇後背進行治療呢？因為後背是膀胱經主要循行的部位，治療的範圍極其廣泛，可以說身體內任何疾病都和膀胱經有著直接或間接的關係。它就像你家的污水管道，如果不通，整個日常生活全都會被破壞。

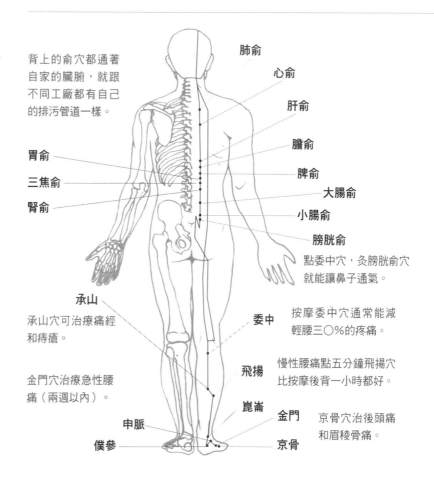

背上的俞穴都通著自家的臟腑，就跟不同工廠都有自己的排污管道一樣。

肺俞

心俞

肝俞

膽俞

脾俞

大腸俞

小腸俞

膀胱俞

胃俞

三焦俞

腎俞

承山

承山穴可治療痛經和痔瘡。

金門穴治療急性腰痛（兩週以內）。

委中

飛揚

崑崙

金門

申脈

僕參

京骨

點委中穴，灸膀胱俞穴就能讓鼻子通氣。

按摩委中穴通常能減輕腰三〇％的疼痛。

慢性腰痛點五分鐘飛揚穴比按摩後背一小時都好。

京骨穴治後頭痛和眉稜骨痛。

我認為選取膀胱經治療腰痛療效最為確切。

大家學習經絡，或者說是學習中醫，如果按西醫邏輯思維模式來深入，常常事倍功半，徒增迷惑。我們不是說邏輯思維本身有什麼問題，而是因為學習中醫很多東西不是按照三段論原理來進行的，它往往更貼近於模糊哲學的意味，就像是戀愛中的情人，說不清到底愛對方什麼，只是愛。所以，我在下面講的許多概念，若仔細分析起來似乎有很大的疏漏，甚至不合邏輯，但站在讓你盡快了解中醫的角度來說，卻大有裨益。

膀胱經是人體最大的排毒通道，如果經常在外面做保健的人可能比較熟悉，按摩師給你拔罐、按摩，選擇最多的部位就是後背——在後背拔滿了罐，或者在後背按摩、刮痧、捏脊、踩背。為什麼都願意選擇後背進行治療呢？因為後背是膀胱經主要循行的部位，治療的範圍極其廣泛，可以說身體內任何疾病都和膀胱經有著直接或間接的關係。它就像你家的污水管道，如果不通，整個日常生活全都會被破壞。

膀胱經在後背上有許多俞穴，俞就是通道的意思。有肺俞、胃俞、脾俞、肝俞、膽俞、心俞、厥陰俞、腎俞等等，這些俞穴各自通著各家的臟腑，這就跟不同的工廠都有自己的排污管道和途徑是一個道理，因此，咳嗽就治療肺俞，胃痛就按摩胃俞，心血管有病就檢查厥陰俞。這些俞穴效果如何呢？可以說，越是經久難癒的疾病，這些俞穴就越顯得有效。

曾經有朋友向我介紹一家拔罐中心，說是曾治療了許多疑難雜症，很神奇，我便與這位朋友到這家中心去看了看。這家中心的治療方法，就是在後背的膀胱經拔滿了罐，然後看拔出顏色紫黑的地方用梅花針點刺出血，最後再在出血的地方拔罐。有很多有慢性病的人都感覺效果立竿見影。但也有不

少人私下聊天說，頭幾次治療，效果很好，幾次後效果就沒什麼進展了，有的人治了三個療程，反而覺得效果越來越差了，卻不知何故。

我對朋友說：「如果你要做這種治療，最好就來治療三次，以後隔一個月再來治療一次就可以了。」朋友問我為什麼？我說膀胱經是最好的排毒通道，有慢性病的人大都在體內血管中堆積了不少的毒素，通過刺血將體內堆積多年的瘀血排出一些，身體的血液循環得以重新被激活。但是體內的瘀血通過俞穴被拔出後，繼之而來的卻是好血了，再反覆的放血吸拔，是白白浪費了好血，於身體無益。這時須及時的培補氣血，將內力養足，為衝擊更深層的瘀毒做好準備。隔一個月來一次就是給身體養精蓄銳的喘息時間。

朋友又問我，除了後背，膀胱經腿腳上有什麼可以自己獨立操作的穴位？我說那太多了，先說委中穴，經穴歌訣裡有：「腰背委中求」，是說後背、腰部的病痛都可以用委中穴來解決，實際上是不是這樣呢？根據本人的經驗，只要是腰痛，按摩委中穴通常能減輕三〇％的疼痛，這是一個不錯的穴位。委中穴最獨特的作用是能讓鼻子通氣，有的人長年是「一竅不通」，按摩委中穴可以有即時通氣的作用。但是要有正確的方法：取側臥位，鼻子不通氣的一側身體在上位，屈腿用大拇指點按委中穴，須稍用力。如果有人說，試過這個穴位了，當時真管用，卻不長久，鼻子又堵了，有沒有可達到長通不堵的治療穴位。我告訴你，還真有，就是臀部上的膀胱俞，這個穴針灸最佳，如用點穴法必須要找準穴位，且用力較大，感覺點揉

時和鼻子相通了才會有效，且療效持久。再說兩個穴位，都是治腰痛的。一個是治療慢性腰痛病的（一個月以上），選取小腿肚子上的飛揚穴，只這一穴，點按五分鐘就夠了，比按摩整個後背一小時效果還好。還有就是位於外腳背的金門穴，是治療急性腰痛的（兩週以內）。此穴穴位較深，按摩時可用食指關節點按較為有力。但是要提醒你的是，這兩個穴位治療的腰痛主要是針對腰脊兩旁肌肉的，對於腰椎本身的病痛（那是需要選取腎經和膽經的穴位來治療，這裡只說膀胱經），則效果較差。此外點按崑崙穴、僕參穴、申脈穴對腰痛都有很好的療效。有這麼多治腰痛的穴位可選，你還用擔心腰痛嗎？

此外，小腿上的承山穴可治療痛經和痔瘡，腳上的京骨穴可治療後頭痛和眉棱骨痛，通谷穴據說對頸椎病效果顯著。還有就是至陰穴，最神奇之處就是它有催產的功效，很多書上都有此報導。只用香菸在至陰穴上灸一灸，就能使胎位轉正，真是不可思議！

說了這麼多功效，本人認為選取膀胱經治療腰痛，療效最為確切。

﹝求醫錄﹞

Yasu 問：背上的膀胱經可否像敲膽經那樣敲嗎？我想要加速自己的排毒。

中里巴人答：敲打膀胱經是很好的健身運動，只是要選擇好工具（軟硬適度，有些彈性更好），一定要由輕到重，循序漸進，打到後背略微發熱即可。

溫和的日子問：我今年三十六歲，女，十六歲前人很健康，但小時候黃瘦。十六歲時家兄患白血病，一年後去世，我因此痛不欲生，之後數年一直在這樣的情緒裡不能自拔，身體也從此不好了。常感冒不好，嘴唇內側長囊

腫，走路無力，於一九九二年無奈中去北京學練氣功，練了一、兩年，好轉。一九九三年因工作單位不理想，心情很差，身體又開始走下坡路，走路無力，腳發軟，有時感覺累得疼。而我本身做財務的，工作也不累，就是身體沒有力氣，常感冒。一九九八年結婚後，懷孕三個月自然流產；一九九九年懷孕七個月死胎引產；二○○三年懷孕五十天藥物流產。其間夫妻感情也走向分裂，我在這幾年裡心情壞到了不能再壞的境地。我爬樓到三層就累得喘氣，累得腳軟並疼。找中醫看，說我未老先衰，主要是腎虛，怕冷，應該是腎陽虛，愛吃薑，冬天手腳冰涼，夏天不敢吹風扇。二○○五年生下小女（剖腹產）後，人很胖，虛胖的那種，稍微做點事就累，頭昏，容易尿道感染，容易腰痠痛。二○○六年七月找中醫看，說我心脾失調，肺腎氣虛，脈細，開中藥二十一帖，吃後感覺好多了。只是長年睡眠不好，主要是多夢，幾乎整晚都做夢，且愛夢發大水，白天頭昏，記憶力很差，一扭臉的工夫就忘事。脾氣暴躁。吃飯方面，葷菜吃不多，飯量還可以。自己帶小孩，很累。

　　基本的情況就是這些。看書多了，上網久了（半小時）就眼乾澀，累，有時喜歡趴著睡，感覺要舒服一點。我該如何在飲食及藥物方面進行調理？

　　Jnc 答：您現在的狀況既有先天原因也有後天原因，主要因素是因為不良的情緒和心理。

　　首先，您先天脾胃不太好，黃瘦，是典型的氣血虧，脾胃不太好的表現。後來遇到大悲、工作挫折、夫妻感情等巨大情緒問題，嚴重傷到了心、肺及肝，從而漸漸引發了體內各經絡、臟腑工作的紊亂，最後造成了肝鬱、氣血雙虧的局面。您的腎、肺、脾、胃都是氣血虛的受害者。首要原因是情緒。

　　其次，大悲損傷肺氣。傷了肺氣，原本您先天氣血就有點虧，此時加重，肺又傷了腎氣，從而腎陽虛怕冷。腎與膀胱是搭

擋，腎工作不好勢必會影響膀胱經的排毒功能，造成垃圾堆積，典型的是後背虛胖、肉很多、軟若棉絮，肚子虛胖，腿後側胖等現象。此外還可以造成頭暈、頭發蒙、記憶力不好，這都是腎與膀胱經造成的。

再次，您一定生悶氣很多，從而有了許多肝鬱的表現，脾氣暴躁就是其中一個表現。眼睛痠澀也是肝鬱、肝血不能養目的表現。另外肝鬱嚴重影響到膽、脾、胃的工作，也因此加重您的脾胃不好，氣血生化無源，而且睡眠又不好，進一步造成氣血虧加重。其實開始幾次懷孕失敗不是偶然的，是身體氣血不足無法負擔而造成的。身體應付您本人活著都湊合，何況懷小孩這樣耗費巨大的工程，因此造成流產、月經紊亂都不奇怪了。那是身體的警告。此外，您的虛胖也和剖腹產手術有些關係，生孩子及手術很傷元氣。原本就氣血虧，此時就更加重了。

您需要做的是：改變情緒→補充氣血→舒肝健脾→益肺補腎。這些是按箭頭的先後逐步來的，不是同時就能實現的。希望您有耐心，因為病不是一天兩天可以解決問題的。要有調理一、兩年的決心。

鑒於您的問題情緒原因很大，可否多與朋友或者心理醫生交談，甚至找機會大哭一場，將心中鬱悶發洩出來。盡量看開些，保持樂觀的精神狀態，這對改善您的問題很關鍵。「不要用別人的過錯懲罰自己」，而且您的哥哥也不希望您因為他每天活在悲傷之中。

除改善情緒外，您適合吃些解除肝瘀滯的小成藥，例如逍遙丸、加味逍遙丸（如口渴、心煩可吃），具體用法可見〈八○％的婦科病都應從調理月經入手〉那篇文章。月經前後吃些逍遙丸，可以減少您暴躁或抑鬱的感覺，幫助心靈舒暢一些。此外，晚上有空就手指按壓腳上的太衝、行間穴位，方向是由太衝到行間。如果壓著很痛就說明很好，這樣可以幫您疏導肝火，每次按三～五分鐘。晚上用熱水泡腳也很好。

另外可以長時間服用參苓白朮丸，每次一袋，每日三次，飯前一小時空腹吃。

同時可以買點白人參，一次十五克熬湯喝。如果吃幾天後無上火感覺，就適宜長吃；也可以用十克白人參，加入牛肉、柴雞或烏雞燉湯喝。經常吃

燉的肉和喝湯，裡面多放薑和料酒、少許鹽，每頓少吃主食，把肉代替飯吃，配合一些蔬菜，飯後吃些山楂丸。最好是每日至少吃一、兩次牛肉，牛肉長氣血最快。如果可以，吃兩個月看看。平日如能多吃些紅棗、桂圓，餓的時候就少吃主食，拿這些東西當主食吃，還可以經常喝淮山藥（藥店賣的）和芡實粉熬的粥（1：1）。

如果您愛吃薑和很燙的東西，可以買一盒附子理中丸吃吃，每頓飯前吃一顆。這個藥可以暖脾胃，還補氣。如果覺得好吃，就吃它一、兩個月。手腳冷、腰痠等問題，也可以適當吃些桂附地黃丸，是濃縮丸，十六～二十粒，睡前服用。此外，螺旋藻對改善手腳冷有明顯效果，您也可以買來吃一、兩個月看看，一次六片，每天三次，飯前三十分鐘吃。失眠的同時若有心悸，又感覺餓，就睡前吃些桂圓及柏子養心丸（一～二瓶蓋）。若伴有煩躁、手腳心發熱，可吃牛黃清心丸一顆，可以幫助改善睡眠。乏力、口渴、全身軟而無力的，也可以喝人參生脈飲兩支，人參生脈飲也可以幫助睡眠的，就是價格有些貴。根據您自己的感覺隨時調整吧，沒有固定的章法的。

至於膀胱經，可以去保健的地方給您刮痧，拔罐。但如果現在您氣血很弱，估計刮痧沒有反應，還是沿膀胱經拔罐為好。

XjAcKs問：我女朋友昨天搬東西時扭到腰，現在身體只能彎著不能直起來，一直起來，背後腰部和屁股中的部位就會疼。不知按摩什麼穴位可以緩解或者治療這種症狀？

中里巴人答：急性腰扭傷可選擇委中穴、申脈、金門（膀胱經）、復溜、太谿（腎經）穴，哪個穴痛就多按哪個，按到不痛為止。腰部傷處不要按摩。

5

我們每個人
身上本來就**百藥齊全**

學習中醫要從經絡開始，從穴位入手，因為經絡、
穴位都在我們自己身上，隨時可學，處處可用。穴
位不是因為你用針刺才起作用，而是時時都在對身
體起著調控作用；穴位起不起作用不是因為你針刺
夠不夠深，而是主要在於你的氣血流沒流到那裡。
按摩、點穴、拔罐、意念守竅都有針灸的功效，沒
有優劣之分。所以，你即使不會針灸，也可以是經
絡專家，絲毫不影響療效。

▶1. 我們每個人身上本來就百藥齊全

我們每個人身上本來就百藥齊全，都在經絡穴位中翹首待選，只看醫者和本人會不會用它了。

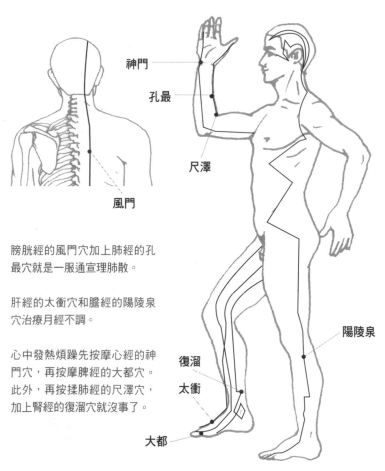

膀胱經的風門穴加上肺經的孔最穴就是一服通宣理肺散。

肝經的太衝穴和膽經的陽陵泉穴治療月經不調。

心中發熱煩躁先按摩心經的神門穴，再按摩脾經的大都穴。此外，再按揉肺經的尺澤穴，加上腎經的復溜穴就沒事了。

學習中醫知識本身並不難，難的是我們一定要清楚究竟要學些什麼！

　　很多朋友對學習中醫充滿了渴望和決心。先被中醫的神奇所感動，再被偶然的成效所激勵。然而隨著一些看似難以踰越的屏障擋在面前，便逐漸踟躕徘徊，最終蹉跎放棄。

　　一日去朋友家做客，看到他的寶貝女兒正拿著針灸針聚精會神地在一個金黃的橘子上練習針刺。她是某中醫院校的學生，說這是老師留的功課。我看到滿桌上被扎爛的橘子，說：「這麼好的橘子吃了多好！」她說：「鄭叔叔，你當時學針灸是扎什麼呀？」我笑著說：「我可捨不得去扎橘子，只是扎自己，針刺得滿身青紫，艾灸得遍體疤痕。」她說：「鄭叔叔，你來扎扎這個。」說著指著牆上的一個紗布包，對我說：「這是由兩張白紙、三層棉花、四層紗布組成的練習針刺的法寶，這包正中心有一個牛皮紙撕的小碎片，旁邊還有一粒黃豆，看看您能否一針穿過小紙片，然後再扎到黃豆上。我已經練了兩個月了，還是不行，您應該沒問題吧？我們教針灸的教授說了，不練會這個以後別想成為高明的針灸師。」我連忙舉手投降，頭搖得像撥浪鼓。她很失望：「鄭叔叔你都不行，我恐怕是練不會了。」我問她：「為什麼要扎得這麼精確呢？」她說：「扎得準才能針感強烈，效果才能好呀。」我又問她：「那你說說看，身上的穴位是你刺它才起作用呀，還是你不刺它它也起作用？」她似乎從來沒有思考過這個問題。邊反覆扎著橘子，邊疑惑地看著我。我對她說：「穴位就像是一群孩子，平常都在那裡玩，有的孩子玩累了，就趴在那裡打個瞌睡，想讓他醒，輕輕拍拍他的肩膀就行，何必非要狠狠地踢他一腳呢？你這個幼稚園的阿姨不去調動這些孩子玩的積極性，卻天天在那裡練習踢人的技術，難怪你越來越失去信心了。」

　　我常常接觸一些海外的客人，他們迷信中醫，崇尚中醫奇妙的理論，但是他們同時也害怕針灸、畏懼湯藥，問我中醫除了扎針灸、吃湯藥還有什麼

其他更簡單的方法。我說：「當然有了，針灸只是舟楫，沒它照樣行船；湯藥不過調羹，有它只為方便。」難道沒帶針具，藥店關門，中醫大夫就束手無策了？我告訴他們，我們每個人身上本來就百藥齊全，都在經絡穴位中翹首待選，只看醫者和本人會不會用它了。舉個例子，治療月經不調，通常首選逍遙丸，如果手邊沒藥，我就按摩患者肝經的太衝穴和膽經的陽陵泉，效果一樣，且更為迅捷。如果心中發熱煩躁，常用牛黃清心丸，但有人擔心這藥若常吃其中的朱砂會對身體有損害，我就教他先按摩心經的神門穴，再按摩脾經的大都穴。此外，按揉肺經的尺澤穴，加上腎經的復溜穴，相當於六味地黃丸，按摩膀胱經的風門加上肺經的孔最就是通宣理肺散。還有血府逐瘀湯、補中益氣丸等等幾乎所有的常用中藥，都可以從經絡穴位中找到同類。

有人因為針灸太複雜，總是敬而遠之；因為湯方太繁多，常常如墜雲霧，再加上脈學玄祕、經文古奧，更覺得中醫高不可攀。其實，這是你自設迷障，學中醫本可「閒庭信步通幽徑」，何必非要「踏遍群山覓歸途」呢？事障易解，理障難除。學習中醫知識本身並不難，難的是我們一定要清楚究竟要學些什麼？否則儘管學得殫心竭慮，最後也是勞而無功。

所以我的建議是，學習中醫要從經絡開始，從穴位入手，因為經絡穴位都在我們自己身上，隨時可學，處處可用。我再重複一下：穴位不是因為你用針刺才起作用，而是時時都在對身體起著調控作用；穴位起不起作用不是因為你針刺夠不夠深，而是主要在於你的氣血流沒流到那裡。按摩、點穴、拔

罐、意念守竅都有針灸的功效，沒有優劣之分。所以你即使不會針灸，也可以是經絡專家，絲毫不影響療效。

如果你想送心愛的人一朵玫瑰，那麼莖上的刺就不是問題。

〔求醫錄〕

好學問：哪幾處經絡穴位相當於補中益氣丸？

中里巴人答：這是一個簡單又複雜的問題。如果您是一個剛接觸中醫的人，我會徑直告訴您，只要按摩太白、商丘、太衝三穴就會有補中益氣的效果；但倘若您學習中醫已經有很長的時間了，我這樣說，就會擾亂您的思路。就像您問我月亮在哪，我用手一指，您不去看月亮而是盯在我的手指上，那樣您豈不是永遠也看不到月亮了？其實，穴位是死的，又是活的。同樣的穴位，體質不同，效果也會不同，所以須靈活變通才好。

▶2.穴位就是你隨身的藥囊

敲膽經、揉心包經、金雞獨立、推腹法，簡單易行又有效。
如果你想養生袪病，這些技法就是隨身的藥囊，方便實用。

很多朋友對中醫情有獨鍾，多次向我討教學習中醫的方
法，並讓我推薦入門讀物。我總是推薦中醫院校的課本。然
後，朋友們又問，那麼學會了這些課本能治病救人嗎？我說不
能，學會了這些課本可以當個中醫博士，但是卻不能治病。大
家就很失望，不願意去讀這些課本了。

那麼，學會哪本書就會治病了呢？其實真要是有這麼一本
書，豈不是人人都成了《倚天屠龍記》中的「胡青牛」了？我
這裡沒有「九陽真經」，我也不知在哪裡能找到，我只是隨時把
自己的感悟當做真事兒，相信那是老天的賜予，而不是事事把
自己的想法用權威的標準來定奪。

我讀過《黃帝內經》，是零星地去翻看的，從來沒有當做
必學的功課一頁一頁地去分析、體會，更沒有去背誦它。

我讀過《傷寒論》，是把它當做小說來讀的，有興趣就多
看，沒興趣的地方就翻過去。

我讀過《針灸甲乙經》，把它當做本字典，有忘記的字再
去查。

我還讀過各類的古典醫藥書，東看一眼，西看一頁，走馬觀花，不求甚解。很多書之間觀點完全對立，而且互相針砭、鄙薄，但全是醫學大家，難分優劣。我都統統奉若神明，擺上供桌，一一禮拜。最愛看兩派交鋒之點，最喜讀書中禁忌之處，因為那正是治病救人訣竅玄機。

一本好書讀到興頭，我會拍案叫絕；另一本觀點完全不同的書，我也同樣會拊掌稱妙。有人會說，你到底有無立場？你到底算哪頭的呀？

其實，「是法平等，無有高下」。喝完咖啡，我還想喝點清茶，難道就大逆不道了？只是喝的時候要把殘根兒倒掉，否則既喝不到咖啡的濃郁，也品不出龍井的清純，只是一碗不倫不類的「污水」。有些人想從我這兒學走一招半式，我傾囊而授，從不隱藏。可你不去換個新杯子，也不捨得倒掉杯子裡的紅酒，卻想品味我瓶中的茅台，那你永遠也喝不出真正的滋味，不暈才怪呢！

從山上看山腳下的樹，我說樹小如草，可你正在樹旁站著，你說樹大參天——咱們說的是一棵樹，卻永遠也爭論不清。

有一隻狗卡在牆洞裡，進退兩難，我說應該往外拉，你說應該從裡推——咱倆一個牆裡一個牆外，你說聽誰的好呢？

有人說，我們就喜歡敲膽經、揉心包經、金雞獨立、推腹法，簡單易行又有效。如果你做為養生祛病，這些技法就是隨身的藥囊，方便實用。我們已經嘗到了果子的香甜，但是要栽培果樹還須另下樹種才行。

還有人說，你就告訴我，哪個穴治胃痛，哪個穴降血壓，哪個穴能補腎，哪個穴治失眠，我去實施操作，而你也就功德無量了。

你覺得這是捷徑，我卻覺得這是迷途，你急於走腳下的小道，卻不看山頂的信標，每當岔路總會徬徨無措，每遇溝坎定不知如何搭橋。授人與漁無人學，授人與魚爭先搶。如果你執意去走小路，我可沒有能力去為你開道，因為那樣不但你是山重水複皆岔路，我也會困陷荊棘滿身傷。有人會很不耐煩：「你別老賣關子，故弄玄虛了，說，我們現在該看哪些書吧？」我會推薦你去看正統中醫院校的課本。「你不是說看完這些課本也不會看病嗎？那還看它幹麼？」我們都熟悉這句話：「知識就是力量。」──可我們有了知識就真的有力量了嗎？其實──「善用知識才是力量」。可你一點知識沒有，你又去用誰呢？

我的兒子是班裡的宣傳委員，書法不錯，老師就讓他在班裡白牆的兩側寫上一副對聯，兒子寫的是「書山有路勤為徑，學海無涯苦作舟」。我看後覺得詞兒太俗，沒什麼新意，就自作聰明，改為「書山有路勤更巧，學會無涯蕩輕舟」。結果第二天放學，兒子就哭喪著臉，責怪我多事兒，害得他被老師臭批一頓，說他是宣傳投機取巧、好逸惡勞的思想。這真令我哭笑不得，也讓我想起上初中的時候學的一篇古文──〈愚公移山〉。老師讓我們寫讀後感。我寫道：「愚公拋開晚年的天倫之樂，再搭上兒孫們一生的幸福，只為解決一個『礙其出入』的小事兒，不值得稱道。山不轉水轉，既然搬不動山，那我們就搬家，何必自找麻煩。寓言裡神仙會幫他，現實中老天爺卻不會同情這樣的人⋯⋯」

還好，那時已是八〇年代了，沒把我打成反革命，只是在班會上評判了我一下。回想起當年老師和同學們情緒激昂的樣

子，真讓我笑破肚皮。

　　說這些，你只當聽個笑話吧！不過，我想這可能就是我的心路歷程，而且我也喜歡這樣走下去，當然有幾個知音更好，沒有，我也一如既往……

▶3.鍛鍊身體要先臟腑後肢體

你見過樹枝粗大而樹幹纖細的大樹嗎？你一定會覺得那是怪胎畸形，因為它不符合自然的規律。但我們在身體鍛鍊中卻經常這樣去做。我不是反對人們在日常生活中適度的肢體運動，這不但必要而且充滿情趣。但是鍛鍊要知先後，分緩急，明主次，先臟腑後肢體，臟腑有問題的要先解決才能去鍛鍊。

現在重視健身鍛鍊的人越來越多，大家希望身體強壯、健康長壽；鍛鍊的方式也很多，簡而言之，都是在強調肢體的運動，並以健美的身材和漂亮的肌肉做為鍛鍊的最終成果。但是，這樣鍛鍊是否真正能夠達到健康長壽的目的？答案是否定的。

很多參加鍛鍊的人都是因為身體弱或者肥胖、有各種疾病或是追求完美的身材。他們鍛鍊的目的多數是為了健康、健美，但由於其本身臟腑多多少少都存在功能缺陷，這種鍛鍊不一定對他們都是好的。

眾所周知，人體氣血總量在不同情況下是相對恆定的，它有自己的分配規律。按照生存的需要，氣血首先要確保臟腑器官的需求，然後才是四肢百骸；就像一棵大樹，要先長樹根、樹幹，再長枝葉。臟腑又是確保氣血生產與儲藏的源頭，只有臟腑健康、功能相互協調，才會有足夠的氣血儲存以供人體日常使用。

如果人為過多地去鍛鍊四肢肌肉，而不考慮臟腑的需要和氣血的生產能力是否跟得上鍛鍊的需要，那麼五臟六腑相互間氣血協調的分配就會被打亂。鍛鍊後被刺激增多的肌肉與血管同樣需要大量血液供應，雖然身體會對增長的氣血需要產生適應和代償，不斷加強氣血的製造，但氣血的增長不是短期能達到的，一般需要一～三個月才會有明顯提升，氣血在很長時間內處在僧多粥少的境地，四肢就會跟臟腑搶奪有限的氣血資源。此時，只有通過心、肺的超負荷運轉來彌補氣血的不足，例如心跳加快、減少對胃腸血液供應等。身體會減少一些臟腑的氣血供應來滿足本屬次要地位的四肢。肌肉粗壯了，而臟腑由於缺血，功能反而減弱了。

臟腑在氣血欠缺的情況下還要完成消化吸收、新陳代謝、免疫防禦、神經調節、內分泌激素調節等重要工作，此時身體內有限的氣血資源只好拆了東牆補西牆，引發一些臟腑功能障礙，原本氣血就不足、功能就不好的臟腑功能會變得更差，最多見的是運動性閉經、月經紊亂、運動性貧血、胃腸功能紊亂等。

長期氣血不足會導致臟腑功能早衰，影響壽命。國外很多運動名家都是在晚年疾病纏身。大陸的許多武術家由於沒有真正了解內功心法，只重視筋骨皮和技擊實戰的鍛鍊，而忽略了氣血的培養，反而沒有普通人長壽，他們晚年罹患心腦血管疾病以致半身不遂的極為普遍。

你見過樹枝粗大而樹幹纖細的大樹嗎？你一定會覺得那是怪胎畸形，因為它不符合自然的規律。但我們在身體鍛鍊中卻經常這樣去做。我不是反對人們在日常生活中適度的肢體運動，這不但必要而且充滿情趣。但是鍛鍊要知先後，分緩急，明主次，先臟腑後肢體，臟腑有問題的要先解決才能去鍛鍊。

這就像先悉心培育好大樹的根基與樹幹，使其粗大深埋才能獲得良好的營養支持。相對應於人體就是調養好臟腑（別在臟腑自身氣血不足的情況下去雪上加霜），使其功能協調、氣血充沛，可遊刃有餘地供應自身與鍛鍊的需要。在此基礎上去適度鍛鍊，才會感到精力充沛，樂趣無窮。不然讓臟腑帶病工作，不僅會增加其負擔，而且鍛鍊後疲勞難以恢復，那樣鍛鍊就毫無樂趣可言了。

　　舉個例子吧，鄰居家的小姑娘，十五歲，一直腸胃不好，身體虛弱，手腳冰涼，她母親說她就是缺乏鍛鍊，於是每天早晨都逼著她去跑步，跑了三個月，手腳不怎麼涼了，但氣色還是很差，腸胃也沒見好，且不來月經了。我給她診了脈以後，幫她分析了病因：脾胃是後天之本，氣血生化之源，脾胃不好，產血不足，不能保證全身的血液供應，所以身體虛弱；血少無力循環到四肢末梢，所以手腳冰涼；本來五臟六腑尤其腸胃就缺少足夠的血液滋養，時時等待著心臟的供血，但此時卻強迫心臟將血液輸入兩腿兩足，捨其本而供其末，造成血液生成能力的進一步減弱，難怪因此血少而閉經了。於是，我讓她先不要去跑步，先對脾胃進行鍛鍊，告訴她如何將血液引入脾胃的方法，又配合吃了一點保養脾胃的小成藥。也就是不到一個月的工夫，她的面色就開始變得紅潤，人也顯得漂亮多了，腸胃已經沒有任何不適，月經也如期而至。她對我說，她現在有一種想跑步的願望，因為她覺得身上有勁了。我說好呀，想跑就跑呀。很多人都覺得慢跑會使身心達到很好的鍛鍊，且是一種享受。這麼好的運動，我怎麼會反對呢？

〔求醫錄〕

盈盈問：我兒子現八歲，一歲又八個月就患上哮喘。西醫檢查確診為典型的過敏性體質，同時患有過敏性鼻炎和過敏性蕁麻疹，且經過過敏原測試，對屋塵蟎及粉塵最過敏，另外合併對一些花粉也過敏。

四歲起我就讓他參加游泳訓練，堅持了三年，包括冬天，均在室內游泳館進行，最近一年改成一週五次，每次一個半小時的羽毛球訓練，運動量很大。這樣訓練後，他的哮喘兩年內基本沒有發作，但鼻炎越來越厲害。

請問，現在的運動會不會過了？

中里巴人答：根據您的陳述，我覺得小孩的運動量有些大了。

在中醫的概念中並沒有過敏性體質，每一種症狀都必須利用推理的方法尋找產生的原因。

過敏性鼻炎的症狀是打噴嚏、流鼻水。這是身體排除寒氣的症狀，因為生活中有大量的寒氣會不斷侵入身體，較健康的身體自然會不斷地排寒氣，也就不斷地打噴嚏、流鼻水，不是鼻子敏感才打噴嚏。

蕁麻疹則是身上長紅點，有時是身體排除體內有毒物質的方法，身體會選擇最短的路徑排出這些有毒的東西，不會讓其循著微血管、血管、肝、腎等正常的途徑來排泄，以免傷及其流過的器官，因此從皮膚直接排出是最明智的。這些有毒物質包括日常飲食中的化學添加劑或化學合成的西藥，所以蕁麻疹也必須找出其原因。

這些症狀大多數是身體內部的活動造成的，而不是外部刺激產生的。哮喘是痰蓋住了氣管造成呼吸困難的結果。痰的來源可能是胃或肺，胃是胃寒，肺則是寒氣，因此這個孩子也會出現過敏性鼻炎。另外，孩子肝火過盛，過盛的肝火會將胃或肺裡的痰向上推到氣管，才發生哮喘。胃或肺產生的痰是這兩個器官排除寒氣時的現象。

身體只有在血氣充裕時才有能力排除寒氣，因此使哮喘症狀消失有兩種途徑：
1. 提升血氣，使身體有足夠的能力將寒氣排除乾淨。這個方法會出現許多排寒氣的症狀，不斷地打噴嚏即是其中最主要的現象，但此現象卻被認定是過敏

性鼻炎而急欲去除之。

2. 不斷地透支體力，使血氣下降到身體失去排寒氣的能力，則痰也不會再產生，哮喘的症狀自然消失。估計孩子的症狀消失是這個途徑。運動並不會產生能量，只會疏通經絡。游泳時很容易受寒氣，當從水中起來，只要受點風寒，打個寒顫風寒就進入了身體。過度的運動，加上不斷累積的寒氣，使氣血愈來愈虧，當然身體不再有能力排除寒氣了。血氣不足時，症狀都不會再度出現。只有在停止大量劇烈運動後的調養時間內，症狀才會再出現。

▶4.最損健康的是心理上的痛苦

其實最耗心血最損健康的不是身體的勞累，而是心理的矛盾和衝突。心靈的力量是可以穿越時空來傳遞的，發自內心的選擇才是最好最適合健康的選擇。

我的身體近來有些透支：白天培訓、演講、諮詢、診療，緊鑼密鼓；夜裡寫博客、答疑、撰書、備稿，不亦樂乎。好在週末閒暇是不容侵犯的，週六獻給老婆、兒子，逛街、運動；週日留給自己和朋友，讀書、小聚。這似乎已成了生活的慣性，不是我在自由地邁步前行，而是像被風推著無法駐足。

老婆總擔心我這樣身體會垮，老吳（清忠）也常來電話要我注意睡眠。被老婆和朋友們時時關愛著，令我的心裡常常湧動著一股暖流，這似乎就是最有力的補劑、最新鮮的氣血。

我深知身體是不會給我帶來疲勞的，因為我不是一個體力勞動者。我會隨時在一分鐘之內睡著，做兩個有趣的夢，然後在三分鐘之後醒來，感覺像是睡了四個小時。

也許這就是我倚仗的法寶，但當半個月前對著鏡子刮鬍子的時候，額頭的一絲白髮卻讓我吃驚不小——難道這就是身體開始蒼老的跡象？還是對我輕視健康敲響的警鐘？

前不久，一個朋友在飯桌上幫我聯繫了一宗「生意」，為幾家大公司做健康演講，酬勞很高，但演講時間由他們來定，為此我必須推掉預訂好的培

訓，再搭上週末的閒暇。這讓我很為難，晚飯時我隨口一說，老婆倒也支持，說這是我的事業，本該如此，不過晚上要早些睡覺。兒子全力反對，笑我「重物輕人」，見利忘義，對我表示鄙夷。真是當局者迷，面對取捨，我有些不知所措。

當晚本想好的博客主題，卻在這種心態下昏亂如麻，面對著word文檔，半天也打不出一個字來。我感覺胸中有些燥熱，從冰箱拿了冰鎮啤酒，一飲而盡，迷茫地盯著電腦螢幕，很快眼睛變得痠澀流淚，肩膀也僵硬疼痛起來。這是我難得的疲勞狀態，我只好關上電腦，上床睡覺了。這一宿睡得輕淺，很不解乏，早上揉著惺忪的睡眼，在鏡前欣賞著自己的尊容：臉色暗淡，眼睛混濁，毫無神采。呵呵，剎那間，我突然想起了一句成語——「利令神昏」，可能就是我現在的這副德性了。

一念閃過突然如釋重負，心中豁然開朗。於是我拿起電話，謝絕了這樁「美差」。週六陪兒子去打網球，我們揮汗如雨，玩得暢快淋漓，我依然是他心目中的英雄。這時的感覺真實而又充滿力量。

說也奇怪，沒過兩天朋友又打來電話說，幾個老總都想見見我，交個朋友，說佣金還可以再加些，講演的日子也由我來選定。這真是出乎我的意料，但由此我更加真切地感覺到，心靈的力量是可以穿越時空來傳遞的，發自內心的選擇才是最好最適合健康的選擇。

▶5.打坐可以激發出我們身體內的健康潛能

為什麼要靜呢？因為靜可以給我們無比巨大的力量，令我們身心合一，它聯通了自然之力，這種力量無堅不摧，無疾不除。它不損耗我們身體的能量，還發掘出我們固有的源源不斷的潛能。

有朋友問我打坐的好處，是否可以打通經脈，是否可以代替睡覺，是否可以開天目？我說沒有那麼好，打坐通常會手腳發麻，感覺經絡堵塞；打坐經常會半夢半醒，使人陷入昏沉；打坐常常雜念叢生，令人神思混亂。朋友不信，說我不傳他心法，回家自己去練了，練了一個月對我說，真如你所說的那樣，打坐好像也沒什麼好的。

有人說，打坐的姿勢最重要，跏趺坐、金剛坐、如意坐、跨鶴坐等，能打出各種花樣來，且坐坐精通。

有人說，打坐重在守竅，或百會，或眉間，或膻中，或氣海，或命門，或湧泉，要守到「氣凝成丹」才成。可結果丹沒結成，反倒出現血壓升高、胸悶氣結、血淋崩漏、陽亢遺精等諸多難治之症。

有人說，自己心思太亂，雜念太多，憂慮煩惱縈繞於心，打坐只是想圖個靜心安神。我說，打坐恐怕幫不了你，如果你睜眼的時候心亂如麻，閉上眼睛盤腿一坐也一樣如麻心亂。

有人說，打坐的時候我心裡默念「意守丹田」、「注意呼吸」，漸漸地我不就守住了？如果一個人，你不愛他，卻在心裡說我應該愛他，他這裡好那

裡好，值得我愛，你就真愛他了？

開始學車的時候，教練會提醒我們精神集中，身體放鬆。很多學員邊開車，邊心裡默念著「精神集中，身體放鬆」，可四肢僵硬得像一根棍，睜著眼睛把車往溝裡開。

但是，如果你真心地愛一個人，似乎不需要再提醒自己他哪裡好、哪裡值得你愛，或許在別人眼裡他一錢不值，可你卻仍為他癡狂，時時牽掛。同樣，當我們學會開車以後，我們即使聽著音樂、聊著天、打著電話，精神仍然是集中的。

有人說，那打坐可不可以入靜呢？這就像有人問，你的首飾盒用來裝什麼，我說裝首飾。其實打坐就像首飾盒，它原本是用來裝「靜」的，但如果你沒有「靜」，那麼裝在裡面的或許就是個爬動的小蟲了。但是你若有「靜」，你又不必總把它裝在首飾盒裡，可以隨身帶在身上，無處不「靜」。

當然，如果你已經有了名貴的首飾，我們還是應該給它找個好的首飾盒——打坐就是這個首飾盒，它是用來裝「靜」的。如果你能夠很快入「靜」，再去打坐，那麼才會有進一步的感悟。

其實，你首先要知道靜是什麼，我們為何要去尋求它呢？靜不是讓你默不作聲，閉目塞聽，而是讓你意念集中，精神投入，以達到忘我的境界。

為什麼要靜呢？因為靜可以給我們無比巨大的力量，令我

們身心合一，它聯通了自然之力，這種力量無堅不摧，無疾不除。它不損耗我們身體的能量，還發掘出我們固有的源源不斷的潛能。

其實，如果你打坐是為了入靜，那麼對於心裡很亂的人來說，就不要選擇打坐，不要試圖讓一個多動症的孩子手放背後坐直，那樣根本無濟於事。

有很多人肝火很旺，脾氣很急，就更不適宜在那裡意守丹田；越守火氣越旺，無處宣洩，在機體裡四處亂撞，造成臟腑功能紊亂。這兩種人要選擇動中求靜的運動，最好是那種有些對抗性的兩人運動。就拿打網球來說，運動強度很高，看著一點不「靜」，但精神是高度集中的，打得激烈的時候，外面的一切好像都不存在，眼裡只有對手，心裡也只是那個球。還有跆拳道、拳擊，更是必須精神專注，否則就會被動挨打。要知道，只有動中靜，亂中靜，才是真的清靜。

還有書法家，在盡情潑墨的時候，眼前哪裡還有書案紙硯，完全是天馬行空，情隨意轉。鋼琴大師的即興彈奏更是人琴合一、心樂共鳴。

其實專注就是入靜，入靜並不是入空去追求虛無，而是不用心力，沒有阻礙，就像是一個圓潤的玻璃球兒，將它投在光滑的冰面上，靠始發的推動力一直滾下去，因為沒有摩擦，也就沒有損耗。當你放棄人為力量的介入時，內心的自然之力便會顯現出來。

金雞獨立是最好的入靜法門，而其補腎健腦之功、引血下行之力，不過是入靜的副產品。如果你打坐不能安心，睡眠紛然亂夢，那都是心不靜的症狀。練習金雞獨立真是一個接引的橋樑，因為在練習金雞獨立的時候，你是無法分神想事的，沒有給你想事的時間和空間，你稍不集中精神就站不住

了。而當你能站到兩分鐘了，意念自然就容易專注了。這時再去打坐，很快就會入靜。

有人打坐想追求開天目，希望能看到神佛的形象或聽到天外之音，想做一個通靈的人，結果靈沒通成，卻走火入魔，成了妄想狂。一旦如此，想再回到正常的心態就非常之難了。

所以，在練習打坐之前，一定要先讀讀《金剛經》，上面有四句話，就像是套在孫行者頭上的金箍，不讓人起心猿意馬的妄念，那正是佛對孫悟空的師父須菩提祖師說的：「若以色見我，以聲音求我，是人行邪道，不得見如來。」可現在的人卻偏向邪道行，有困難要上，沒有困難創造困難也要上。很多人，《金剛經》不屑去讀，卻忙著追求特異神功，豈不知「平常心是道」。越是離奇怪誕的東西離道越遠。

「千江有水千江月，萬里無雲萬里天」，你看每條江裡都有一個月亮，可那都是幻影，是水中月；有那麼多的月亮在心中，你就永遠看不到真正的月亮了。

你有一千個雜念，便有一千個幻影相隨，你的精力便有一千個人為地損耗，但如果你一念清靜，真實的全貌就盡顯在你的眼前了。當你不再攪動混水的時候，卻發現它反而清澈見底了。

▶6.養生要養到實處

什麼是最重要的呢？那就是可以真正改變我們體質的方法，可以擺脫我們憂愁恐懼的方法，可以完善我們身心的方法。而不是一經一穴、一方一藥，只對症於一病，只苟延於一時。

很多人覺得只要把經絡穴位都熟記於心，湯頭方劑都倒背如流，便可治己救人了。豈知學醫和看病竟然是兩回事兒。就像武術中的花拳繡腿，學它百種套路，用來搏擊實戰，倒不如拳擊一招來得實惠。所以，學武就要學少林武當真功，學醫就要學治病養生心法。有人說，學些總比不學強。其實，那也不見得，不學百無禁忌，倒也瀟灑；學完動輒得咎，作繭自縛。

學習必須知道目的，我真正想得到什麼。孫悟空向老師須菩提祖師求道，祖師告訴他許多道法，在其他徒弟看來都是可炫耀於世的絕學，但悟空只問：「可得長生嗎？」當祖師說「皆是水中月，鏡中花」時，悟空便堅決地說：「不學，不學。」

人生本應風光無限、妙趣橫生，如果整日圍著身體打轉，擔驚受怕，修殘補漏，百般禁忌，那樣你永遠不會真正地康復，因為在泥水中永遠別指望洗得乾淨，健康的幼苗必須在健康的土壤中才能長大。我寧願給你一株新鮮的小草，也不想送你一捧漂亮的假花。

什麼是最重要的呢？那就是可以真正改變我們體質的方法，可以擺脫我們憂愁恐懼的方法，可以完善我們身心的方法。而不是一經一穴、一方一藥，只對症於一病，只苟延於一時。如果頭痛，我們知道按摩「列缺」，有

胃病就忙於尋找「足三里」，而不管頭痛因何而生、胃病如何而起，那我們就有得忙了，頭痛總會如期而至，胃病也必是宿命難逃。

▶7.連國粹都不要的人，能不有病嗎

醉鬼在巷裡罵街，千萬勿勸，一勸其必耍酒瘋。潑婦在街頭撒野，別去圍觀，一圍觀更增其氣焰。

某媒體約我寫篇稿子，想讓我駁斥一下某些人反對中醫的論調，用我治病救人的鮮活例子去迎頭痛擊。

可我無話可說，因為我不知道怎麼用語言去向一個聾子來表達聲音，去向一個瞎子來說明顏色。我們需要解釋嗎？

天日昭昭，一切清清楚楚的，還需要蠟燭去點亮嗎？

事實分明，古今有無數事例，還需要我再添加旁白嗎？清者自清，濁者自濁，一切無須辯駁。

醉鬼在巷裡罵街，千萬勿勸，一勸其必耍酒瘋。潑婦在街頭撒野，別去圍觀，一圍觀更增其氣焰。

有人指鹿為馬，有人項莊舞劍，是非本不分明，何必我再添亂！

〔讀者文摘〕

任何醫學的存在都有其價值。若要評其高低，則先要分別西醫和中醫的不同。去看西醫，經過化驗、診斷，醫生會跟你說，你的心臟有病，請去看心臟科醫生；或你的腎有病，請去看腎臟科醫生；又或說你的眼有病，請去看眼科

醫生。總之是一對一，即點對點的關係，是名副其實的二維空間醫學。去看中醫，經過望、聞、問、切，醫生會跟你說，你眼的問題是因為你肝火太盛；或你耳的問題，是因為你腎虛造成的。這是整體觀，是從系統關聯去診斷的。到此為止，中醫是三維的。但中醫若只是這麼簡單，也不會令有良心的西醫如此視之如仇，更不會讓現代科學的衛道之士口誅筆伐，如此不遺餘力。

中醫還有一個更高的層次，即時間觀、時空觀。真正的中醫是可以預測和預後的。當然，會這種醫術的人很少了，但不能說沒有，如廣西李陽波先生、美國佛州倪海廈先生等。所以說，中醫是一個四維空間的學問，這很令現代科學尷尬，因為二維之於四維，實在是幼稚園水平和博士的水平之對比。這也是為什麼生活在三維空間的人類對二維空間的西醫很能直觀地感受，但對四維空間的中醫卻很難理解——因為它不是直觀的，是需要邏輯思維思考的。

為什麼有那麼多人反對中醫？究其深層原因，是自我膨脹、自大、無知、恐懼等種種因素所成的。當我們看到這兩、三百年的科技成果，就覺得非常之了不起，是有史以來最棒的。當然，秦始皇兵馬俑坑出土的劍因其鍍了一層德國在二十世紀才溶解的鉻而不生鏽、長沙馬王堆出土的四十八克的麻衣我們至今仍仿製不出來等問題，就閉著眼睛不去看它了。大家最懼怕的是現代科技給我們帶來了豐盛的物質文明和享受，同時卻帶走了我們的精神追求，若現代科技有任何不妥，那我們便一無所有了。反對中醫的人大都懷有這樣的潛意識。

Musushi

▶8.如何吸收自然界中的各種正面能量

　　一幅畫會令我們心動不已，一支歌會讓我們勇氣倍增，一個眼神會令我們心儀神往，一顰一笑會令我們茶飯皆廢。所有這一切都是一種巨大的能量。如何把正面的能量吸納進來，如何把負面的能量排斥在外，實在是我們每天都要時時警醒的事情。

　　氣本無形之物，卻可能對有形之體產生極其深遠的影響。比如說，有時一句話能使我們大汗淋漓，有時一句話能讓我們神清氣爽、力量倍增，而這時我們並沒有攝入食物，並沒有增加額外的能量。能量有時只是一句話，而同樣的一句話，對於旁人簡直是充耳不聞。能量是無處不在的，我們如何吸收自然界中無窮無盡的能量，那才是真正的學問呢！一幅畫會令我們心動不已，一支歌會讓我們勇氣倍增，一個眼神會令我們心儀神往，一顰一笑會令我們茶飯皆廢。所有這一切都是一種巨大的能量。如何把正面的能量吸納進來，如何把負面的能量排斥在外，實在是我們每天都要時時警醒的事情。如果能善於挖掘日常生活中的能量，隨時注入於身體，將是一件多麼偉大的事情呀！別人的目光可以給予我們力量，別人的步伐可以給予我們力量，路邊的一塊石頭也同樣可以給予我們力量……關鍵是我們要善於發掘蘊含在自然界中的這種無形能量，用心靈去吸納它，用意念去感受它。

〔求醫錄〕

　　思賢問：看到巫師唐望系列的一本書裡講，印地安巫師用另一種觀察世界的方法所看到的人像一個個白色的蛋，由亮亮的纖維包裹纏繞起來。這個說

法頗似所謂的氣場概念。而有關印度文化裡提到的七脈輪說，認為道行高深的人可以看到人的氣場是由從海底輪到頂輪的七個順時針旋轉、顏色各不相同的輪盤組成。（我的表述可能不是很精準，不過大概就是這樣。）那麼中國文化裡對氣場是怎麼描述的呢？先生認為各個種族的「智者」為什麼「看見」的是不同形狀的氣場呢？

中里巴人答：古就有醫道同源、醫巫同源之說，依個人資質的差異和人生價值取向的不同而各行其道。〈論語・述而〉記「子不語怪力亂神」，孔聖人已到了窮通天理的境界，對於鬼神之事早已了然於胸，但仍不討論以揭示其玄祕，只是為了不擾亂常人之心智。所以平常心、是方便法門，而形而上之學便由形而上之人去感悟好了，究其奧理於世人無益，徒增迷惑罷了。況於此種玄學我一向敬而遠之，因個人智力不及，不敢涉足。

思考疾病

其實疾病正是你成熟的契機，那是你內心與你的對話，如果你仔細傾聽，然後加以修正，人生就會因此而有一些感悟。頭痛有頭痛的深意，潰瘍有潰瘍的警示，這些症狀對生命來說並無敵意，它只是在告誡。所以從現在起，請大家小心的對待自己的疾病，用一種寬容平和的心來傾聽它。它既是問題，又是答案的指針，我們可以按照心靈的指引去走一條本能的自癒之路。

▶1.為什麼現代人得的病五花八門

得病的人心裡總是著急，便亂服虎狼之藥，卻不能把病邪趕走，反而損傷了臟腑機能，耗費了大量氣血。使原本簡單的病症，最終變成了疑難雜症。

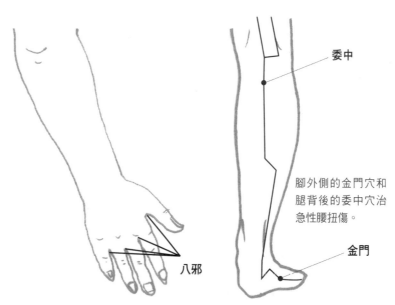

委中

腳外側的金門穴和腿背後的委中穴治急性腰扭傷。

金門

八邪

半身不遂，手總是蜷縮成拳，點掐手部的八邪穴一分鐘，然後手就能伸開。

我的博客開了到現在，很感謝來自全國各地及海外朋友們的大力支持，也非常感謝吳清忠先生的舉薦。我辦博客原是出於好奇，有點趕時髦的意思，想把自己這些年感悟的一些醫學養生理念與大家分享，希望能同氣相求，廣結善緣。

隔行如隔山，相信大家都會對自己所陌生的事物既好奇又恐懼。因為對某些事物的無知，心理害怕、牴觸甚至逃避也是人之常情，更何況是對人體醫學這些完全陌生還關乎生死的領域，普通人因知識範圍所限，愈加感覺不知所措；一旦身體患了疾病，自己對此毫不了解，沒有對策，就更慌了。有疾在身，外行人的種種行為都是可以理解的，那種恐慌與無助，無論中醫、西醫，只要可以帶來一線康復的希望都要去嘗試，此時最重要的就是需要一個正確的導引與幫助。患者對醫學知之甚少，在疾病面前他們是非常無辜與無助的，身為醫者應該很清楚自己的位置和對患者的影響。

我周圍的朋友、鄰居、親戚們都很推崇我的醫術，覺得只要我能出手，似乎就沒有治不了的病。而在我看來，其實他們根本就沒有什麼大病，基本上是依靠自己痊癒的，我只是稍微指點了他們一下。這就像是對於電腦，我也是菜鳥，我總是把那些來幫我修電腦的朋友奉若神明。其實很多時候，他們只不過是把零件拆下來，擦一擦，然後再裝上，就這麼簡單。而我就是不知道應該拆哪個。對於自身的疾病，有很多朋友也有同樣的苦衷。本來得的是小病，由於不知道如何修復、如何調養，只能眼睜睜地任其蔓延開來，成了遷延不癒的頑疾。得病的人心裡總是著急，便亂服虎狼之藥，卻不能把病邪趕走，反而損傷了臟腑機能，耗費了大量氣血。使原本簡單的病症，最終變成了疑難雜症。

為什麼我們現代人得的病「五花八門」？

第一個原因就是亂吃藥。

我們現代人服的藥千門百類，而大多數藥只是去症，並不治病──只關注了不適的感覺消失與否，化驗值正常與否，而不去探究出現這些問題的根

源。於是，止了頭痛，卻引發了失眠；抑制了關節痛，卻加重了心臟病；擴張了心血管，卻誘發了牛皮癬；去掉了瘡瘍，卻搞壞了脾胃。按下葫蘆浮起了瓢，剛弄滅了菸頭那邊卻起了山火，病也就越來越多，越治越亂。

其實，對於疾病我們首先不要慌亂，要克服心理對未知領域的恐懼，要相信自己身體的自癒力，古語說「有病不治可得中醫」的意思就是，你得了病，即使不治，也和找個中等水平的醫生來診治是一樣的。（因為碰上高明的大夫不容易，往往倒會撞上庸醫。）

第二個原因就是把自己完全交給大夫。

是誰在治病？這一點一定要搞清楚。是你自己在治病，並不是大夫。很多人都參加過拔河比賽，大夫就是那個喊口號給你加油的人，他的口號喊得和你用力的節奏一樣，你就很容易獲勝；要是他亂喊一氣，或者是你根本不用力，完全靠著他聲嘶力竭的吶喊，都將是一敗塗地。

我給人看病時很少用藥，因為身體裡什麼藥都有，而且是最方便、最快捷、毫無副作用的良藥——那就是人體的經絡和穴位。

有些朋友可能覺得我對經絡穴位的作用有些誇大其辭。其實，從經絡穴位的實際功效來看，我對它們的誇讚似乎還過於吝嗇。

　　舉個簡單的例子：一個半身不遂的人，他的手總是蜷縮成拳。通常我們在做復健訓練時會幫患者把手拉直，但患者的手馬上就會蜷縮回去。這時，只要點掐手部的八邪穴一分鐘，患者的手就會自行伸開，而且會保持很長時間。還有急性腰扭傷的患者，只要在腳外側的金門穴和患側的委中穴痛點處點按兩分鐘，腰痛可即時緩解。還有上樓就喘的老年朋友，通常是心臟的功能較弱，只要停下來按摩手掌心的勞宮穴一分鐘，馬上就會覺得呼吸順暢。這只是零散的一些穴位的常用功能，很多穴位還有祛除頑疾的妙用。

　　不要輕看這小小的穴位，它可是治病和養生的無上至寶。這就好像是一枝蒼蠅拍，雖只賣五毛錢，但對於打蒼蠅來說它比身價千萬美元的愛國者導彈都強大有力。人體的病症就是那幾隻蒼蠅，一枝蒼蠅拍也就夠了，何必動用機槍、大砲來狂轟濫炸呢？治療疾病其實並不困難，尤其是在其萌芽狀態，我們及時消除它就更為容易，只要我們大家掌握了一些基本的方法和正確的理念。切忌有病亂投醫，要保持自己的頭腦清醒與冷靜，因為亂投醫的結果很可能擾亂了身體康復的自我修復程序，直至毀壞修復的能力，使得小病變大，直至失去痊癒的機會。我們把握了自己的健康，同時也把握了自己的命運。

〔讀者文摘〕

　　我是由於對芳香療法的興趣才接觸中醫的，不想卻走進了一座寶山。先生的博客可是我現在每天必來的地方，因話題嚴肅、內容高深，故不敢隨便插嘴，「不敢高聲語，恐驚天上人」。心裡卻是極其仰慕的，有機會試試您教的妙方，也有驚喜的效果，真的非常感謝。

　　我們所處的這個時代，在醫療行業向市場經濟轉變之後，醫藥費已經成

為極大的開支，相應的醫療保險制度還未健全，所以平民飽受醫療消費的壓力，而醫院缺乏監督。於此同時，社會的進步使人們生活節奏也跟著加快，競爭的結果就是人們每天都生活在壓力與恐懼之中。而這種壓力又非人類進化前期「戰」或「逃」（fight or flight）那種可以經由行動疏散而又為人的身體所熟悉的壓力，這種壓力和超負荷運轉成了影響人們健康的最強的殺手之一。

另外一個很強的殺手就是日益惡化的環境和品質不佳的食物。在這種情況下，自然療法是該大顯身手了。

先生所做的事情真的很有意義，把深奧的中醫知識用淺顯的方式傳播給大眾，讓大家了解自己的身體，提升自己的健康品質。用網友古昀的話講就是「善莫大焉」！

薊

▶2.很多人都是關注疾病，不關注健康

我們雖天各一方，但卻能感覺到彼此的氣息。沒有一種土壤便沒有一種生存，沒有一種氛圍便沒有一種力量。其實，我們真正要找的不正是這片天空嗎？

前兩天博客上的一則留言引起了我的興趣：

受鄭老師影響，最近也開始注意琢磨一點兒保建方面的東西了。因眼睛近視，最近一直在尋找方法。（鄭老師介紹的方法一直也在用。）昨天在看風箏的時候忽然想到，其實每個人的眼中在需要的時候都可以出現一只風箏，所以就想了一個「有鳶在心」的法子，呵呵！我的想法就是眼睛近視的朋友每天不妨拿出一點時間，向天空極目遠眺；因參照物不是很好找，所以在極目處可以想像一只風箏在飛，對眼睛放鬆還是有一定幫助的。純屬個人一點體會，希望會對和我一樣近視的朋友有所幫助。鄭老師如果有時間，還望指點與完善一下。

這位朋友沒留下網名，不然我真想馬上和他成為好友，請教一二呢。「看風箏的時候忽然想到……」是啊，很多時候，「無意之中是真意」的東西正是無價的至寶。你的心靈已經給了你完美的答覆，何需再向別人請教呢？

還有一個好東西，是Xxsh網友送來的，我還沒來得及感謝呢！是關於我在〈玫瑰的激情——補腎最強法〉中補腎功法的回貼：

這個功法的重點是在鍛鍊腰椎部位上，我的理解就是：站起伸個懶腰，蹲下再站起伸個懶腰，再配合一點呼吸和兩手交叉就是了。我起名曰「伸懶腰功法」。

真是精妙絕倫！我在回覆中反覆說明都沒說清楚的功法，讓 Xxsh 一語道破，令我感佩之至。於是按照他說的方法一試，感覺比原先的練法更有情趣。

還有「翻書等緣」所發的感慨：「我們要的是健康，而不是疾病！但是好多人都是關注疾病，而不關注健康。」

說得真好呀！

我們雖天各一方，但卻能感覺到彼此的氣息。沒有一種土壤便沒有一種生存，沒有一種氛圍便沒有一種力量。其實，我們真正要找的不正是這片天空嗎？

有人問，我們將去向哪裡？

我們不是急功近利的淘金尋寶者，我們不是超越極限的登山探險者，我們更不是自我磨礪餐風飲露的苦行僧，我們是穿著五顏六色、眼中閃著靈光、大聲嘻鬧玩耍的孩子。如果沒有一顆童真的心，那麼這趟旅行你將一無所見，徒增煩惱並心生怨恨。

這是幼稚園孩子們的專車，沒有老人家的座位。如果有人說，別再耽擱了，快開車趕路吧。那你又想去哪裡呢？其實目的地既在天邊也在咫尺間，又何必捨近求遠呢？

還有人說，先給我個果子吃吧，也不枉我來這一趟。那你還是先回去，我這裡的果子還沒長熟，你吃在嘴裡也是酸的。

▶3.疾病不是我們的敵人

為什麼我們對那麼多的疾病束手無策？那是因為我們不能辨別誰是罪魁禍首，而只是揮舞著大刀在濫殺無辜。

人們都怕得病，其實疾病正是你成熟的契機，那是你內心與你的對話，如果你仔細傾聽，然後加以修正，人生就會因此而有一些感悟。但是，通常人們都會加以牴觸、敵對、掩蓋、壓制，使疾病變得不再是它的本來面目，說的不是它本來想要對你說的話，最後變成一派胡言，而你的生命也因此變得一塌糊塗。頭痛有頭痛的深意，潰瘍有潰瘍的警示，這些症狀對生命來說並無敵意，它只是在告誡。但人們聽不得這逆耳的忠言，偏要與疾病做鬥爭，就像是一位昏君，殺死了仗義直言的忠臣一樣。

為什麼我們對那麼多的疾病束手無策？那是因為我們不能辨別誰是罪魁禍首，而只是揮舞著大刀在濫殺無辜。所以從現在起，請大家小心地對待自己的疾病，用一種寬容平和的心來傾聽它。它既是問題，又是答案的指針，我們可以按照心靈的指引去走一條本能的自癒之路。

〔求醫錄〕

紫花首蓿問：「這些症狀對生命來說並無敵意」，這句話說得太好了！是啊，這些症狀其實是我們自身的生命對自己的提示，以往不懂，欲亂棍打死，讓它永遠消失不見，以為這就是健康。看了鄭老師的書後，越來越覺得我們自己的生命是神奇的，我們應善加利用，應真誠與自己的身體展開交流與協調，而不是抗爭與對立，這樣真正的健康才會蒞臨我們的身體呀！我好笨，先生的

意思是不是身體或者精神的變化通過疾病來表達而不論這種變化是好的還是壞的？

中里巴人答：很高興您能看我這篇文章並有所思考。其實您已經說出了問題的答案。先不管答案是否正確，因為我寫此文的初衷也就是讓大家對疾病有所思考，對心靈多些關注。每個人的閱歷不同、體質不同、精神不同，對疾病自然有各自不同的理解。沒有對錯的標準，只有程度的區分。只要大家能夠多些耐心去傾聽一下身體所發出的聲音，我想，對於疾病，我們將會有全新的感悟。

紫花苜蓿：是呀，各種「疾病」其實都是在對大腦訴說和報告身體的情況，可惜的是多數時候大腦聽不懂身體的告白，以為身體有惡意，把原本簡單的問題複雜化了。

▶4.治病不可強扭

治病要順其性而為，舒其所欲發，則內外合力，不治而治。不可恃藥力之毒，逆勢強壓，如石頭壓草，費力而無功。

幾個月前曾治療過一個病人，患者十七歲，女，因每日下午至晚上的無名低燒（三十七‧八度）造成的頭痛頭暈而輟學在家，四處檢查卻不知燒起何因，遍吃各種退燒的中西藥皆療效不顯。

初見患者面色萎黃，情緒極為低落。給我看了一老中醫開的湯方，皆是苦寒祛火之藥，說已吃三月，見著就想吐，沒什麼療效，但又不敢不吃，怕病情加重。我問患者喜歡吃什麼，她說喜歡吃肉，但已三個月不敢吃了，老中醫不讓吃，說肉生痰火，只可吃蔬菜、水果。我說有什麼愛好，她說最愛唱歌，但因發燒時嗓子會疼痛發炎，也一直不敢唱。我對她說：「從現在起，你想吃肉就吃肉，想唱歌就唱歌，百無禁忌，隨心所欲。」小女孩一聽，立刻眼中放出神采，而她媽媽卻慌了，連忙說：「老大夫一再叮囑，不能吃肉，而且她現在還兩天一次大便，經常便祕，再吃肉，恐怕……」我說：「她本無大病，因經期時生了悶氣，造成氣血瘀滯，肝膽之氣鬱結；本應抒發情志，調暢氣機，卻天天以苦寒之藥降火，使鬱結無舒展之日，咽痛、頭痛、痛經，都是壓抑造成的結果。而苦寒之藥最傷脾胃，氣血不足，大便必然無力而下。」

我給她開的藥方是：大山楂丸，吃肉後服兩丸。補中益氣丸，每日三次，不定服。（因此藥有人參，並寫有止瀉作用，小女孩媽媽有些困惑，問

能否減量。）月經來之前服加味逍遙丸，快結束時吃六味地黃丸。另每日再喝生薑白蘿蔔湯一碗。

老中醫的藥是不可再吃了。我告訴她治痛經的幾個穴位，每天點按五分鐘即可。三天後她來電話說，頭痛頭暈症狀已無，大便每日非常順暢，精神狀態很好，每日吃肉、唱歌很高興。只是發燒未退，前一天還增高到三十八度以上，她媽媽有些擔心。我說沒關係，你現在不用考慮發燒的事，這是身體的自我調節，過一段時間自然就好。一個月不到，小女孩已經痊癒，痛經症狀也從此消失。

這個病例說明：治病要順其性而為，舒其所欲發，則內外合力，不治而治。不可恃藥力之毒，逆勢強壓，如石頭壓草，費力而無功。

﹝求醫錄﹞

Aileen問：生薑白蘿蔔湯有何功效？祛寒？散肝鬱之氣？

中里巴人答：生薑白蘿蔔湯祛風寒，化濕痰，養受寒之脾胃，但肝旺脾虛之人並不適宜久服，有虛虛實實之嫌。

▶5.養生勝於治病

　　《黃帝內經》上說：「上工治未病，而不治已病。」這是說高明的醫生注重的是疾病的預防，治療是次要的，而預防的方法就是養生！因此自古便崇尚「學會養生，百病不擾」的說法。

　　如今，飲食不節、起居無度等不良的生活習慣不斷助長著疾病的發生與氾濫。而人們對於健康的理解，卻僅僅限於在體檢時那些儀器查不查得出問題，或化驗值的正常與否。

　　孰不知由於常年不懂養生，放任自己的欲望，身體的生存環境已經漸漸變糟——整日忙於應付各種不利的內部生存條件，以盡量維持身體的正常運轉。這個時期為疾病的潛伏期，雖然身體狀況日趨惡化，在潛伏期內所有的體檢數值卻可以保持「正常」，讓人覺得自己很健康，而對疾病毫無防備。潛伏的時期可以持續數月到數十年不等，一旦身體無法應對那些惡劣的因素，防線崩潰，所謂的疾病就發生了。

　　「上工」往往會在疾病的潛伏期及時發現不對頭，並扼殺它的滋長，以恢復真正的健康。而如今的醫療現狀，無論財力、物力都僅僅只夠應付「已病」的人群，對疾病的治療就像等洪水氾濫的時候再去堵窟窿一樣，按下葫蘆浮起了瓢，根本沒有更多精力談到預防！很多人因此疾病纏身、疲於奔命，這樣的人生還有何樂趣可言呢？

　　因此，只有我們自己提早做功課才可得遇「上工」的指引，防微杜漸，

把健康掌握在自己手中，這樣我們的人生才會充滿自信與快樂。

也許你會說，找「上工」談何容易啊！名醫天底下就那樣多，掛個號都難呢！其實，醫生並不是「上工」，真正的「上工」是你自己！你大可不必歎服於「言之必中」的醫生的神奇醫術，他們只是推測而已，而你才是身體最直接的使用者，哪裡虛弱，哪裡強壯，它的狀況你比醫生更心知肚明！

可是往往在很多時候，我們並不知道如何做個合格的「上工」，不是疏忽了身體的訴說，就是根本不懂它的語言，那就更別提如何應對了。面對紛繁的各種健康資訊，我們更無所適從，不知道哪些適合自己；於是保健品買了不少，按摩、刮痧、針灸學了不少，可它們卻似乎都對自己的健康總是力小聲微。於是發現症狀似乎永遠無窮無盡，並以各種面目出現。

出現這一困窘局面皆因你沒抓住做個合格「上工」的養生重點——知己，即了解自己的先天體質，是寒是熱、是實是虛、是陰是陽。只有了解自己身體中的這些天然稟賦，你才能知道如何去維護它。

知道自身的天然稟賦後又該如何做呢？每種體質皆有自己的優劣強弱，你只須記住「揚長避短，引強濟弱」這八字真言就可以了。平日因勢利導，借助的是自然的風向起飛，這樣來治療疾病，縱是千江有水千江月，你也依舊萬里無雲萬里天了。

　　「治病但治其本」，「本」其實就是體質而已，知道了在哪裡用力，從此
你就成為了自己的「上工」而無須再求他人。

後記

　　這是一本給我們生活帶來福氣的書，這是一本能夠真正化解我們身心之病的書，因此說這本書是我們的福星毫不為過。掩卷之餘，我們身體裡馬上充滿了溫馨和力量。在這個崇尚物質的時代，還有多少東西能夠讓我們的身心同時收穫感悟呢？

　　作者中里巴人，真名鄭幅中，家學淵源甚深，其父是八卦掌第四代傳人。中里先生自幼即承襲父親道家導引養生之功，更從祖父輩藏書祕笈中汲取中醫之精髓，盡得醫道同源之意趣。八年前，中里先生蒙八十七歲的太極名家李寶良先生厚愛，收為關門弟子，老師將其終生所悟大法傾囊相授。

　　在長期的中醫研究中，對傳統療法，中里先生都大膽以身嘗試，務求實效。醫武雙修的他更利用自己的太極內力，單用指針來祛病、健身，得心應手並療效顯著。中里先生常瀟灑言道：「只要掌握了經絡的要旨，針灸不過舟楫，無它亦可行船；中藥好比調羹，有它只是方便。」

　　通過對中醫的長期悟化，中里先生發現人體具有很強的自治自癒能力。針對現代大多數人於如何利用經絡激發「人體內藥」並不熟知，中里先生特在網路上開設了「中里巴人」的門戶博客，為世人說醫解道，引導人們成為自身的良醫！

　　中里先生是《人體使用手冊》作者吳清忠先生的中醫啟蒙

老師，兩人相聚之時常常共誦《心經》、品茗論賦，其超然物外之閒逸，堪效古人。

　　和讀者一起謝謝中里先生，雖說世間大恩不言謝。

劉觀濤

2007年1月20日於適心齋

附錄一 中里巴人護生演義

第一回 心病只需心藥醫 平常之心方為道

　　話說同福客棧對面新近開張了一家「中里巴人養生館」，據聞此間館主姓鄭，號中里巴人，能文能武，且口才遠在白展堂之上。館內對聯一副：「進門奉上香茶一杯，出門送上格言半句」。現人氣一路飆升，據消息靈通人士透露，莫小掌櫃已打算改弦更張，投奔此處了。

　　記者小魚兒為探明真偽，特來暗訪一遭。進得館來，只見館內已座無虛席，大堂之上端坐一人。哎呀呀，記者倒吸了一口冷氣，此人端的好相貌！只見此人鼻直口闊、濃眉大眼、雙耳過肩、雙手過膝、羽扇綸巾，手中醒木一拍，館內頓時鴉雀無聲。只聽一個略帶磁性的男低音傳入耳中：「各位看官，話說兩年前，有一婦人，年方四八，得了一個怪病，滿身皮疹奇癢無比，除此之外又無異處，多方醫治無效，投得本館。俺懸絲摸脈，只覺寸脈沉弱、關脈弦旺、腎脈浮大。細問之下，得知其夫乃商賈之人，近年置了一房侍妾，夫人之病乃是鬱中而來。沉思良久，俺打算起用『心病心治』法，為其祛毒解鬱……」記者環視周遭，眾人皆聽得如癡如醉。記者心中暗道：「才學如斯，難怪粉絲如此眾多。」因記掛寫稿，只得戀戀不捨地離開。出得門來，早有小童送上精美卡片一張，上書「平常心是道」。

第二回　好中里說醫解道　佟掌櫃超級鬱悶

　　話說記者回到報館，就以「暗訪中里巴人養生館」為題，把自己所見所聞活靈活現地描述一番，洋洋灑灑間竟出了一整版。一時間中里巴人聲名鵲起，館內人來車往，絡繹不絕，求醫問藥、點穴按摩、諮詢解夢，那真是好不熱鬧。館主忙得不亦樂乎之際卻不知自己已惹惱了一個人！各位道是誰？此人正是同福客棧的佟掌櫃！你道怎樣？原來自養生館開館以來，莫小貝整日哭鬧著要去投奔，急得佟湘玉是團團亂轉，只得以「休學一週、日日糖葫蘆管夠」為條件暫時安撫下來。也知終歸不是長久之計，可苦無良藥，只好每日陰沉著臉找眾夥計的錯處，嚇得小郭、大嘴、秀才是噤若寒蟬。兼得近日客棧的經營愈加慘淡，原來此間鄭館主是個極重視培訓之人，他的座右銘是「授人以魚，不如授人以漁」，因此每週二、四開壇設館傳醫佈道，聽者日漸增多，連過道都人滿為患，引得眾多粉絲強烈呼吁出售「掛票」。館內又免費供應茶水，竟引得許多人帶著乾糧來聽。因此上去客棧吃飯的人竟愈發地少了。眼見得白花花的銀子就這麼流走了，佟掌櫃大叫：「額滴神啊，這日子是沒法過了！」

第三回　問世間情為何物　山藥薏米芡實粥

　　這日一早起來，佟湘玉就把小郭、大嘴、秀才和白展堂召到內室，責令大家想出幾招整治整治對面，否則不給飯吃。眾人深知掌櫃的脾氣，只得各個做冥思苦想狀。正無計間，窗外傳來幾聲清脆的醒木聲，原來今日正值週二，乃館主講醫之日。小郭煩道：「拍、拍、拍什麼拍，再拍姑奶奶扔了你的破木頭！」話音剛落，佟湘玉就跳了起來：「對哩，對哩，咱拿了他的醒木來，讓他後天講不了醫！」（閃出話外音：聽過評書、鼓書的各位都知道

醒木，長六釐米，寬、高三釐米的一塊木頭，說書時用來拍擊桌子，以增強氣勢，引起聽眾注意。不過那是現在的醒木，過去說書的用的醒木長十六釐米，寬、高十釐米，足有三、四斤沉。閃回。）然後一指白展堂：「你明天就去把它『取』來！」白展堂一聽頭搖得像撥浪鼓一樣：「我不去，這不是取，是偷啊！盜亦有道，人家鄭館主人不錯，樂善好施，醫道又好，我下不了這手。」只見佟湘玉杏目圓睜，獰笑道：「好！你不去，那你們就全都餓著！」眾人只得央告老白，無奈白展堂堅決不從，秀才只好激道：「難道他很厲害嗎？跟你比怎麼樣？」白展堂道：「半斤八兩吧，我半斤廢鐵，他八兩黃金……」僵持之下，小郭一拍桌子：「這可是你逼的，各位使撒一手一鐗！」只見眾人齊齊伸出雙手，含著眼淚低唱：「手裡呀捧著窩窩頭，菜裡沒有一滴油……」白展堂頃刻間癱軟在地：「別唱了，我去，我去還不行嗎！」眾人一哄而散，逕自衝下樓搶飯去了。

話說次日二更時分，已是伸手不見五指，白展堂準備停當，飛身到了養生館的房檐之上。放眼一望，影影綽綽中裡面似是座三進三出的大宅院，正發愁不知如何下手時，忽見一間廂房內透出一絲光亮。白展堂輕功一展滑了過去，一個倒掛金鉤向室內望去。只見對面靠牆一排排書架上擺滿了各式各樣的圖書，旁邊一張書桌上赫然擺著塊醒木，醒木旁放著本打開的書，桌子中央放著一個打開蓋的長匣子，匣子居然還發著綠光。一個長衫男子正在匣子上敲敲打打，此人正是養生館館主中里巴人。只見他清瘦的臉上略顯疲憊（閃出眾粉絲語錄：你

的博不僅是你的，也是我們大家的；你的身體不僅是你的，更是我們大家的，請愛護它！！！閃回），他一會兒敲敲打打，一會兒點點旁邊小老鼠樣的東西。白展堂暗想：「難道這就是傳說中的筆記本電腦嗎？」館主堪堪忙了一個更次，窗外白展堂心急如焚：這還讓不讓人睡覺了！正急時，只聽門嘎吱一聲響，一女子進得門來。白展堂細一打量，心中暗驚：哪裡來的如此沉魚落雁、閉月羞花的mm？只見此女子兩彎似蹙非蹙煙眉，一雙似喜非喜含情目，裊裊婷婷來到館主身旁，放下手中細碗，鶯聲嗔道：「中哥哥，天色已晚，別累壞了身子。」館主起身握住那水蔥般的小手，笑道：「夫人怎地還沒歇息？」夫人言道：「我特地熬了山藥薏米芡實粥給你補補身子，先喝了吧。」說完，朱唇輕啟吹涼了粥自餵予可可喝。一會兒工夫，夫妻二人收拾停當，自離去歇息。

第四回　醒木待拍無覓處　愁煞「網球肘」眾生

　　話說白展堂待館主夫婦二人離去，一個鷂子翻身輕輕落入室內，抄起醒木便走。回到客棧，只見眾人尚未歇息。佟掌櫃正急得團團轉，見白展堂歸來，一把抓住白展堂的胳膊道：「額滴神啊！你再不回來俺就報官去了！」白展堂怒道：「報官，報官，是抓人家呀還是抓我呀？都是你逼我做這好事！」湘玉也不氣惱，自展堂懷裡抓出醒木來看，不料一失手掉了下來，眾人一驚，身邊小郭手疾眼快，一個排山倒海抄了起來，道：「掌櫃的，你小心點啊！」佟湘玉撫胸笑道：「俺哪裡知道這個東西這麼沉啊！」大嘴撇撇嘴道：「要不那些說評書的各個都得『評書腕』啊！（話外音：『評書腕』類似『網球肘』，職業病，拍醒木累的。）你們說，幹什麼容易啊？」眾人一時哈欠連天，齊道：「掌櫃的，洗洗睡吧。」佟湘玉卻道：「別睡了，天這就

亮了，咱還是等著看好戲吧！」

　　話說天色剛亮，鄭館主已起得身來，梳洗完畢，早有夫人準備好了五色小菜並著清香的荷葉粥端將上來。（瞧！多麼勤勞、賢慧的嫂子，這就是受尹京媽影響的直接結果，下次再說夫人看韓劇無聊，合該掌嘴！）用罷早飯，館主穿戴整齊正要去前堂講醫，忽有小童來報醒木不見了，初時眾人未以為意，只派小童再去找來；尋遍各處也未見，眾人這才有些慌了。堂上已是座無虛席，單等館主到來，這可如何是好？

第五回　養生尋她千百度　不料燈火闌珊處

　　話說養生館內因尋不到醒木，眾人正無計可施，卻見夫人眉頭一皺，計上心來，匆匆進了內室，轉身出來時手中舉著一塊四四方方的砧板，道：「相公，暫用這個如何？」館主接過來道：「這也忒小巧些。」往案上一拍聲音稍顯悶些，掂一掂雖比醒木輕上許多倒還趁手，不禁笑道：「夫人真是聰明，只是拍時不敢用力了。」說罷匆匆地去前堂講醫去了。同福客棧內眾人正翹首等待對面爆場的聲音，卻不料時辰一到，只聽啪啪啪幾聲悶響，急叫：「展堂，這是咋回事？」白展堂也奇道：「這可怪了！醒木不是在咱們這兒嗎？難道他們家還有備份不成？」眾人兀自納罕不已，堪堪候了一上午，一等有人出來，急忙前去打探，卻也未問出什麼頭緒。

　　卻說館主講醫結束回到書房，早有夫人新買的醒木置於案上。館主反覆打量這砧板和醒木，掂了掂又拍了拍，忽然面露

喜色，在室內轉了幾圈，似在找尋什麼。最後舉起了桌邊的花梨木椅子，喀嚓一聲掰下一個椅腿（老師恕罪，一時材料不湊手，只好借椅子一用，您慶幸吧，虧了東西小，要不俺就得借桌子了），這著砧板大小，用手指刷刷一劃，一個四四方方的木塊傾刻間現在掌上。案上一拍，啪啪啪，清脆悅耳。館主滿意地點點頭，又把剩下的椅腿刷刷劃成大小不等的木塊，喚來小童把木塊打磨乾淨。

以後幾日，館主反覆試用，終於選了一塊長六釐米，寬、高三釐米的木板，此板是既響脆又趁手，端的好用。一日揣了木板，來到鎮上的德雨社，遞上名帖，社長一見急忙請上堂來。敘過茶後，社長道：「久聞先生大名，不知今日有何見教？」鄭館主便把腕部結構和「評書腕」的形成細細地講來，又自懷中掏出帶來的木板遞予社長細細觀看。社長聽罷欣喜若狂，急召來社內相聲和評書藝人，請館主又細細地講上一回。眾人聽罷，齊聲道：「哎呀，未想到似這般從根源上解決！」一時眾人歡呼雀躍。社長又請館主為眾藝人按摩腕傷，館主則邊治邊為眾人講解經絡知識和自療之道。待眾人已領會，館主才瀟瀟灑灑地離去。

第六回　回春妙手愛懸壺　布衣濟世弘國學

匆匆半月有餘，這日清晨同福客棧內眾夥計正悶頭幹活。因上次計謀未成，佟掌櫃不自在了許久，所以大家兀自小心翼翼。忽如聽外面鑼鼓喧天，眾人急忙搶出去看，只見一隊人馬吹吹打打來到門前，竟停下了。佟掌櫃正欲上前問詢，卻見隊中二人抬出一塊紅綢覆著的匾，逕自上了養生館的台階。這時鄭館主已迎出門來，敘過話後方知是德雨社眾人因腕傷大好，有感館主高義，特製了一面匾額送來，待揭開紅綢，只見紅匾上四個鎏金大字：

大道至簡。又有一副門聯遞上，上聯是：回春妙手　弘揚國學；下聯是：杏林奇葩　勇於創新。

這邊同福客棧眾人業已打聽明白，大嘴忍不住嚷道：「這不還虧了咱們……」老白急忙拖了大嘴向客棧便走，秀才搖頭晃腦道：「舉一反三，聰明也！」眾人一頓白眼砸將過去。待回過神來找尋佟掌櫃時，卻見湘玉呆呆地看著地面，口中念念有詞：「額錯了，額真的錯了，如果額不讓展堂去偷醒木，他們就不會用砝石代替，他們不用砝石代替就不會治好評書腕，他們治不好評書腕就不會得那塊匾……那塊匾該是額的呀！」

第七回　半斤心事八兩病　何以堪那無厘頭

話說自德雨社贈匾以來，此事便沸沸揚揚傳將開來，各地藝人是紛紛效仿，皆將手中醒目束之高閣，換上了這輕便的新醒木。從此這種長六釐米，寬、高三釐米的醒木就沿用至今，這樁逸事被後世之人記錄於《曲藝發展史》一書，此是後話，按下不表。

且說自那匾額懸好後，佟掌櫃只要一抬頭望見便道：「額錯了，額真的錯了，如果額不讓展堂去偷醒木，他們就不會用砝石代替，他們……」每日裡是念念有詞，竟是諸事不理了。眾人心下十分焦急，只得多方勸慰，怎奈掌櫃亦是時好時壞，這生意也越發地清淡，竟惹得大嘴起了去漢中投奔佟老爺的意。白展堂是按下葫蘆浮起瓢，只急得滿嘴是泡，這晚找到秀才和小郭商議今後該如何才好。秀才道：「現在我們每日也沒

多少進項，再瞧掌櫃那樣，不如我們換個地方開店吧？」不料話音剛落，小郭便怒道：「呂輕侯，這裡是你我相識之地，你難道不珍惜了嗎？」說罷兩眼刷刷放電，秀才被電得連連後退，急忙道：「珍……珍……珍惜得很啊！那芙妹你說如何是好？」小郭道：「簡單啊，讓他們走！」白展堂悶頭道：「這裡也是我和湘玉的相識之地啊，我也捨不得；可人家幹得好好兒的，咱想人走就走啊？」小郭笑道：「老白，你不是學過醫嗎？乾脆趁他講醫時你給他出點難題，給他攪攪局，逼他搬走了事！」白展堂急道：「就我那點子醫術，跟人家比是半斤八兩，我是半斤……」話還沒完，郭芙蓉便道：「什麼廢鐵、黃金的，全是廢話，你若是不去我便告訴掌櫃的再說！」白展堂急忙拉住小郭道：「姑奶奶，你別多事了，要是再辦砸了，掌櫃的還不鬧得更厲害了！算了，還是我去聽聽，然後相機行事吧。」

第八回　金雞獨立降血壓　且看人生好光明

　　話說這日四更剛過，白展堂梳洗完畢出得門來，手持木凳到了養生館門口竟坐了下來。各位看官一定奇怪了，難道白展堂要靜坐示威不成？那卻不然，原來今日週二正值館主講醫之日，白展堂來此是領取門票。各位一定更奇怪了，難道這館主半夜就講醫不成？那也不然，原來近日養生館內聽者日眾，每日裡竟連「掛票」都搶售一空。為保萬無一失，秀才和小郭從三更就開始催老白起身，白展堂無奈，只得早早來此候著。還好，竟搶了個頭名！不多時後面就排起了連綿長隊，人數雖眾，倒也井然有序，且未聽得喧譁之音。

　　白展堂閒極無聊，回身一看，見一老者坐在身後，便攀談起來（以下對話皆用東北話）：「大爺，這麼早啊，您打哪嘎達來呀？」老者笑呵呵道：「那什麼，俺是劉庄的，小伙子，你不是更早嗎？你也是來『取』票啊？」

313

白展堂心道：「我是被逼的啊，難道也有人逼你啊！」老者顯得十分健談，又道：「小伙子，你常來聽嗎？俺可是聽過好幾回了。鄭館主講得真是好，俺恨不得次次來聽，可這票實在是少啊！」白展堂暗想：「天天來，還不如殺了我算了！」於是問老者：「我是第一回來，真有那麼好啊？」老者見問，愈加高興：「小伙子呀，你可不知道，這鄭館主講的道理吧別提有多好懂了，教俺們那招吧別提有多簡單了。」白展堂笑道：「那麼簡單的招，能好使嗎？」不料老者竟急了：「你這孩子還不信！不信你看我！」說罷一個金雞獨立還閉緊了雙眼。白展堂急忙道：「大爺，大爺，您小心捧著，我信了，我信了還不成嗎？」老者高興道：「這就對了，俺原來有高血壓，經常頭暈腦脹，這不才練了一個來月，現在腦子可清楚了！」白展堂不願再惹事端，只好連連點頭做心悅誠服狀。老者正待再講，忽見養生館大門緩緩打開，裡面走出一人——原來到了發放門票的時間了。

第九回　養生送終為孝道　祛病延年是真經

　　話說養生館大門徐徐打開，只見一眉清目秀的小童手持門票開始發放，小童身邊放了一個精緻的花梨木匣子。（話外音：自從上次做完醒木，館主見太師椅剩餘甚多，便把所餘木料拼拼湊湊做了許多小玩意兒分給家人使用，此匣便是一個。）隊中之人接過門票後都逕自向匣中放上一枚銅錢，然後安靜地進得館內。順著路標指引，白展堂和眾人來到聽醫館內，只見館內陳設十分簡單，台上一桌一椅，台下一排排整整齊齊的座

椅，兩側設有飲水處可自行取用。一盞茶工夫眾人陸續就座，人數雖眾，卻無嘻笑喧譁之音。白展堂心中納罕：「這裡未見有人管理，怎麼竟如此井然有序？」（小魚兒歎道：看來還是環境改造人們啊！要是多些這樣的地方，何愁國人素質不高呢！）不多時，又一小童開始發放紙張，白展堂接過一看，竟是一張調查問卷，上面密密麻麻列了很多問題，細看之下知道原來是此間館主收集眾人最盼望解決的醫患難題，待整理後為眾人解答。白展堂心中暗笑：「此處竟是你的地盤我做主！」

白展堂正沉思間，一長衫男子已行至桌前坐定，待老白抬頭一看，正是那晚書房內喝粥之人。只聽醒木啪的一聲響，館主那略帶磁性的男低音已傳入耳中：「夫孝，天之經，地之義，民之行也，孝乃吾中華之傳統美德。養生送死為孝，端茶送水為孝，祛病延年吾亦謂之孝。今日吾即宣講為長者療病之法。」短短一個開場白，已將眾人的目光全部吸引過來。

第十回　若要了時當下了　莫到了時空了了

話說館主這日專闢時間宣講老人養生祛病之法，所為何來呢？原來近日夫人購得《世界上最疼愛我的人去了》一書，讀後不禁唏噓，深感行孝之刻不容緩。夜深人靜和夫君談及此事，兩人皆感歎：「若要了時當下了！」幫人即為幫己，遂有了今日之講。

因有感而來，故館主講起來是聲情並茂，十分感人。台下眾人亦是聽得如醉如癡，值動情處館主竟除下長衫，一一指點自己的心包經等各經穴，台下眾人亦是紛紛效仿。就在台上台下上呼下應氣氛愈熱之時，座中一人卻是如坐針氈！你道是誰？各位一猜便知，正是這盜聖白展堂。難道他急於

攬場不成？那卻不然，原來適才館主講解了一個親自醫過的案例，病人端的十分凶險，幸得館主妙手醫治方轉危為安。眾人聽罷連連稱妙，白展堂卻暗叫不好，這病症豈不是和俺那娘親的症狀一模一樣嗎！原來近年白母得脫刑部大牢，身體卻大不如前。雖在人前還保持著拚命三娘的威嚴，內裡卻常感肩沉身重，如負重石，又常心中憋悶，冬夜裡還須開窗透氣。可江湖人卻盛傳拚命三娘老而彌堅，冬日裡苦練寒冰大法，三娘對此欣然受之，白展堂卻是哭笑不得。如今才知這是病症，且凶險得很。白展堂是又急又怕，恨不得馬上接娘親過來請館主療治。

堪堪一日講醫結束，待眾人散去，白展堂一個箭步來台前，撲通一聲倒頭便拜，口中叫道：「館主救我娘親！」館主一怔，連忙搶前一步扶起白展堂，待問明原委，館主當即表示願為延治。白展堂感館主高義，心中懊悔，吞吞吐吐地將今日來意略說，館主聽罷十分詫異。待兩人移至書房詳談，白展堂便將這事的前前後後細細地敘說一番。館主笑道：「我說這醒木怎會不翼而飛，還曾懷疑是小童玩耍丟失了。」白展堂正要謝罪，館主急忙擺了擺手道：「其實你倒幫了我忙，沒有你的『援手』我也想不到變革，這也算機緣巧合吧！」白展堂見館主如此表白，心生欽敬，急忙道：「館主放心，我等再不會如此行事，即便生意不興，我們換個地方再做便是。」館主拂髯沉思，良久方道：「大哥不必如此，其實不如我們聯手，凡來此聽醫之人皆去你處打尖住店，你看如何？」見白展堂吃驚地張大了嘴，館主鄭重道：「我最近正自憂慮，現聽者日眾，但多貪戀時間，每每午餐湊合了事，於身體有害無益。且養生之道

食療亦是重要，如不同病症能補以相應的食療那必將事半功倍。若能聯手也不枉了這養生二字！」白展堂一聽甚是興奮，兩人便計議起來。

　　話說同福客棧內，秀才和小郭已急得如熱鍋上的螞蟻，聽醫之人已散了許久，卻不見老白蹤影，莫不是出了什麼岔子？且掌櫃的似已察覺，一再追問老白的去處，兩人只好胡亂搪塞一番。正起急時，卻見白展堂一臉喜色地進得門來。不待眾人開口，白展堂興沖沖地道：「我給大夥帶了位貴客。」說罷回身一請，只見一人翩翩而入，不是鄭館主是誰？見眾人驚愕不已，白展堂甚是得意，遂把和館主商議之事細細地講了一番。聽罷老白一番話，大嘴第一個跳將起來：「哎呀媽呀，太好了，俺這京城食神的傳人終於有用武之地了！」這時湘玉也精神大振，眾人團團坐定，細細地謀畫起來，如何地翻新菜譜，如何煲粥熬湯，如何地打折促銷。正熱鬧間，莫小掌櫃擠將進來，眾人正欲驅之，不料小貝道：「我有個主意，凡聽醫之人來此吃住，送貴賓卡一張，以示敬重！」眾人齊聲稱妙！（話外音：這就是後世VIP之雛形，小貝實乃VIP之鼻祖也！）

　　此後，白母經館主親手療治，身康體健，四處雲遊去也；同福客棧也紅紅火火起來，每日裡客來客往，生意興隆，眾人忙得腳不沾地。只有一人優游自在，你道是誰？正是衡山派掌門莫小貝。原來那日館主見之聰明伶俐，心甚喜愛，遂使夫人收為義妹，結為通家之好。小貝每日裡手持糖葫蘆，穿行於兩府之間，如魚得水，美哉美哉！

作者：小魚兒

附錄二
《求醫不如求己》常用穴位使用方法

怎樣找穴位：

穴位跟身體其他地方不一樣，當身體生病時，穴位會有反應：用手壓，比其他地方疼；或者感覺發涼，或者發燙；手指按下去，來回摸摸，裡面好像有沙粒或者硬條一樣的東西。有時候，穴位上會起紅點、小痘痘。這些反應能幫你找到穴位，還能讓你發現身體哪兒出了問題。

使用穴位的手法：

1. **點按**：找到穴位後，用手指肚兒使勁兒往下壓。如果嫌用手指太累了，用圓珠筆頭、鋼筆帽代替也可以。不僅能保健，關鍵時候還能救命，比如人昏倒時「掐」人中，其實就是點按。

2. **揉法**：手指按住穴位做迴旋轉動，就是原地轉圈。要注意的是，一直要有向下壓的力，讓力量透下去。除了手指，還可用手掌、掌根，可以根據身體的不同部位選擇。腰背等肉厚、面積大的地方可以用手掌，手上、腳上或者骨頭縫的穴位只用手指。

3. **敲打**：累的時候想讓身體舒服，就要先讓經絡舒服。攢起拳

頭，輕重隨意沿著經絡走行的線來回敲打。經絡通了，疾病也就離你遠了。

4. **推法**：稍使勁，用手掌或者手指沿著經絡移動，腿上的經要由上向下推，胳膊上的經要由下向上推。推法可以推動氣血，讓全身各個部位都能受益。

5. **灸法**：灸法要借用一種中藥——艾草，藥店裡有賣成品的艾條或者艾絨。把艾條點燃懸放在穴位上，或者沿著經絡來回移動，艾條與皮膚的距離因人而異，以皮膚有溫熱的感覺為好。還可以在穴位上放一塊硬幣大小的生薑片，放一撮艾絨在上面點燃，這又叫「隔薑灸」。

附錄三《求醫不如求己》常用穴位指南

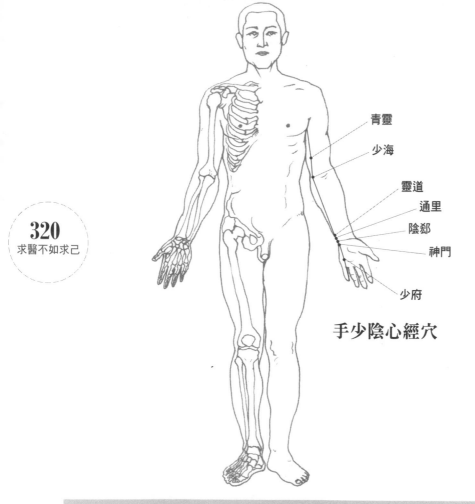

青靈

少海

靈道

通里

陰郄

神門

少府

手少陰心經穴

手少陰心經預防和主治的疾病

心血管病：冠心病、心絞痛、心跳過緩、心動過速、心肌缺血、心慌。

神經及精神疾病：失眠健忘、神經衰弱、精神分裂、癲癇、精神官能症。

其他：經脈所過的肌肉痛、肋間神經痛。

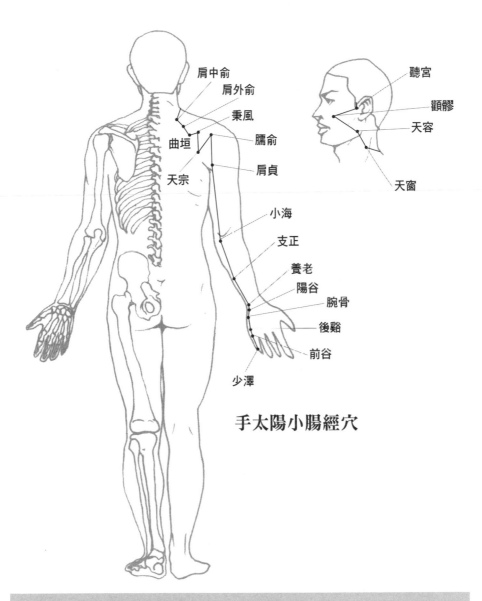

肩中俞
肩外俞
秉風
臑俞
肩貞
曲垣
天宗
小海
支正
養老
陽谷
腕骨
後谿
前谷
少澤

聽宮
顴髎
天容
天窗

手太陽小腸經穴

手太陽小腸經預防和主治的疾病

五官病：咽痛、眼痛、耳鳴、耳聾、中耳炎、腮腺炎、扁桃腺炎、角膜炎、頭痛。

其他：腰扭傷、肩痛、落枕、失眠、癲癇、經脈所過關節肌肉痛。

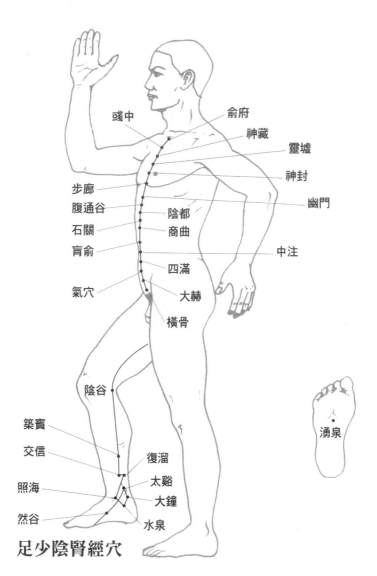

俞府
神藏
靈墟
神封
幽門
中注

彧中
步廊
腹通谷
陰都
石關
商曲
肓俞
四滿
氣穴
大赫
橫骨

陰谷

築賓
交信
照海
然谷
復溜
太谿
大鐘
水泉

湧泉

足少陰腎經穴

足少陰腎經預防和主治的疾病

泌尿生殖系統疾病：急慢性前列腺炎、陽痿、早洩、遺精、術後尿瀦留、睾丸炎、痛經、月經不調、盆腔炎、附件炎、胎位不正、各種腎炎、水腫。

頭面疾病：頭痛、牙痛。

其他：消化不良、泄瀉、耳鳴、耳聾、腰痛、中風、休克、經脈所過的各種關節肌肉軟組織病。

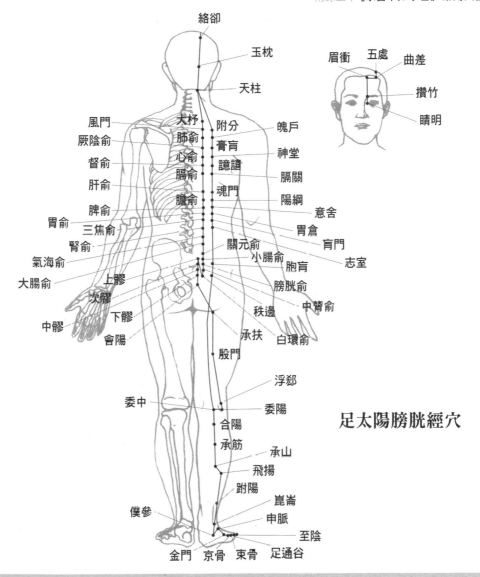

絡卻
玉枕
天柱
眉衝　五處　曲差
攢竹
睛明

風門　大杼　附分　魄戶
厥陰俞　肺俞　膏肓　神堂
督俞　心俞　譩譆
肝俞　膈俞　魂門　膈關
脾俞　膽俞　陽綱
胃俞　　意舍
三焦俞　胃倉
腎俞　關元俞　肓門
氣海俞　小腸俞　志室
大腸俞　上髎　胞肓
次髎　膀胱俞
中髎　下髎　中膂俞
會陽　秩邊
承扶　白環俞
殷門
浮郄
委中　委陽
合陽
承筋　承山
飛揚
跗陽
僕參　崑崙
申脈
至陰
金門　京骨　束骨　足通谷

足太陽膀胱經穴

足太陽膀胱經預防和主治的疾病

呼吸系統疾病： 感冒、發燒、各種急慢性支氣管炎、哮喘、肺炎。

消化系統疾病： 消化不良、腹痛、痢疾、胃及十二指腸潰瘍、胃下垂、急慢性胃腸炎、肝炎、膽囊炎。

泌尿生殖系統疾病： 腎炎、陽痿、睪丸炎、閉經、月經不調、痛經、盆腔炎、附件炎、宮頸糜爛。

其他： 失眠、腰背痛、坐骨神經痛、中風後遺症、關節炎、經脈所過的肌肉痛。

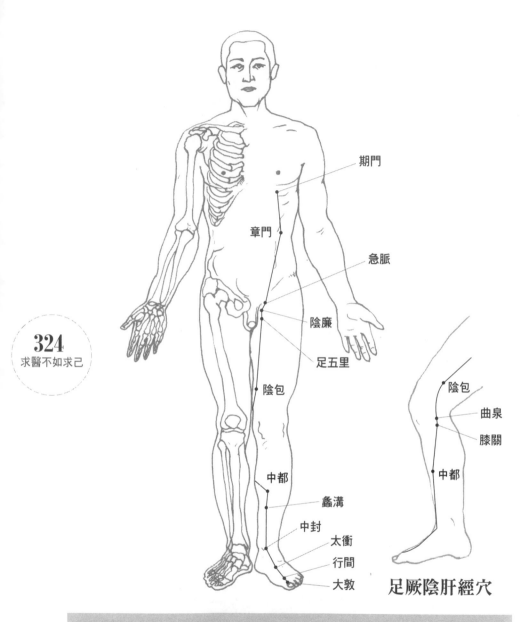

期門

章門

急脈

陰廉

足五里

陰包

中都

蠡溝

中封

太衝

行間

大敦

陰包

曲泉

膝關

中都

足厥陰肝經穴

足厥陰肝經預防和主治的疾病

生殖系統疾病：痛經、閉經、月經不調、盆腔炎、前列腺炎、疝氣。

肝膽病：各種急慢性肝炎、急慢性膽囊炎、肝脾腫大、抑鬱症。

其他：頭頂痛、頭暈眼花、各種眩暈、癲癇、胃痛等。

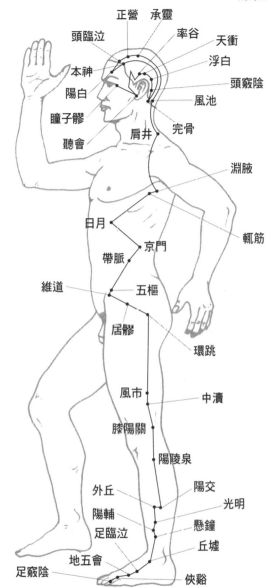

足少陽膽經穴

正營　承靈
頭臨泣　　率谷
　　　　　　　天衝
本神　　　　　浮白
陽白　　　　頭竅陰
瞳子髎　　　風池
聽會　　　完骨
肩井
淵腋
日月
京門
帶脈　　　輒筋
維道　　五樞
居髎
環跳
風市　　中瀆
膝陽關
陽陵泉
外丘　　　陽交
陽輔　　　　光明
足臨泣　　懸鐘
地五會　　丘墟
足竅陰
俠谿

足少陽膽經預防和主治的疾病

肝膽病：急慢性膽囊炎、膽絞痛、各種慢性肝炎。

頭面五官病：頭昏、偏頭痛、顏面神經炎、顏面神經麻痹、耳鳴、耳聾、近視。

其他：感冒、發熱、咽喉腫痛、脇下痛、經脈所過處的肌肉痛。

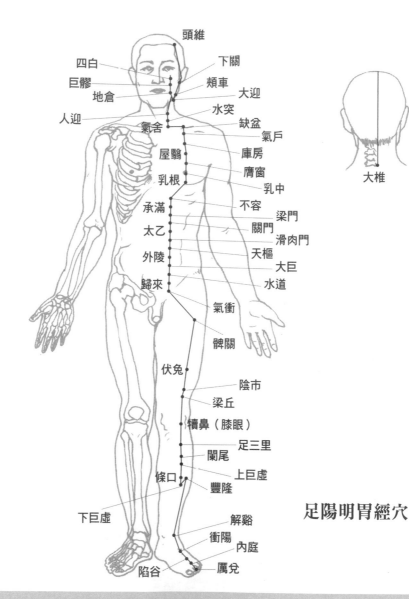

頭維
四白　　　　　　下關
巨髎　　　　　　頰車
地倉　　　　　大迎
人迎　　　　　水突
　　　氣舍　　　缺盆
　　　　　　　　氣戶
　　　屋翳　　　庫房
　　　　　　　　膺窗
　　　乳根　　　乳中
　　　　　　　　不容
　　　承滿　　　梁門
　　　太乙　　　關門
　　　　　　　　滑肉門
　　　外陵　　　天樞
　　　　　　　　大巨
　　　歸來　　　水道
　　　　　氣衝
　　　　　　髀關
　　　伏兔
　　　　　　陰市
　　　　　　梁丘
　　　　犢鼻（膝眼）
　　　　　　足三里
　　　　蘭尾
　　　　　　上巨虛
　　　條口
　　　　豐隆
下巨虛
　　　　　　解谿
　　　　　衝陽　內庭
　　陷谷　　　厲兌

大椎

足陽明胃經穴

足陽明胃經預防和主治的疾病

胃腸道疾病：小兒腹瀉、胃脹、胃痛、胃下垂、急性胃痙攣、胃炎、胃神經官能症、胃及十二指腸潰瘍、消化不良、食欲不振、便祕、泄瀉、痢疾、胃腸蠕動過慢。

頭面疾病：痤瘡、黃褐斑、頭痛、眼痛、牙痛、顏面神經麻痹、腮腺炎、咽炎。

其他：中風偏癱後遺症、慢性闌尾炎、乳腺增生、白細胞減少症、經脈所過的關節肌肉痛。

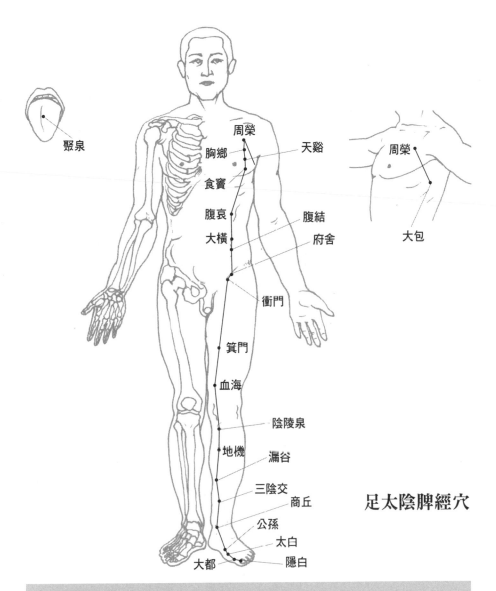

聚泉

周榮
胸鄉
食竇
腹哀
大橫
天谿
腹結
府舍
衝門
箕門
血海
陰陵泉
地機
漏谷
三陰交
商丘
公孫
太白
大都
隱白

周榮
大包

足太陰脾經穴

足太陰脾經預防和主治的疾病

消化系統疾病：消化不良、泄瀉、痢疾、便祕。

婦科病：痛經、月經不調、閉經、月經提前或錯後、盆腔炎、附件炎。

男科病：急慢性前列腺炎、水腫。

其他：周身不明原因疼痛、關節炎、經脈所過的肌肉軟組織疾病。

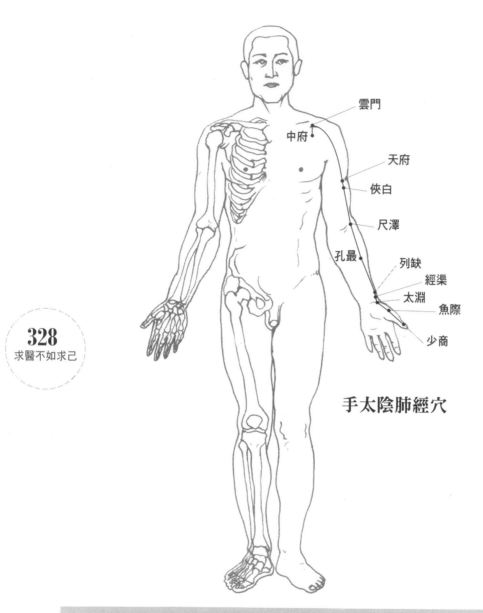

雲門

中府

天府

俠白

尺澤

孔最

列缺

經渠

太淵

魚際

少商

手太陰肺經穴

手太陰肺經預防和主治的疾病

呼吸系統疾病：各種急慢性氣管炎、支氣管炎、哮喘、咳嗽、咳血、胸痛。

五官病：急慢性扁桃腺炎、急慢性咽炎、咽痛、鼻炎、流鼻血。

其他：經脈所過的關節屈伸障礙、肌肉痛。

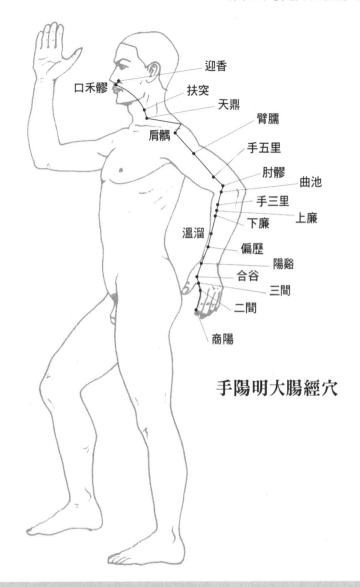

迎香
口禾髎
扶突
天鼎
臂臑
肩髃
手五里
肘髎
曲池
手三里
上廉
下廉
溫溜
偏歷
陽谿
合谷
三間
二間
商陽

手陽明大腸經穴

手陽明大腸經預防和主治的疾病

呼吸道疾病：感冒、支氣管炎、發燒、頭痛、咳嗽。

頭面疾病：頭痛、顏面神經炎、顏面肌痙攣、面癱、牙痛、麥粒腫、結膜炎、角膜炎、耳鳴、耳聾、三叉神經痛、鼻炎、鼻塞。

其他：頸椎病、皮膚搔癢、神經性皮炎、蕁麻疹、經脈所過的關節活動障礙。

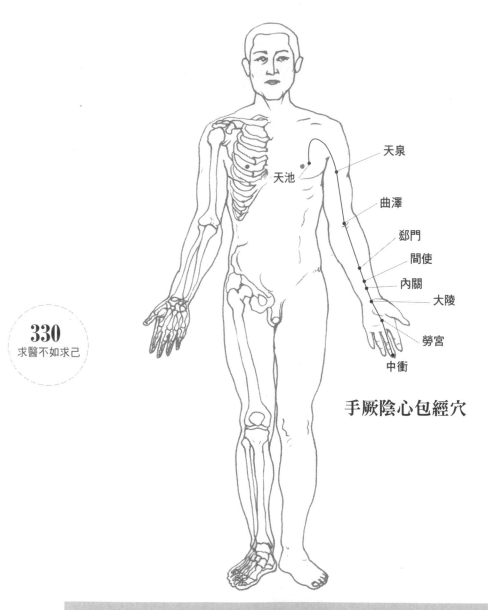

天泉

天池

曲澤

郄門

間使

內關

大陵

勞宮

中衝

手厥陰心包經穴

手厥陰心包經預防和主治的疾病

心血管系統疾病：心慌、心跳過緩、心跳過速、心絞痛、心肌缺血、胸悶。

其他：噁心、嘔吐、抑鬱症、中暑、休克、小兒驚風、胃痛胃脹、經脈所過的關節肌肉痛。

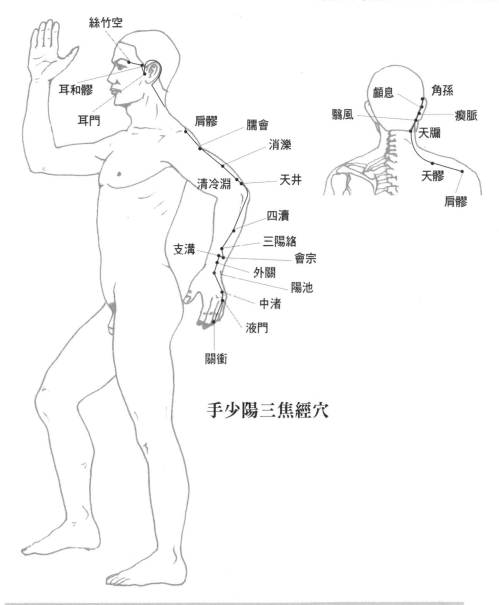

絲竹空
耳和髎
耳門
肩髎
臑會
消濼
天井
清冷淵
四瀆
三陽絡
支溝
會宗
外關
陽池
中渚
液門
關衝

顱息
角孫
翳風
瘈脈
天牖
天髎
肩髎

手少陽三焦經穴

手少陽三焦經預防和主治的疾病

五官病：耳鳴、耳聾、腮腺炎、偏頭痛、顏面神經炎、顏面肌痙攣。

其他：肋間神經痛、便祕、感冒、中風後遺症、肘關節屈伸不利、經脈所過的關節和肌肉軟組織病。

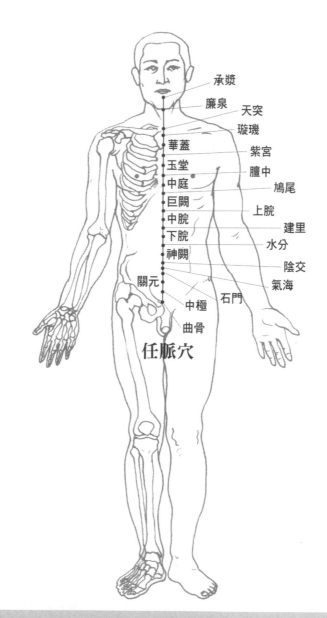

承漿
廉泉
天突
璇璣
華蓋
紫宮
玉堂
膻中
中庭
鳩尾
巨闕
上脘
中脘
建里
下脘
水分
神闕
陰交
關元
氣海
中極
石門
曲骨

任脈穴

任脈預防和主治的疾病

泌尿生殖系統疾病：前列腺炎、陽痿、早洩、盆腔炎、附件炎、白帶病。

消化系統疾病：胃痛、消化不良、胃潰瘍。

其他：失眠、胸悶氣短、腰痛。

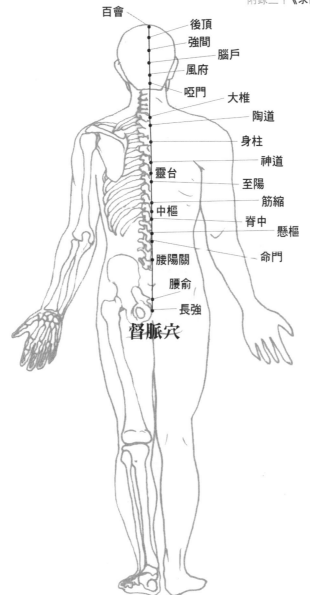

百會
後頂
強間
腦戶
風府
啞門
大椎
陶道
身柱
神道
靈台
至陽
筋縮
中樞
脊中
懸樞
腰陽關
命門
腰俞
長強

督脈穴

督脈預防和主治的疾病

脊柱病：腰肌勞損、腰椎間盤突出、強直性脊柱炎、頸椎病。

其他：小兒消化不良、頭痛、發燒、中風、脫肛、失眠多夢、記憶力減退、退化性關節炎、膽囊炎。

謹以此書獻給為我操勞半生、含辛茹苦的父母，獻給對我關愛入微、任勞任怨的妻子和全力支持我工作的兒子。

獻給所有偏愛我的親人和朋友們。同時我要感謝《人體使用手冊》作者吳清忠先生的大力舉薦，感謝中國中醫藥出版社劉觀濤編輯的積極促成，感謝北京共和聯動圖書有限公司馬松先生的精心籌畫。感謝北京大學醫學網絡教育學院劉彥女士和美國芝加哥大學高慧英女士對本書提出的寶貴意見。感謝網友小魚兒精采的評書渲染，使本書平添了許多趣味。

國家圖書館出版品預行編目資料

求醫不如求己（增訂版）／中里巴人著. -- 初
版. -- 臺北市：臉譜出版：家庭傳媒城邦分公
司發行, 2009.12
面；　公分. --（心靈養生；FJ2011）

ISBN 978-986-235-078-2（平裝）

1. 經絡療法　2. 穴位療法

413.915　　　　　　　　　　　98023095

心靈養生 FJ2011

求醫不如求己（增訂版）

作　　　者　鄭幅中（中里巴人）
封 面 設 計　沈佳德

發 　行　 人　涂玉雲
出　　　版　相映文化
製　　　作　臉譜出版
　　　　　　城邦文化事業股份有限公司
　　　　　　台北市中山區民生東路二段141號5樓
　　　　　　電話：886-2-25007696　傳真：886-2-25001952
發　　　行　英屬蓋曼群島商家庭傳媒股份有限公司城邦分公司
　　　　　　台北市中山區民生東路二段141號2樓
　　　　　　客服服務專線：02-25007718；25007719
　　　　　　24小時傳真專線：02-25001990；25001991
　　　　　　服務時間：週一至週五上午09:30-12:00；下午13:30-17:00
　　　　　　劃撥帳號：19863813　戶名：書虫股份有限公司
　　　　　　讀者服務信箱：service@readingclub.com.tw
香港發行所　城邦(香港)出版集團有限公司
　　　　　　香港灣仔駱克道193號東超商業中心1樓
　　　　　　電話：(852) 25086231　傳真：(852) 25789337
　　　　　　E-mail：hkcite@biznetvigator.com
馬新發行所　城邦(馬新)出版集團【Cite (M) Sdn. Bhd. (458372U)】
　　　　　　11, Jalan 30D/146, Desa Tasik, Sungai Besi, 57000 Kuala Lumpur, Malaysia
　　　　　　電話：(603) 90563833　傳真：(603) 90562833
初 版 一 刷　2009年12月
一 版 九 刷　2010年 9 月20日

城邦讀書花園
www.cite.com.tw

ISBN 978-986-235-078-2
版權所有‧翻印必究（Printed in Taiwan）

售價：280元
（本書如有缺頁、破損、倒裝，請寄回更換）